U0294419

国家出版基金项目
NATIONAL PUBLICATION FOUNDATION

中西医结合临床研究新进展大系

总主审　陈可冀　吕玉波

总主编　吴伟康　陈达灿

中西医结合睡眠障碍研究新进展

主编　李　艳

人民卫生出版社

图书在版编目（CIP）数据

中西医结合睡眠障碍研究新进展 / 李艳主编. —北京：人民
卫生出版社，2017
（中西医结合临床研究新进展大系）
ISBN 978-7-117-24799-3

Ⅰ. ①中… Ⅱ. ①李… Ⅲ. ①睡眠障碍－中西医结合疗法
Ⅳ. ①R749.705

中国版本图书馆 CIP 数据核字（2017）第 170159 号

人卫智网	www.ipmph.com	医学教育、学术、考试、健康， 购书智慧智能综合服务平台
人卫官网	www.pmph.com	人卫官方资讯发布平台

中西医结合睡眠障碍研究新进展

主　　编：李　艳
出版发行：人民卫生出版社（中继线 010-59780011）
地　　址：北京市朝阳区潘家园南里 19 号
邮　　编：100021
E - mail：pmph @ pmph.com
购书热线：010-59787592　010-59787584　010-65264830
印　　刷：中国农业出版社印刷厂（胜利）
经　　销：新华书店
开　　本：787 × 1092　1/16　印张：12
字　　数：292 千字
版　　次：2017 年 4 月第 1 版　2017 年 4 月第 1 版第 1 次印刷
标准书号：ISBN 978-7-117-24799-3/R · 24800
定　　价：55.00 元
打击盗版举报电话：010-59787491　E-mail：WQ @ pmph.com
（凡属印装质量问题请与本社市场营销中心联系退换）

中西医结合睡眠障碍研究新进展

主　编　李　艳

副主编　贾竑晓　黄　泳　江　帆　滕　晶

编　委（按姓氏笔画为序）

朱　虹　刘　杰　刘艳丛　江　帆　麦嘉泳

李　艳　李求实　杨　路　张东淑　张晓钢

陈　静　陈聪聪　罗莹莹　周　晨　贾竑晓

黄　泳　曹长安　曹明满　曾慧梅　虢周科

滕　晶

中西医结合临床研究新进展大系

编委会

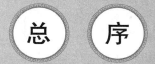

总　序

　　我国现实存在着有辉煌灿烂文明史和历久弥新医疗经验的中医药学，也存在着当代日新月异发展的现代医药学。新中国成立以来，我国政府积极推进中西医药学优势互补、共同进步，成效显著、成果迭出。1978年，我国恢复招收研究生制度，国务院学位委员会确定中西医结合医学为一级学科，先后在全国范围内招收此专业的硕士及博士研究生。随后，不少中医药大学先后增设招收中西医结合的点或系，分别有五年制及七年制等专业设置，取得了很好的学科建设以及中医药与中西医结合后继人才培养的经验。2003年4月，我国政府进一步颁布了《中华人民共和国中医药条例》，其中第三条规定："国家保护、扶持、发展中医药事业，实行中西医并重的方针，鼓励中西医互相学习，互相补充，共同提高，推动中医、西医两种医学的有机结合，全面发展我国中医药事业"。此举实与当年由哈佛归来被誉为"哈佛三杰"的中国国学大师陈寅恪、吴宓、汤用彤先生倡导之"昌明国粹、融汇新知"相契合。大家都以包容和理解的姿态对待这一利国利民的举措。

　　我国现正进入建设全民健康、全面小康国家的关键时期，需要培养造就更多更为优秀的服务社会民生、服务于提高人民健康水平的全科医生、中西医结合医生，为提高城乡人民的健康水平作出贡献。广州中医药大学第二附属医院（广东省中医院）不但在全国中医医院建设、中医药专业学术水平和服务水平以及组织传承名老中医学术经验方面均名列全国榜首，而且在中西医并重与结合方面，成效与业绩也十分突出，有所谓"中医在前头，西医要跟上"一贯办院的学术与临床进步的方向性思考。

　　为适应高素质中医药学、中西医结合医学专业医师及学生专业水平的培养要求，广东省中西医结合学会和广东省中医院共同筹划，组织了一大批学术造诣深厚、临床经验丰富的专家，编写出该套《中西医结合临床研究新进展大系》，《大系》由广东省中西医结合学会会长吴伟康教授和广东省中医院院长陈达灿教授任总主编，涵盖皮肤性病学、妇科学、高脂血症、高血压、肾脏病学、糖尿病学、睡眠医学、肿瘤学、影像学、神经系统疾病、亚健康等学科和相关疾病，理论联系实际，至为实用。谨以此序祝贺该《大系》的问世。

中国科学院院士、国医大师　陈可冀

2016年8月于北京

前　言

　　飞速发展的经济和快节奏的生活工作方式，都在对传统的睡眠模式提出挑战。近年来，各类睡眠障碍已然成为临床常见病、难治病。睡眠医学是新近发展的学科，涉及脑科学、内科学、精神病学、神经生物学、临床心理学等，属交叉学科。因其致病因素和发病机理尚不明确，反复发作，临床治疗并不容易。

　　我国传统中医药学对睡眠障碍诊治积累了相当多的宝贵经验。早在《内经》就不但记载了关于不寐病因病机的营卫运行的系统理论，且所载为数不多的方剂之中，半夏秫米汤，即是针对失眠而设。中西医结合医学是针对不同病种，充分发挥西医和中医优势，取长补短的临床医学。近年来，中西医结合睡眠医学应运而发展起来，睡眠科在各大中西医院如雨后春笋般建立，越来越多有志于睡眠医学的中医、西医、内科、外科、妇科、儿科、精神科的临床医生加入到睡眠医学的队伍中来。为促进中医、西医在睡眠医学领域内的互相了解，我们编写了这本《中西医结合睡眠障碍研究新进展》，本书立足于睡眠医学现代进展和传统中医药医学经验，将中西医结合睡眠障碍诊治的最新基础与临床进展介绍给读者，希冀对临床医生、医学生和科研教学人员有所帮助。

　　绝大多数的医学院校尚未开设睡眠医学课程，临床医生和医学生对睡眠医学知之甚少。因睡眠医学涉及面广，目前从事睡眠医学的医生多数由内科、耳鼻喉科、呼吸科、精神科、外科等医生兼任，对睡眠医学的整体把握尚需时日。但中医前辈高和、高荣林、汪卫东早在20世纪80年代即开始关注中医睡眠医学，中国中医科学院广安门医院刘艳骄博士系统整理了中医睡眠医学的理论和诊治体系，出版了《中医睡眠医学》。

　　本书的编写人员汇集了目前国内较早从事睡眠医学的精神心理学、内科、妇科、儿科等各领域中西医结合专家。内容上首先对常见睡眠障碍病种分章论述，接下来分章节对睡眠与神经、心血管、消化、内分泌、妇科、儿科等各病种的联系进行了梳理。每一章节分别从西医、中医角度对疾病病因、临床表现、临床诊治等内容进行了简要论述，略于基础，着重突出临床应用和中西医结合最新基础与临床研究进展。

　　本书中包含"难点分析""临证思路分析""病案""经验与体会""思考与展望"等颇具特色的内容。这几部分着重对中西医结合临床实践中的难点进行了探讨，论及中、西医的各自优势及不足，阐述了临床实践中的思路和经验体会，并对今后的发展作出了展望。

　　本书在编写过程中，承蒙出版社及各位同道的指导、支持和帮助，在此表示衷心的感谢。因睡眠医学所涉内容广袤而复杂，编者难免受所在学科知识系统的限制，尤其中医实践部分仍不全面，书中难免有纰漏不足之处，敬请广大同仁和读者批评指正。

编　者

2016 年 10 月

目 录

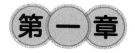

概　述

第一节　睡　眠　生　理

睡眠是一种重要的生理现象和必要的生理过程，自古以来人类就对睡眠产生了极大的兴趣，许多科学家、哲学家、作家和宗教学者都提出过关于睡眠的问题：睡眠是什么？我们为什么需要睡眠？亚里士多德、希波克拉底、弗洛伊德、巴甫洛夫等都曾尝试对睡眠和梦的生理心理基础进行解析。得益于科学技术的发展和科学研究手段的不断提高，睡眠研究领域取得了一些重大的突破，睡眠医学也作为一个重要的临床学科建立起来。

一、睡眠的现代医学基础研究

（一）大脑皮质电活动

1875 年，英国生理学家 Richard Caton 第一次在兔脑和猴脑上记录到了自发脑电反应，他发现当动物转头或咀嚼时会发生电位的变化。15 年后，波兰的 Adolf Beck 也在犬脑和兔脑上发现了皮质脑电活动，并首次提出了脑电的去同步化过程的概念。1924 年，德国精神病学家 Hans Berger 首次在人类的头皮上记录到脑电活动，并将脑电活动命名为 electro-encephalogram（EEG）。在后续的研究中，多位学者发现了人类睡眠时脑电波的主要特点，睡眠波为纺锤形高幅慢波，觉醒时主要为低幅波和 α 节律波。

脑电活动的发现，为睡眠医学的研究与发展奠定了重要的基础，研究者可以在不需打扰睡眠者的情况下，持续、定量地记录脑电活动，运用脑电记录客观、准确地研究睡眠过程。经过多年的发展，现已经研制出能够同步记录脑电图、肌电图、眼动电图、心电图、呼吸气流、鼾音等多项生理指标的多导睡眠仪，可以为我们获取更为全面的信息，更好地服务于睡眠障碍的诊治和进一步的研究。

（二）快速动眼睡眠

美国芝加哥大学的 Kleitman 教授对眼球运动与睡眠深度的关系产生了极大的兴趣。1951 年，Kleitman 让研究生 Eugene Aserinsky 去观察婴儿的眼球运动，发现了一个连续 5 分钟的"眼球运动期"。为了在成人中发现类似的现象，他们发明了能直接准确测定眼球运动的眼电描记术，在眼电图（electrooculograms，EOG）记录过程中，他们发现了阵发性快速眼球运动。这些眼球运动有着很强的规律性，而且与脑电活动之间有着密切的联系，从而发现了快速眼球运动（rapid eye movement，REM）睡眠期的存在。

Aserinsky 和 Kleitman 认为这些眼球运动可能表示浅睡眠,并很可能与做梦有关,他们在之后的研究中发现,只是分别在快速眼动出现和没有出现时唤醒受试者,受试者对梦内容描述就完全不同。做梦与 REM 睡眠之间关系的发现,成为现代睡眠研究的里程碑。

(三)基本睡眠周期

为了详细测定快速眼球运动,Kleitman 和 Dement 进行了整夜睡眠记录。他们通过测定 33 位受试者整夜睡眠的脑电图,发现整晚睡眠过程中脑电图波形呈现出有规律的变化,且这种 EEG 周期性变化整夜重复出现。他们根据观察的结果发现了睡眠周期规律,将睡眠归纳为不同的时相。目前国际上通用的睡眠分期方法是根据睡眠过程中 EEG 表现、眼球运动情况和肌肉张力的变化等进行的。

1. 根据眼球运动分期

(1)非快速眼球运动(NREM)睡眠:非快速眼球运动(NREM)睡眠,又称为同步化睡眠(synchronized sleep)、正相睡眠(orthodox sleep),在婴儿又称为安静睡眠。此期睡眠的特点是,全身代谢减慢、脑血流量减少、大部分区域脑神经元活动减少。循环、呼吸和交感神经系统的活动水平都有一定程度的降低。表现为呼吸平稳、心率减慢、血压下降、体温降低、全身感觉功能减退、肌肉张力降低、无明显的眼球运动。NREM 睡眠占成人睡眠时间大约 75%~80%。

(2)快速眼球运动(REM)睡眠:REM 睡眠又称为去同步化睡眠(desyn-chronized sleep)、低波幅快波睡眠(low voltage fast wave sleep)、快波睡眠(fast wave sleep)或异相睡眠(paradoxical sleep),在婴儿称为活跃睡眠(active sleep)。此时,EEG 与觉醒时模式相似,为低幅快波、θ 波及间歇性低波幅 α 波(但其频率比清醒时的 α 波慢 1~2 次 / 秒)。REM 睡眠期除了眼肌和中耳肌之外,其他肌肉的张力极度下降。此时颈后肌及四肢抗重力肌肉的张力几近消失,成为姿势性张力弛缓状态。EOG 显示快速眼球运动,EOG 显示肌电活动较 NREM 睡眠期显著减少或消失。

2. 根据脑电图分期 1968 年,Rechtschaffen 和 Kales 发表了睡眠判读标准(RK),将 NREM 睡眠分成 1、2、3、4 阶段。2007 年,美国睡眠医学学会(American Academy of Sleep Medicine,AASM)工作组将上述分阶段的方式进行了改动,发布了睡眠及其相关事件判读手册,具有划时代的意义。根据美国睡眠医学会睡眠及相关事件评分手册的判读标准,将睡眠分期特点归纳如下:

(1)W 期(wake stage):此期为清醒状态,主要有两种脑电图表现。①低电压(10~30μV)混合波,频率为 16~25Hz,清醒睁眼状态时多见。② α 波,频率 8~13Hz,电压 20~40μV,处于松弛状态、清醒闭眼状态时最多见。眼球运动次数多少不定,肌电活动根据松弛状态不同而幅度不等。

(2)N1 期睡眠(NREM stage 1):此期是从 W 期过渡到其他睡眠期的时段,或睡眠期间出现体动之后的过渡时段。脑电以低波幅、混合频率波为主,初期可出现缓慢眼球运动,后期可出现不规律的高波幅皮质锐波(顶尖波,电压 50~75μV),肌电活动幅度不等,通常较 W 期时低。N1 期睡眠占总睡眠时间约 3%~8%。

(3)N2 期睡眠(NREM stage 2):N2 期的特征是出现睡眠梭形波(纺锤波)和(或)K 复合波(K-complex)。此期通常为慢速眼球运动或无眼球运动,肌电活动幅度不等,通常相对弱于 W 期。此期占整个睡眠时间的 45%~55%。

（4）N3 期睡眠（NREM stage 3）：此期脑电记录一屏中出现 20% 或以上的高波幅（电压 ≥75μV）低频率 δ 波（频率 0.5～2Hz）。通常无眼球运动，肌电活动一般显著减少。这时人已进入很深的睡眠，很难唤醒。此期睡眠占整个睡眠时间的 20%～25%。

（5）REM 期睡眠（REM stage）：脑电背景波为低波幅、混合频率脑波，期间可间断出现锯齿波。出现快速眼球运动，肌电活动幅度比 NREM 期显著减弱甚至消失。

正常睡眠过程中，睡眠呈现周期性变化，通常始于 NREM 期，从 N1 到 N2 再到 N3，接着出现 REM 期，完成第一个睡眠周期，一个周期大约 90 至 100 分钟。上述睡眠周期在整夜睡眠中重复 4～6 次，NREM 期睡眠在一个周期中所占的时间逐渐缩短，REM 期睡眠在一个周期中所占的时间逐步增加。在前两个睡眠周期中，N3 期睡眠占主导地位，随后逐渐减少。因此睡眠的前三分之一主要是由慢波睡眠组成，而后三分之一主要由 REM 期睡眠组成。

（四）睡眠与觉醒机制的研究

1. 被动睡眠理论　人们早期认为，睡眠是脑与身体其余部分隔离所产生的一种被动状态。公元前 6 世纪的 Alcmaeon，他认为血液从皮肤流到身体内部会导致身体静止、感觉丧失而入睡，而血液流回皮肤便觉醒。20 世纪 30 年代中期，比利时神经生理学家 Bremer 观察了猫在脑干不同水平横切后 EEG 和瞳孔的变化，他推断，维持觉醒需要对脑给予持续的感觉输入，输入停止则进入睡眠状态，睡眠是由于脑缺乏感觉激动而引起的被动过程。

20 世纪 40 年代末，Moruzzi 和 Magoun 采用了较为精细的局部损毁方法代替脑干横切，发现当损毁脑干中轴部位，可导致动物昏迷、EEG 呈现持续的慢波。他们认为，感觉刺激通过感觉神经投射到网状结构，使之保持清醒，一旦这些神经冲动减弱便导致睡眠。

2. 中枢神经主动调节机制　20 世纪 50 年代后期，大量研究表明，睡眠是中枢神经系统的主动调节过程。生理学家 Pavlov 通过对条件反射的研究，认为睡眠是由于抑制过程在大脑皮质和皮质下中枢的扩散而引起的，通过皮质 - 网状结构系统，抑制了网状结构的功能。而神经生理学的研究表明，各睡眠期脑神经元的活动与觉醒状态一样处于活跃状态，Pavlov 的学说仍不够确切。

1958 年，Batini 等发现脑干网状结构的头端和尾端分别有维持觉醒和诱发睡眠的神经元。随后研究者们发现脑桥中央水平与延髓尾侧之间，存在着特定的睡眠诱导区（sleep-inducing area）。由此发出的上行纤维组成了脑干上行网状抑制系统，与上行网状激活系统共同主动调节着睡眠与觉醒。

3. 体液调节机制　亚里士多德早在两千多年前便提出了睡眠体液调节的设想，他认为睡眠的产生是日间活动所产生的某些代谢产物蓄积的结果。1913 年，法国生理学家 Legendre 和 Pèron 将剥夺睡眠后出现深度睡眠的狗的脑脊液，注射入正常处于觉醒期狗的脑室内，可以使觉醒的狗进入睡眠状态。Pèron 认为，是脑中某些物质的蓄积而引起睡眠，他将这种假设性的物质称为催眠毒素（hypnotoxin）。Papenheimer 等在剥夺睡眠的山羊脑脊液中也提取了一种被称为"睡眠因子"的肽类物质，将其注入多种正常动物的脑室，可引起 NREM 睡眠。

随着生物化学的发展，已发现 5- 羟色胺（5-HT）、去甲肾上腺素（NA）和乙酰胆碱（Ach）等神经递质参与睡眠与觉醒的调控。免疫因子、激素和肽类物质等也参与了睡眠与觉醒的体液调节。

二、中医睡眠医学基础理论

传统中医学对睡眠的认识有着悠久的历史，古代医家对睡眠提出了多种理论学说，例如阴阳睡眠学说、营卫睡眠学说、神主睡眠学说等。

（一）阴阳睡眠学说

阴阳睡眠学说认为，睡眠和醒觉的生理活动，是人体的阴阳消长变化所决定的。《素问·金匮真言论》曰："平旦至日中，天之阳，阳中之阳也；日中至黄昏，天之阳，阳中之阴也；合夜至鸡鸣，天之阴，阴中之阴也；鸡鸣至平旦，天之阴，阴中之阳也。故人亦应之。"人与自然是统一的整体，随着昼夜节律的阴阳盛衰变化，人体阴阳消长亦与自然界的阴阳消长变化相对应，人便发生睡眠和觉醒的周期变化，具有明显的节律性。《灵枢·口问》曰："阳气尽，阴气盛，则目瞑；阴气尽而阳气盛，则寤矣。"平旦时人体的阳气生发渐长而由里出外，人便醒觉，中午时人体阳气外盛，黄昏则阳气渐消，入夜则阳气潜藏于内，人便入睡休息。

（二）营卫睡眠学说

营卫之气由水谷之精气所化生。营卫睡眠学说认为，是由于卫气昼夜运行的规律，使人体出现寤与寐的不同生理活动。《灵枢·营卫生会》说："人受气于谷，谷入于胃，以传与肺，五藏六府，皆以受气，其清者为营，浊者为卫，营在脉中，卫在脉外，营周不休，五十而复大会。阴阳相贯，如环无端。卫气行于阴二十五度，行于阳二十五度，分为昼夜，故气至阳而起，至阴而止。"日间自然界阳气充盛，卫气运行于外，温煦周身，人体的阳气充盛，人寤而活动；夜间自然界阴气渐盛，卫气入里运行于阴经及五脏，与营气相合，则人卧寐休息。

（三）神主睡眠学说

中医理论中的神是指人体生命活动的外在表现，又指人的精神、意识、思维活动。神随先天之精而生，从生命活动之初开始便存在于人体，正如《灵枢·本神》所说："故生之来谓之精，两精相搏谓之神。"神主睡眠学说认为，神主导着睡眠和觉醒的活动。正如张景岳所说："盖寐本乎阴，神其主也。神安则寐，神不安则不寐。"神的活动随着自然界的阴阳消长而变化，具有一定的规律。白天属阳，故神运行于外，人则觉醒而活动；夜晚属阴，神内藏于五脏，人则入眠而休息。

第二节　睡眠障碍的发病机制

一、现代医学对睡眠障碍发病机制的认识

睡眠障碍的临床表现多种多样，其发病机制更为复杂，至今仍尚未完全明了，现主要归纳为以下几个方面简单阐述。

（一）体液化学因素

睡眠-觉醒过程的调控，与神经内分泌免疫网络有着密切的关系。神经递质、激素、免疫因子等物质，在中枢特定的部位或结构的调控之下，经过一系列的神经生化作用，影响着睡眠与觉醒的过程。已有研究结果表明，5-HT、NE、Ach 等递质均与睡眠-觉醒相关，并有研究发现，中枢某些神经元和神经胶质细胞能产生细胞因子和补体等免疫因子，而神经递质与这些因子关系密切，也参与睡眠机制调节。

（二）睡眠中枢因素

睡眠的调控过程是多个脑区参与的复杂过程，许多研究者在进行睡眠调控相关脑区的研究，对此问题的认识也在不断地发现和更新当中。20世纪四五十年代，研究者发现脑干网状上行激动系统，认为其在维持觉醒过程中起到重要的作用。许多实验研究认为，下丘脑的视前区（POA）的损伤可使动物睡眠减少，故POA被认为是与睡眠有关的主要脑区。脑桥与中脑交界部的背外侧被盖核和脚间被盖核也被认为是启动REM睡眠的重要结构，它们发出的胆碱能神经元的活动可以触发REM睡眠，而蓝斑的NE能神经元、脑干中缝核群的5-HT能神经元及下丘脑组胺能神经元可抑制REM睡眠的触发。若以上参与睡眠调节的神经解剖部位、传导纤维等受到损伤，即可发生睡眠——觉醒障碍。

（三）昼夜节律周期因素

机体的昼夜节律周期若被过分改变，昼夜节律颠倒，便会影响睡眠-觉醒的周期。人类的生物钟对睡眠-觉醒周期起到很强的支配作用，但机体昼夜节律的改变容易引发一系列的病症，例如时差变化综合征、倒班工作引起的睡眠障碍等。若睡眠被剥夺，睡眠昼夜节律被强行改变，将睡眠剥夺，容易出现思睡、嗜睡，对中枢神经系统、自主神经系统、神经生化、免疫功能等造成严重的影响。

（四）遗传因素

随着近年遗传学、分子生物学的蓬勃发展，睡眠障碍与遗传、基因之间的关系受到了广泛重视，许多学者对此进行了深入的研究。现已发现有数种睡眠障碍的发病与遗传、基因存在着一定的关联。在多个种族中的研究都已发现，6号染色体上的HLA-DQB1*0602基因是发作性睡病的标志；多个案例报告和相关基因研究表明，致死性家族性失眠症患者，可能与朊蛋白基因（PRNP）的突变相关；入睡后不明原因的猝死，可能与LQTS基因的异常有关等。

（五）睡眠环境因素

睡眠环境如声音、光照、温度等也可影响睡眠。不良的睡眠环境是睡眠障碍发生的原因之一。例如噪音会使体内儿茶酚胺的分泌量增加，长期居住在嘈杂的环境当中，易导致大脑兴奋，引起睡眠障碍。而光照刺激可通过影响褪黑素水平，而影响睡眠。

（六）躯体疾病因素

我们在临床实践中发现，躯体疾病和睡眠障碍常常相伴相生。躯体疾病的症状或体征，可导致患者的痛苦，从而影响睡眠。而某些躯体疾病可能损害参与睡眠调控的中枢特定部位，使颅内血液循环系统或神经内分泌免疫网络失调，导致睡眠障碍。

（七）精神心理因素

精神心理因素，对睡眠障碍的发生发展也有着重要的影响。若个体遭遇重大生活事件的刺激，处于应激状态，常可直接引起睡眠障碍。在多种精神心理疾病当中，睡眠障碍亦是常见的伴随疾病，或睡眠异常本身便作为某些精神心理疾病的一种症状表现。在抑郁症的患者当中，入睡困难、早醒作为抑郁症的一种重要的症状表现而存在，甚至构成了抑郁症诊断标准的一项重要内容。

（八）药物因素

由服用药物引起的睡眠障碍称为药源性睡眠障碍。不仅限于失眠，多眠、睡眠中的异常体验或行为也是其主要临床表现。中枢兴奋剂、抗精神病药物、苯二氮䓬类药物、抗抑郁药等为常见引起药源性睡眠障碍的药物。部分药物的药理作用能使中枢神经递质、激素、肽类等发生改变，使睡眠一觉醒发生变化，也可能引起药源性睡眠障碍。也有统计分析发现多种抗菌药物、部分消化系统用药亦有导致睡眠障碍的报道。

二、中医学对睡眠障碍病因病机的认识

（一）禀赋不足

先天禀赋受之于父母，对人的体质强弱有着重要的影响。先天禀赋不足，脏腑元气虚衰，是多种睡眠障碍的病理基础。脏腑虚损，是产生虚证失眠的直接原因，同时也是实邪产生的基本条件。例如五脏虚损，可导致多梦。心血亏耗，心气不足，可导致梦惊。脾气虚弱，气血化源不足，可产生嗜睡。肾虚精关不固，可发生梦交、梦遗。

（二）七情所伤

《素问·举痛论》说：“怒则气上，喜则气缓，悲则气消，恐则气下，惊则气乱，思则气结。”情志的变化太过，会影响脏腑的正常功能活动，扰动心神，伤及脑神，而导致睡眠障碍。例如忧愁思虑过度，可劳伤心脾，气血生化之源不足，不能滋养心神，导致不寐。喜笑过度，心神激动，神魂不安，亦易发生不寐。郁怒不解，疏泄不畅，气郁化火，或暴怒伤肝，均可使魂不能藏，亦可导致不寐。猝然大惊，胆气不足，则可发生梦惊、梦魇等病症。

（三）邪扰心神

外感及内生之邪的致病作用一直受到历代医家的重视，风、寒、暑、湿、燥、火、疫毒、痰饮等都可作用于人体，对睡眠造成影响。睡眠障碍的致病之邪，以痰湿瘀血更为多见。《景岳全书》引徐东皋语说：“痰火扰乱，心神不宁，思虑过伤，火炽痰郁而致不眠者多矣。”痰浊阻滞，扰动心神，可导致失眠、嗜睡、多梦、鼾眠、梦游、梦魇、梦惊、梦语等多种睡眠障碍的发生。外湿侵袭，或脾虚内生湿邪，可蒙蔽清窍，心神被扰，可见嗜睡、多梦、梦语等多种疾病。跌仆外伤，或瘀血内生，久病入络，可见于鼾眠、梦魇、梦惊、梦语等各种睡眠障碍。

（四）病后体虚

大病、久病之后，或药后大吐、大泻，易耗伤气血津液，无以奉养心神而出现多种睡眠障碍。《景岳全书》：“无邪而不寐者，必营血之不足也，营主血，血虚则无以养心，心虚则神不守舍。”妇女崩漏日久，产后失血，年老气虚血少等，均可导致气血不足，产生不寐、多梦等症。《医法圆通》说：“因吐泻而致（不寐）者，由其吐泻伤及中宫之阳，中宫阳衰，不能运津液而交通上下。”大吐、大泻可伤及脾胃，致脾阳失运，气血化源不足，无以上奉于心，影响心神而发生睡眠障碍。

（五）心肾不交

心在五行属火，位居于上属阳，肾在五行属水，位居于下属阴。位于下者，以上升为顺；位于上者，以下降为和。心火必须下降于肾，肾水必须上济于心，心肾相交、水火相济，心肾之间的生理功能才能协调。《景岳全书》曰：“真阴精血不足，阴阳不交，而神有不安其室耳。”若心火不能下降于肾，肾水不能上济于心，则心肾不交、水火失济，可出现不寐，男子梦遗、女子梦交等症。

（六）胃气失和

《素问·逆调论》说：“胃不和则卧不安。”李东垣《脾胃论》提出：“脾胃之虚，怠惰嗜卧。”饮食不节，饥饱失常，或过食肥甘，宿食停滞，胃气不和，升降失常，酿为痰热，壅遏于中，痰

热上扰，则睡卧不安。

　　睡眠障碍中医病因病机学说，是历代医家对中医睡眠理论探讨的总结概括，形成了独特的中医睡眠医学理论体系。在现代睡眠医学的研究和实践过程中，我们发现中西医理论亦有紧密相融之处。从中西医结合的角度出发，开展睡眠医学的研究与临床实践，对于提高临床疗效，助力中西医睡眠医学理论的发展创新，具有重要的意义。

（李　艳　周　晨）

参 考 文 献

[1]　汪卫东，刘艳骄，慈书平. 睡眠障碍的中西医结合诊疗基础与临床 [M]. 北京：中国中医药出版社，2011.

[2]　赵忠新. 临床睡眠障碍学 [M]. 上海：第二军医大学出版社，2003.

[3]　南京军区鼾症中心. 睡眠呼吸疾病诊疗技术 [M]. 北京：人民军医出版社，2009.

[4]　倪青. 睡眠——人生的三分之一 [M]. 北京：中国医药科技出版社，2000.

[5]　刘泰，谌剑飞. 中西医结合睡眠障碍诊疗学 [M]. 北京：中国中医药出版社，2011.

[6]　Iber B C，Ancoliisrael S，Chesson A L，et al. The AASM manual for the scoring of sleep and associated events 2007 [J]. 2010.

[7]　Daroff R B，Bradley W G. Bradley's neurology in clinical practice. [M]. Elsevier/Saunders，2012.

[8]　Aserinsky E，Kleitrnan N. Regularly occurring periods of eye motility，and concomitant phenomena，during sleep. [J]. Science，1953，118（3062）：273.

[9]　Moruzzi G，Magoun H W. Brain stem reticular formation and activation of the EEG. [J]. Electroencephalography & Clinical Neurophysiology，1949，1（4）：455.

[10]　Dement W，Kleitman N. Cyclic variations in EEG during sleep and their relation to eye movements，body motility，and dreaming. [J]. Electroencephalography & Clinical Neurophysiology，1957，9（4）：673.

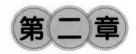

原发性失眠

原发性失眠（primary insomnia，PI）是指排除由其他精神疾患、躯体疾病、药物滥用或其他特定的睡眠疾患所引发的一类睡眠障碍，包括心理生理性失眠、矛盾性失眠和特发性失眠。属中医学的"不寐""失眠""不得眠"等范畴。本篇统一以不寐论之。

据专家估计，到 2020 年全球大约有 7 亿多失眠患者。我国人群的失眠率也高达 10%～20%。流行病学调查显示，PI 约占失眠总数的 15%～30%。持续失眠常使人沮丧、焦躁，是心境障碍的一个危险因子和先兆，是酗酒和滥用药物、罹患抑郁症、焦虑症的高危因素之一。PI 已成为一个被全球关注的疾病。因此，对于原发性失眠的防治研究已成为社会和医学界关注的重要课题。

第一节　现代医学对原发性失眠的认识

一、病因及发病机制

导致失眠的相关因素繁多，现代医学认为：原发性失眠一方面与患者自身的易感素质包括遗传因素、个性人格和性别年龄等有关，例如失眠多见于内向不稳定性人格特点的人，尤其是女性，另一方面则与外界的特定条件如睡眠环境、睡眠习惯，和生活事件与应激等有关。近来，关于 PI 的病因及发病机制研究多转向集中在情绪心理应激因素与过度觉醒机制上，认为任何原因引起的情绪应激均可诱发失眠。突然或长期生活事件引起的刺激与失眠及情绪障碍的发生密切相关，甚至对失眠起着"扳机"的作用。

二、临床表现

PI 临床表现多种多样，主要包括睡眠节律紊乱，日间状态不良，注意偏倚、主客观睡眠差异等，或多或少有以下表现：入睡困难、维持睡眠困难，早醒、醒后难以续睡，睡眠质量下降；情感和动机的减退，注意力和警觉性降低，疲劳感增加，以致日间功能不同程度受损害；过度关注睡眠产生预期焦虑、恐惧；甚至出现主观感觉与多导睡眠监测（polysomnography，PSG）检查不一致。

三、诊断标准

PI 的诊断主要依据 DSM-5 诊断标准,除了具有上述临床表现外,还包括:①每周至少出现 3 晚睡眠困难和(或)至少 3 个月存在睡眠困难;②睡眠环境良好、睡眠时间充足,仍出现睡眠困难;③失眠不能更好地用另一种睡眠 - 觉醒障碍来解释,也不仅仅出现在另一种睡眠 - 觉醒障碍的病程中;④失眠不能归因于某种物质的生理效应(例如滥用的毒品、药物);⑤共存的精神障碍和躯体状况不能充分解释失眠的主诉。

四、药物治疗

目前使用的主要为苯二氮䓬类和非苯二氮䓬类药物。苯二氮䓬类镇静催眠药物大多是作用于 γ- 氨基丁酸 A- 苯二氮䓬类受体复合物的不同部位而发挥催眠作用。常用的有苯二氮䓬类和非苯二氮䓬类:苯二氮䓬类可缩短失眠者的睡眠潜伏期、增加总睡眠时间,不良反应包括日间困倦、头昏、肌张力减退、认知功能减退、跌倒风险增加等,包括艾司唑仑、阿普唑仑、地西泮、劳拉西泮、氟西泮等;非苯二氮䓬类半衰期短,一般不产生日间困倦,产生药物依赖的风险较传统苯二氮䓬类低,逐渐被广泛使用,包括唑吡坦、唑吡坦控释剂、佐匹克隆、右佐匹克隆和扎来普隆等;对于时差变化引起的症状、睡眠时相延迟综合征和昼夜节律失调性睡眠障碍等可用褪黑素和褪黑素受体激动剂以调节睡眠 - 觉醒周期,包括雷美尔通、阿戈美拉汀等;对于伴有明显抑郁、焦虑心境时,抗抑郁药是不错的选择,如三环类抗抑郁药物、选择性 5- 羟色胺再摄取抑制剂(SSRIs)、5- 羟色胺和去甲肾上腺素再摄取抑制剂(SNRIs)以及其他抗抑郁药物。

五、心理学和行为学治疗

为了巩固药物疗效,从根本上消除易感因素,预防失眠慢性化,在药物治疗的基础上,有针对性地选择心理学和行为学治疗方法是十分重要的。睡眠卫生教育可以帮助失眠患者认识不良睡眠习惯的严重性,分析寻找形成不良睡眠习惯的原因,培养良好的睡眠习惯;松弛疗法可以缓解应激、紧张和焦虑带来的入睡困难和躯体不适,降低卧床时的警觉性及减少夜间觉醒;睡眠刺激控制疗法改善睡眠环境与入睡之间相互作用,恢复卧床作为诱导睡眠信号的功能,使患者易于入睡,重建睡眠 - 觉醒生物节律;睡眠限制疗法通过缩短卧床清醒时间,增加入睡的驱动能力以提高睡眠效率;睡眠认知治疗可以改变患者对失眠的认知偏差以及非理性信念和态度。对于伴有焦虑或抑郁情绪,或伴有人格障碍,或伴人际关系不良的患者,可结合个体、家庭、团体等各类心理咨询治疗。

第二节 中医对原发性失眠的认识

一、病因病机

不寐是以经常不能获得正常睡眠为特征的一类病证,主要表现为睡眠时间或者睡眠深度不足,轻者入睡困难,或寐而不酣,时寐时醒,或醒后不寐,重则彻夜不寐。常有不同程度的日间功能障碍。中医认为不寐多因情志失常,饮食不节,劳逸失调及病后、年迈体虚,禀赋不足等导致心神不安,神不守舍。病机变化总属绝对或相对阳盛阴衰,阴阳失交。病位主要涉及心脾、肝胆以及肾,与痰浊瘀血阻塞,脉络不通有关。

二、辨证论治

不寐的病性有虚有实,且虚多实少。实证多因肝郁化火,痰热内扰,饮食积滞,引起心神不安所致不寐。宜清肝泻火、清热化痰、消食和胃为主,佐以宁心安神,方药多采用龙胆泻肝汤、丹栀逍遥散、越鞠丸、黄连温胆汤、小陷胸汤、保和丸加减;虚证多因心脾两虚,阴虚火旺,心肾不交,心胆气虚,引起心神失养,神不安宁,治当以补益心脾、滋阴清热,交通心肾,益气镇惊为主,佐以养心安神,方药多以归脾汤、黄连阿胶汤、交泰丸、安神定志丸、二阴煎等。顽固性不寐,或从活血化瘀祛痰法,缓缓取效。

第三节 中西医结合诊治原发性失眠

一、中西医结合最新研究

(一)基础研究进展

目前对于原发性失眠的中西医结合的基础研究主要集中在两方面:一是中药催眠作用实验研究;二是单味中药和组方药剂对动物睡眠结构影响的实验研究。

1. 中药镇静催眠作用实验研究 中药催眠作用的实验研究主要是对失眠动物模型睡眠时间的影响以及对脑内睡眠相关神经递质的的影响。药理学研究发现黄芪可明显提高机体抗应激能力,其注射液能延长心脑血管疾病患者的睡眠时间,改善失眠。马伯艳等通过动物实验表明,温胆汤可明显增强对氯苯丙氨酸化失眠大鼠大脑皮质、下丘脑胆囊收缩素-8 的阳性表达,延长大鼠睡眠维持时间,温胆汤对胆囊收缩素-8 这一重要脑肠肽的调节作用,极可能是该方可同时治疗神经精神系统疾病和消化系统疾病双重作用的内在机制之一,进而推测胆囊收缩素-8 可能是中医理论中“胃不和”与“卧不安”之间的物质基础之一。汤斌等通过小鼠模型实验表明,补中益气汤能解除手术应激导致的小鼠下丘脑 - 垂体 - 甲状腺轴功能的抑制,从而有抗应激作用,同时有抗疲劳,提高免疫功能作用。贺娟通过动物实验发现,补中益气汤可升高皮质去甲肾上腺素的含量,而去甲肾上腺素含量的降低又与失眠、抑郁症的发病密切相关,从目前临床应用情况来看,补中益气汤被用于失眠的治疗,说明升高大脑皮质去甲肾上腺素的含量可能是补中益气汤治疗 PI 的主要作用途径。

2. 单味中药和组方药剂对动物睡眠结构的影响研究 近年来研究者们越来越关注单味中药和组方药剂对失眠动物模型睡眠结构的影响研究。中药药理研究表明柴胡皂苷可延长猫的睡眠时间,特别是慢波睡眠Ⅱ期和 REM 期时间的增加。李尔逊等通过描记大鼠皮层脑电方法,观察磁朱丸对失眠大鼠睡眠时相的影响,发现大鼠觉醒时间明显减少,睡眠总时间延长,主要表现为慢波睡眠Ⅱ期和 REM 期时间的延长。

李延利等通过采用阈剂量的戊巴比妥钠致小鼠睡眠的实验方法,观察生、炒酸枣仁水煎剂对小鼠睡眠时间的影响。结果显示,生、炒酸枣仁煎剂均能延长阈剂量的戊巴比妥钠所致小鼠的睡眠时间,且生枣仁较炒枣仁起效时间快。孙兵教授等采用多导睡眠描记技术研究朱砂安神丸对猫睡眠 - 觉醒的影响,表明朱砂安神丸能明显地缩短清醒期(W)、延长慢波睡眠Ⅰ期（SWSⅠ）及总睡眠时间，但对慢波睡眠Ⅱ期（SWSⅡ）及异相睡眠（PS）无明显影响，且能缩短 SWSⅠ、SWSⅡ及 PS 的潜伏期，能翻转对氯苯丙氨酸的睡眠剥夺效应。

（二）临床研究

在动物实验的基础上，中西医结合临床研究目前多数是采用多种方法、多环节的综合诊治方式，如中药、针灸、西药、心理治疗等单独或者结合使用，研究方法多为随机对照，结果大多一致认为中西医结合诊治失眠优势明显。李娇、杨万章在关于中西医结合治疗不寐或失眠的 Meta 分析结果表明中西医结合疗法治疗失眠症疗效优于单用西药治疗，不良反应发生率明显降低；但同时也提出，应扩大样本量提高论证强度。而值得一提的是汪卫东教授所创立的低阻抗意念导入疗法，即 TIP 技术，在低阻抗学说和意念导入学说的基础上，把中国的导引、气功疗法与西方的暗示、催眠疗法进行某种结合，使患者处于低阻抗的状态，从而改善入睡困难。

二、中西医结合难点分析

失眠是临床上的常见病、多发病、疑难病，发病原因不清，治疗也颇为棘手。不但涉及睡眠自身的机制，也涉及相关内科疾病机理，尤其是失眠与睡眠习惯、行为习惯、情绪等社会心理因素关系密切，已经不是单一学科所能研究探讨的难题。

睡眠医学是新兴学科，在我国只有少部分医院开设睡眠科，尽管我国古代传统中医药已经积累了大量的关于睡眠障碍的诊治经验，但是零散而不系统。西药治疗的优势是起效快，但维持疗效个体差异大，难以停药，停药后病情复发或者反复比例高，患者惧药心理，长期服药导致的内分泌改变等，均是临床暂时难以解决但又必须解决的问题。中医中药擅长维持睡眠和加深睡眠深度，尤其停药后，在一定时间内仍然维持疗效，几乎无不良反应，但是相对于西药而言，总体起效缓慢，煎煮中药费时，反复就诊调整处方，药物剂型以汤药为主，在如此快节奏的今天，依从性依然受到挑战。如何综合体质、年龄、性别、病因、基础病、季节、地域、病程长短、严重程度等因素，找到中西医结合的切入点，是临床难点。

三、中西医结合临证思路分析

原发性失眠诊治难度较大，临床上需先考虑是否继发于内分泌、消化、心血管、神经系统等内科疾病，或精神科疾病等。仔细查体并做必要的理化影像检查，确定是否有其他系统的疾病。若失眠非原发，积极治疗原发病。患者同时服用的内分泌、降压、化疗等药物，均可导致药物性失眠。有时，睡眠障碍与其他疾病共病，并无明显因果关系，则按照原发性失眠诊疗思路治疗。

若睡眠障碍非继发于其他疾病，则考虑为原发性失眠，临床问诊是诊治过程中最重要的过程，重点询问最初发生失眠的时间以及有无诱发因素，有助于帮助患者发现可能的诱因。若病程长或者患者年龄大，多数患者已经对此记忆模糊，可以通过开放式提问，务必问清当初第一次或者最早失眠的大概时间，如青春期、高考、就业、月经前后、分娩、停经，有无可能有关联的应激事件，期间睡眠质量好转或者反复的可能原因等，这些信息对于了解失眠的诱发因素和体质特点至关重要。

其次，重视患者睡眠习惯和职业特点。相当一部分患者因倒班或者夜班工作的原因导致睡眠剥夺，也有部分患者主动睡眠行为习惯不良，睡前看电视或者习惯夜间思考或者睡前饮食等,均对睡眠质量影响较大。另外,一些患者经常因工作或者学习国内外往来频繁,经常倒时差,或者睡眠环境经常变动,此类睡眠障碍与睡眠节律异常有关。行为治疗结合药物治疗是此类睡眠障碍的主要方式。

第三,重视患者人格特点、情绪特点和应激因素。这些因素,经常被医生忽视。一般来说,患者就诊时间尤其是初次就诊原则上应不少于 20 分钟,在此过程中,有经验的医生可以通过患者描述病情的方式和情绪流露,睡眠习惯特点,药物依从性好坏,与医生接触是否良好等方面,初步判断患者的人格特点。一些因素如夫妻关系不良、罹患慢性疾病、人际关系不良等,在一定时期内长期存在,对睡眠质量的影响是显而易见的,此类患者,心理咨询治疗结合药物治疗是比较好的选择。

第四,对于反复系统规范治疗,甚至大剂量用药,均告无效者,需要做睡眠监测,客观评估睡眠治疗。多导睡眠监测对于判断患者对睡眠的主观和客观体验是否相符,非常重要。睡眠状态感知不良者,其睡眠主客观体验明显不一致,其具体病理尚不清楚,有人认为与脑功能障碍相关。通过睡眠监测结果一些患者至此不再担心睡眠障碍,但更多的患者通常很难理解长期困扰自己的失眠只是感觉障碍,对于此类睡眠障碍,尚无较为理想的治疗办法。

大部分的睡眠障碍需要药物治疗。患者对于诊疗方案有一定的倾向性。患者是否充分理解并接受诊疗方案,是取得疗效的第一步。并不是所有的患者均愿意长期服用汤药,也并不是所有的患者都拒绝或者对西药存在恐惧心理。因此,医生对于中医、西医、中西医结合、心理咨询治疗、针灸和物理治疗的利弊和疗效大小,起效快慢的详细解读是至关重要的,与医生的诊疗倾向、诊疗习惯和学术观点有关。临床医生不可因个人的好恶,夸大任何一种方案的利弊。应提倡高度个体化诊疗方案,尤其在缓解期协助患者积极预防失眠。

急性或者重度失眠,建议短期服用改善睡眠的抗抑郁抗焦虑药物,原则上小剂量应用,也可足量突击疗法,或者结合针灸疗法或物理疗法,尽快取效。同时尽早给予辨证施治,在饮食和运动以及睡眠习惯等方面给予指导,鼓励患者,在最初的 2 个星期尽量按照医嘱服药,最大可能解释清楚所采用方案的利弊,协助患者减轻对失眠的过度恐惧和预期性焦虑。慢性或者亚急性失眠,可以根据患者的具体情况,与患者协商,选择具有针对性的中西医诊疗方案,结合睡眠卫生教育和行为治疗,必要时结合心理治疗。在诊疗过程中,与患者之间沟通顺畅是取得疗效的基本条件。

四、中西医结合典型病案

医案一

黄某,女,43 岁。2012 年 12 月 20 日以"眠差 15 年"为主诉就诊。15 年来因婚姻及工作不顺利,出现眠差,情绪波动,此后睡眠质量逐渐下降,近年来眠差加重,入睡困难,自觉整夜不眠,情绪易低落烦躁,精神倦怠,嗳气,口淡,纳呆,大便不通,自觉躯体发热感,面色萎黄,形体偏瘦。舌淡苔薄,边有齿痕,两脉沉缓。月经推迟,痛经,有乳腺增生、宫颈囊肿病史。目前再婚,家庭关系复杂。

中药辨证气虚不寐,给予补中益气汤加减,并结合团体心理治疗,认识自我,调整处事应对方式,改善婚姻关系和工作人际关系。复诊:12 剂后可维持睡眠 4～5 小时,情绪、疲倦、嗳气有所好转,躯体发热减轻,大便欠通畅。在原方加熟地黄 30g 以养血通便,再进 12 剂后诸症明显改善。1 个月后再次因夫妻争吵而失眠,情绪波动,晨起恶心欲呕,胃胀嗳气,痰多。眼睑浮肿感，舌淡粉，边有齿痕，苔薄腻，两脉弦缓。考虑脾虚湿阻，方用参苓白术散，再服 12 剂。诸症稳定。继续心理咨询治疗。

按：本案例患者有失眠、情绪波动，且伴见明显脾胃气虚诸躯体症状，病程达 15 年，且婚姻问题一直作为刺激因素，使失眠反复，其治疗坚持身心同治及治病求本的思想，在中药改善症状的同时配合心理治疗，解除导致反复失眠的持续因素。（注：团体心理治疗则是针对各类关系异常的心理治疗，在团体成员就共同关心的问题进行讨论的过程中，发现和分析有关自己和他人的心理与行为反应、情感体验和人际关系，从而使自己的认知、行为、关系得以改善，并将健康模式实践于现实生活。案例来源于广东省中医院心理睡眠专科李艳教授门诊）

医案二

洪某，女，53 岁。2013 年 2 月 13 日以"眠差，情绪低落 2 年"为主诉就诊。2 年前丈夫过世后眠差，入睡困难，早醒，情绪低落，悲伤易哭，目前仍眠差，早醒，情绪易激动，夜间惊悸，动辄汗出，容易疲劳，纳一般，大便 2～3 天一行，舌淡红，苔薄白而润，两脉沉弦细。体重下降，形体消瘦，面色不华，手足欠温。目前与女儿居住，母女关系可。给予归脾汤加减。一周后复诊：悲伤易哭好转，汗出、夜间惊悸减轻，仍眠差，大便欠通畅，易疲倦，脉转弦缓。原方稍微调整，同时配合针刺及音乐治疗。三诊：睡眠较前明显改善，夜间惊悸消失，大便通畅。再进 7 剂，继续针刺、音乐治疗，同时，进行个体心理治疗。

按：本案例患者为中老年女性，因丈夫过世，创伤应激后失眠、抑郁，长期慢性应激，从健脾为本，疏肝为辅的原则，采用中药配合针刺、音乐综合治疗，共奏调和心、肝、脾之目的。同时结合个体心理咨询治疗，帮助患者积极面对丈夫过世这一事实，正确处理哀伤情绪，并通过睡眠行为治疗，建立良好的睡眠模式以改善失眠及情绪问题。（案例来源于广东省中医院心理睡眠专科李艳教授门诊）

五、经验与体会

中西经验与机理互参，重视心理治疗。失眠伴有情绪烦躁，焦虑，易哭等症状，动辄应激，常规均为疏肝健脾。但从现代医学机理可知，急性应激，下丘脑 - 垂体 - 肾上腺轴兴奋，与肝火上炎关系密切，但长期慢性应激，影响免疫系统，脾虚为本。案例一脾虚为主，均以补中益气汤、归脾汤、参苓白术散取效。

此两例案例均明显存在应激刺激，若不能重视心理治疗，难以取效。近年来，社会变化，经济发展，各类压力大，人生观价值观等均受到了前所未有的挑战。对失眠患者应激因素的了解日益显得重要。有些患者，基于病耻感，羞于谈及自身隐私，医生应重视生物 - 心理 - 社会模式，了解应激因素，最大限度提高疗效。

六、思考与展望

近十年来关于 PI 的病理机制、检测方法以及治疗研究取得了很大进展，出现了许多新的理念和诊治手段，为以后的基础及临床研究提供新的临床选择。并且，学者们越来越意识到，PI 与内科学、妇科学、精神病学、心理学、遗传学、免疫学等学科密切相关，尽管有些研究尚需进一步证实，但是足以提示我们对于 PI 的研究需要多学科的共同参与。今后可能在以下方面值得进一步探索：

（一）遗传学与中医体质学相关性研究

近年来临床发现，PI 患者多表现有家族倾向，甚至从青春期开始出现失眠，并伴有一定程度的个性人格特征。另外，PI 患者多伴有与神经 - 内分泌系统相关的疾病，如高血压、心脏病、糖尿病、消化道疾病、子宫肌瘤、乳腺增生、更年期综合征等，具有一定的体质特征。与此同时，随着治未病及个体化诊疗的发展，中医体质学说被引入到原发性失眠的研究中，并有大量学者研究表明，不同的体质类型之间失眠的发病率和临床表现不尽相同，而治疗亦不相同。杨志敏教授团队在从原发性失眠的中西医临床特征的问卷调查研究中发现，PI 患者具有特定体质倾向，主要表现为气滞质、气虚质；总的睡眠质量明显下降，存在多种睡眠紊乱特征，其中睡眠效率降低、主观睡眠质量下降是最突出的；具有普遍状态焦虑、特质焦虑、抑郁的情绪障碍，并普遍具有 A 型人格行为特征，其中与 A 型行为的"时间匆忙感"和"敌对性"人格行为特征均正相关。因此深入探讨其原发失眠患者的遗传学特征与其中医体质特点相关性，可能有助于更深层理解 PI 的中西医生理病理机制，更立体观察"失眠病"及"失眠患者"。

（二）多角度综合评定主客观睡眠

国内关于睡眠评估手段仍停留在睡眠评定量表以及 PSG 监测，而近年来国外采用事件相关电位（event-related potentials，ERPs）、定量脑电图（quantitative electroencephalogram，QEEG）、循环交替模式（cyclic alternating pattern，CAP）与神经影像等新方法多角度评定睡眠，弥补了 PSG 的不足，为基础研究以及临床诊断治疗提供了新工具，从而更立体地观察研究睡眠状态。我国应尽早开展 ERPs、QEEG、CAPs 与神经影像等方法研究睡眠，也为中西医结合诊治 PI 提供多角度综合评定。如内源性事件相关定位 P300 与消极认知模式人群与积极认知模式人群的关系，以及两者与睡眠模式之间内在联系，据此可能解释原发性失眠患者对睡眠过度关注的认知原因，在此基础上寻找解决主观睡眠质量下降的心理学方法。循环交替模式（CAP）从不同角度评价失眠以及药物疗效，可能比传统的睡眠评估方法更加敏感。关于 CAP 与传统评价手段的比较尚需要进一步大样本的研究。另外，规范化使用睡眠日记来记录各项睡眠指标如入睡所需时间、睡后醒来时间、总睡眠时间及睡眠效率等，主客观结合评定 PI 睡眠情况，能为寻求 PI 患者主客观睡眠差异的程度及原因提供可能性。

（李 艳 罗莹莹）

参 考 文 献

[1] Morin CM，LeBlanc M，，Daley M，et al. Epidemiology of insomnia: prevalence, self-help treatments, consultations, and determinants of help-seeking behaviors [J]. Sleep Med，2006，7（2）：123-130.

[2] Ohayon，M.M. Epidemiology of insomnia: what we know and what we still need to learn [J]. Sleep Med Rev，2002，6（2）：97-111.

[3] Roth T，Coulouvrat C，Hajak G，et al. Prevalence and perceived health associated with insomnia based on DSM-Ⅳ-TR；International Statistical Classification of Diseases and Related Health Problems，Tenth Revision；and Research Diagnostic Criteria/International Classification of Sleep Disorders，Second Edition criteria: results from the America Insomnia Survey [J]. Biol Psychiatry，2011，69（6）：592-600.

[4] Espie CA，Kyle SD，Hames P，et al. The daytime impact of DSM-5 insomnia disorder: comparative analysis of insomnia subtypes from the Great British Sleep Survey [J]. J Clin Psychiatry，2012，73（12）：1478-1484.

[5] 赵忠新. 临床睡眠障碍学 [M]. 上海：第二军医大学出版社，2003.

[6] 李绍旦，杨明会，王振福，等. 亚健康失眠人群脑内神经递质水平分析 [J]. 中国全科医学，2008，11（1）：24-26.

[7] 孙阳，杨志杰，古雅兰，等. 失眠症患者睡眠质量、心理健康状况及其多导睡眠图研究 [J]. 中国行为医学科学，2006，15（6）：498-500.

[8] 周云峰. 失眠症影响因素的研究进展 [J]. 河南中医学院学报，2008，23（1）：82-83.

[9] 失眠定义、诊断及药物治疗共识专家组. 失眠定义、诊断及药物治疗专家共识（草案）[J]. 中华神经科杂志，2006，39（2）：141-143.

[10] Michael L.Perlis，Carla Jungquist，Michael T.Smith，et al. 失眠的认知行为治疗逐次访谈指南 [M]. 张斌，主译. 北京：人民卫生出版社，2012：1-2.

[11] 方哲，陈素红，吕圭源. 黄芪"入脾经"功效相关的药理研究 [J]. 现代医药卫生，2010，26（9）：112-114.

[12] 王杰超，宋霄，等. 黄芪注射液治疗心脑血管病合并失眠症的作用机理 [J]. 中国全科医学杂志，2005，1（2）：146.

[13] 孙兵，郝洪谦，等. 朱砂安神丸药理作用的实验研究 [J]. 中成药杂志，1995（7）：25-27.

[14] 高学敏. 中药学 [M]. 北京：中国中医药出版社，2007.

[15] 马伯艳，张福利，周景华，等. 温胆汤的睡眠改善作用与失眠大鼠脑中胆囊收缩素 -8 表达的关系 [J]. 中国临床康复，2006，10（35）：45-47.

[16] 汪卫东. 低阻抗意念导入疗法——"TIP 技术"的理论与实践 [M]. 北京：人民卫生出版社，2011.

[17] Dauvilliers Y，Mofin C，Cervena K，et al. Family studies ininsomnia [J]. J Psychosom Res，2005，58：271-278.

[18] Jaussent I，Dauvilliers Y，Ancelin ML，et al. Insomnia symptoms in older adults：associated factors and gender differences [J]. Am J Geriatr Psychiatry，2011，19（1）：88-97.

[19] 内山真，谭新译. 睡眠障碍诊疗指南 [M]. 西安：第四军医大学出版社，2004：110-154.

[20] 张秀华，谢于鹏，何金彩. 睡眠障碍诊疗手册 [M]. 北京：人民卫生出版社，2012：154-158.

[21] 汪卫东，刘娇艳，慈书平. 睡眠障碍的中西医结合诊疗基础与临床 [M]. 北京：中国中医药出版社，2011：251-256.

[22] 李娇，杨万章. 中西医结合治疗失眠症临床疗效的 Meta 分析 [J]. 中西医结合心脑血管病杂志，2012，1（1）：44-42.

[23] 贺娟. 调治脾胃方药干预精神神经活动的理论与实验研究 [D/OL]. 北京：北京中医药大学，2004.

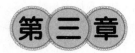

睡眠呼吸障碍

第一节　现代医学对睡眠呼吸障碍的认识

2014 年美国发表的 ICSD-3 将睡眠呼吸障碍（sleep disordered breathing，SDB）正式分为阻塞性睡眠呼吸暂停综合征（obstructive sleep apnea hypopnea，OSA）、中枢性睡眠呼吸暂停综合征（central sleep apnea syndrome，CSA）、混合性睡眠呼吸暂停综合征（mixture sleep apnea syndrome，MSAS）、睡眠相关肺泡低通气障碍、睡眠相关低氧血症以及单独症候群和正常变异，是一组与睡眠相关的呼吸障碍性疾病。睡眠期呼吸异常是其主要特征，可伴或不伴清醒期呼吸异常。经过多年研究，发现此类疾病潜藏的危险性之大，越来越引起医学界的重视。随着近年来研究的不断深入，在其病因、机制及相应的诊疗等方面均取得了一定进展。

一、阻塞性睡眠呼吸暂停

（一）定义

阻塞性睡眠呼吸暂停综合征（obstructive sleep apnea hypopnea，OSA）是指睡眠中反复出现上呼吸道完全或部分阻塞，导致呼吸暂停（口鼻呼吸气流停止≥10s，反复发作 >30 次）或低通气（呼吸气流强度低于基础水平 >50% 且动脉血氧饱和度降低 >4%）的一种睡眠呼吸紊乱性疾病，以口鼻气流消失而胸腹呼吸运动存在为特征，其睡眠呼吸暂停低通气指数（apnea hypopnea index，AHI，即睡眠中平均每小时呼吸暂停与低通气的次数之和）≥5 次 / 小时。

（二）流行病学

OSA 是睡眠呼吸暂停综合征中最常见的一种，占睡眠呼吸疾病的 90%。长期以来的研究表明，OSA 在普通人群中发生率为 4%～9%，在某些人群中有更高的患病率，最近有资料显示其在高血压人群中的患病率为 30%～40%，在心力衰竭患者中患病率为 26%～53%。2008 年美国心脏协会 / 心脏病学学院基金会发表科学声明，OSA 是心脑血管病等新认识到的独立危险因素，可造成多器官、多系统的损害，成为亟待深入研究解决的公共卫生问题。

研究表明，OSA 的发生率具有明显的年龄和性别特征。国内外流行病学调查显示 OSA 在成人中患病率约为 2%～4%，而实际患病率远高于此。OSA 多发生于 40～65 岁人群，但与年龄并非呈简单线性关系，55 岁为患病高峰年龄，65 岁以上发病率增高但重症患者则有所降低。研究发现，本病以中年男性为主，女性绝经后患病率增加，男女患病比率约为（2～

4）：1。目前对儿童 OSA 的研究远不及成人的广泛，尚缺乏可靠数据，近年来国外文献报道 OSA 在儿童多发生于腺样体肥大者，其发病率多在 3%～6%，2～6 岁为高发年龄，青春前期发病率无明显性别差异，青春期晚期发病率男性高于女性。上述特点可能与局部解剖结构、激素等因素有关，可为病因研究提供佐证。

（三）病因及发病机制

多年来的研究一般认为 OSA 的病因如下：

1. 上气道解剖异常或狭窄 包括鼻中隔偏曲、鼻炎、鼻息肉等鼻腔疾病，悬雍垂过长、巨舌症、扁桃体肥大、腺样体增生等咽喉部疾病，以及下颌后缩、小颌畸形等颅面部发育异常。

2. 肥胖 是 OSA 非常重要、最具特征性的独立危险因素。

3. 神经肌肉疾病 如脑梗死、脊髓侧索硬化症、肌肉萎缩等。

4. 呼吸系统疾病 如肺气肿、慢性支气管炎等。

5. 内分泌系统疾病 如甲状腺功能减退、肢端肥大症等。

6. 生活习惯 长期吸烟、饮酒、服用镇静催眠类或肌肉松弛类药物。

7. 其他 性别、年龄、种族和遗传等因素。

OSA 的发病原因复杂多样，其发病机制大体与上气道狭窄及相应代偿机制降低有关。

（四）病理生理

OSA 的病理生理基础相当复杂，其发病机制至今尚未完全明确，仍存在许多疑问和争议。上气道解剖结构异常或狭窄是被普遍认同的直接原因，任何使上气道狭窄和（或）相应补偿机制减弱的因素均可导致 OSA，这些因素还可能涉及 OSA 及其并发症的发病机制。

据流行病学统计，OSA 在肥胖、高血压、心衰等患者群体中的发生率明显高出普通人群，这一特点可能与 OSA 的发病机制有关，提示除常规因素外还有其他特殊原因参与导致 OSA。目前，已有大量研究表明 OSA 及其并发症的发病机制与炎症、氧化应激、肥胖、神经内分泌等密切相关。

1. 炎症 新近研究已证实炎症是 OSA 重要的潜在机制之一。相关研究资料显示，OSA 患者血清中 TNF-α、IL-1、IL-6、IL-8 等炎症因子的含量明显升高，其口咽病理组织中有炎症细胞数量增多、黏膜水肿、肌肉组织重塑等表现，提示 OSA 的发病与炎症因子关系密切。多数学者认为，一方面，患者睡眠过程中气道反复塌陷再开放造成的机械应力损伤是引发气道炎症的主要原因，此外，随着研究的深入，发现氧化应激、肥胖等亦可导致气道炎症。另一方面，局部软组织水肿、增生肥厚及咽部肌群的神经损伤是炎症重要的病理生理结果，可直接导致气道狭窄和咽部肌群舒缩功能紊乱，是促使 OSA 发生和加重的重要原因。

2. 氧化应激 已有多数研究明确提出 OSA 患者存在氧化应激，且在 OSA 发生发展过程中起核心作用。OSA 反复发生的间歇低氧的病理特点与缺血再灌注的病理过程相似，故认为其病理生理基础如下：间歇低氧诱导相关易感基因表达，致体内自由基如活性氧（ROS）等氧化物产生过多，超过抗氧化系统的清除能力，引起氧化应激损伤和炎症反应，进而导致多器官系统的损害。近年来，有研究表明低氧诱导因子 -1（HIF-1）是对低氧适应性调控的关键转录因子之一，长期间歇低氧诱导 HIF-1 产生，进而激活 ROS 系统，蓄积在体内的 ROS 等一方面可启动炎症级联反应诱导促炎细胞因子及黏附分子过度表达而产生炎症反应，另一方面可损伤血管壁及内皮细胞而促发心血管病。

3. 肥胖 OSA 的发病率与肥胖紧密相关，目前，已基本明确肥胖引起 OSA 的作用机制。一般认为，肥胖者发生 OSA 的病理基础与上气道周围软组织结构改变、腹部脂肪积聚等有关。肥胖者颈部脂肪堆积过多，充填阻塞上气道；且由于脂肪弹性较肌肉差，易致上气道狭窄，睡眠时咽周脂肪下坠及对气道的压迫，更进一步加重上气道的狭窄。腹部脂肪积聚过多，使横膈上抬、胸廓顺应性下降致肺容量减小、肺阻力增加，加重机体缺氧，从而易致 OSA 的发生。另外，肥胖可致气道炎症这一现象已被反复报道并得到接受，但其机制尚有待明确。

4. 神经内分泌 瘦素等神经内分泌因素与炎症、脂肪分布等有关，其在 OSA 发病过程中的作用也受到越来越多的关注。有研究发现，OSA 患者的血清瘦素水平比单纯肥胖时有所升高，推测患者可能存在瘦素抵抗，使瘦素不能发挥正常功能，致脂肪分布失衡，造成上气道狭窄而诱发 OSA。然而也有研究显示，血清瘦素水平在有 OSA 的肥胖患者和单纯肥胖患者间无明显差异，且瘦素可能加强上气道狭窄时的神经代偿机制而缓解 OSA 的病情。迄今，关于 OSA 与瘦素之间、肥胖与神经内分泌因素之间的关系尚未明确，有待进一步研究。

（五）临床表现

OSA 患者症状表现在夜间和白天两方面。打鼾是夜间最常见的典型症状之一，常在间断响亮的鼾声后出现持续 10 秒以上的呼吸暂停，以鼾声 - 气流停止 - 喘气 - 鼾声的规律交替出现；在反复的呼吸暂停末期可有觉醒或憋醒、心慌胸闷、窒息感等；多数患者还有频繁翻身和肢体舞动等睡卧不安的表现；此外，还可有食管反流、遗尿或夜尿增多等症状。白天嗜睡是患者最常见的主诉，常伴有注意力不集中、反应迟钝、记忆力减退等；夜间张口呼吸、打鼾常引起晨起时口干口苦等症状。长期还可导致烦躁易怒、抑郁等个性改变以及全身各系统症状。患者体征无明显特异性，多表现为肥胖或超重、颈部较粗短，局部解剖结构多有异常或狭窄。

（六）诊断

近年来，随着睡眠相关疾病研究的进展、诊疗新技术的涌现，美国睡眠医学会（AASM）于 2014 年发布了睡眠疾病国际分类第 3 版（ICSD-3），对睡眠疾病的分类、诊断标准和监测技术等进行了修订和补充。其中对 OSA 的诊断取消了以往的排他诊断项，并将临床确诊的高血压、冠心病、充血性心力衰竭、心房纤颤、卒中、2 型糖尿病、认知功能异常等疾病作为 OSA 的诊断依据之一，强调这些疾病在流行病学中与 OSA 关系的重要性。

为适应新形势，与国际新标准接轨，我国制定了《阻塞性睡眠呼吸暂停低通气综合征诊治指南（2011 版）》，在诊断部分，从诊断标准、病情分度、合并症和并发症的发生情况、简易诊断方法及标准四个方面对 2002 年指南进行更新，进一步规范临床诊断，更符合我国临床实际。

1. 诊断标准 临床上主要根据病史、体征及多导睡眠图（PSG）监测结果诊断 OSA。PSG 可检测 AHI，而 AHI 可用于诊断和评估 OSA 的病情程度。AASM 界定确诊 OSA 的标准为 AHI≥15 次 / 小时、伴或不伴临床症状，或 AHI≥5 次 / 小时、伴临床症状。参照国际标准，我国 2011 版指南规定，下列情况可确诊为 OSA：临床有夜间打鼾伴呼吸暂停、白天嗜睡（Epworth 嗜睡程度评价表，Epworth Sleepiness Scale，ESS 评分≥9 分）等典型症状，查体见上气道有狭窄或阻塞，PSG 检测报告见 AHI≥5 次 / 小时；白天嗜睡不明显（ESS 评分 <9 分）者，AHI≥10 次 / 小时或 AHI≥5 次 / 小时，合并有失眠、认知功能障碍、高血压、糖尿病、脑

血管病等 1 项或 1 项以上的病症。

此外，目前对儿童 OSA 的诊断，国内外标准均包括典型临床症状，但对 PSG 中阻塞性睡眠呼吸暂停低通气指数（OAHI）的阈值界定有显著差异，国外定为"OAHI>1 且最低血氧饱和度 <0.92"，而国内常以 2007 年《儿童阻塞性睡眠呼吸暂停低通气综合征诊疗指南草案（乌鲁木齐）》推荐的"OAHI>5 或阻塞性呼吸暂停指数（OAI）>1 且最低血氧饱和度 <0.92"为标准。然而新近研究发现，在 1<OAHI≤5 且 OAI≤1、最低血氧饱和度 <0.92 的习惯性打鼾儿童患者中，有睡眠结构紊乱、夜间不同程度的缺氧和 OSA 的临床特征。

2. 病情分度 临床上部分 OSA 患者的 AHI 增高和最低 SaO_2 降低程度并不平行，故 2011 年的新标准规定 PSG 报告中应包含 AHI 和低氧程度 2 个诊断，推荐以 AHI 为主要评判标准并注明低氧血症情况。根据 AHI 和夜间最低 SaO_2 将 OSA 分为轻、中、重度，见表 3-1：

表 3-1　成人 OSA 病情程度与呼吸暂停低通气指数（AHI）和（或）低氧血症程度判断依据

病情分度	AHI（次/小时）	夜间最低 SaO_2（%）
轻度	5～15	85～90
中度	16～30	80～84
重度	>30	<80

临床上还应充分考虑临床症状、并发症情况，即使 PSG 报告中显示病情程度较轻，若合并高血压、冠心病、脑卒中、糖尿病等，也应积极治疗。

3. 合并症和并发症的发生情况 OSA 是一种全身性疾病，可造成多器官、多系统的病变，严重影响患者生存质量。①心脑血管系统：引起或加重高血压；冠心病、夜间心绞痛及心肌梗死；夜间严重的心律失常、心动过速、室性早搏、窦性停搏、窦房传导阻滞、房室传导阻滞；夜间反复发作的左心衰；脑出血、脑血栓。②呼吸系统：夜间支气管哮喘、肺动脉高压、重叠综合征、肺心病、呼吸衰竭。③神经系统：癫痫；痴呆。④消化系统：胃食管反流；肝功能损害。⑤泌尿生殖系统：遗尿、夜尿增多；肾功能损害；阳痿及性欲减退；妊娠高血压或先兆子痫。⑥血液系统：继发性红细胞增多、血液黏滞度增高。⑦其他：焦虑、抑郁、性格变化、幻视及幻听、言语混乱、行为怪异等精神异常；加重肥胖；小儿发育延迟及智力减退；重大交通事故。

4. 简易诊断方法及标准 在基层缺少专门诊断仪器或相应监测条件的单位，可结合病史、体检、血氧饱和度监测等进行初筛诊断，其标准如下：①至少有 2 项主要危险因素，尤其是肥胖、颈短粗或有下颌后缩，咽腔狭窄或有扁桃体Ⅱ度肿大、悬雍垂肥大，或有甲减、肢端肥大症，或见神经系统明显异常；②鼾声响亮大于普通人说话声或令旁人无法入睡、夜间呼吸紊乱，或有屏气和憋醒（观察时间≥15 分钟）；③夜间睡眠节律紊乱，频繁觉醒；④日间嗜睡（ESS 评分 >9 分）；⑤ SaO_2 监测趋势图见典型变化、氧减饱和度指数（ODI）>10 次/小时；⑥引发 1 个或以上的重要器官损害。符合以上标准者即可作初步诊断，有条件则可进一步做 PSG 监测。

5. 诊断方法及检查手段

（1）体检及常规检查项目：身高、体重；颈围、颌面形态（有无下颌后缩或畸形）、鼻咽部检查（有无舌体肥大、悬雍垂肥大、扁桃体肿大等）；血压、心、肺、脑及神经系统检查等；血常规、心电图；动脉血气分析、肺功能检查、头颅及胸部 X 线检查、甲状腺功能检查（必要时）等。

（2）PSG 监测：PSG 作为多年来诊断各类睡眠疾病的金标准，是诊断 OSA 的标准检测方法。但在实验室监测时患者易产生"首夜效应"，且由于总体成本高、专业技术要求高等局限性，我国部分地区和单位现有条件难以满足需求。《2014 美国医师协会成人阻塞性睡眠呼吸暂停诊断临床实践指南》指出，因目前尚无充分证据证明分段 PSG 检测对 OSA 的诊断意义，故对疑似 OSA 的患者推荐进行整夜 PSG 监测，是诊断 OSA 的标准手段；在无条件进行 PSG 检测时，患者若无严重合并症，可用便携式睡眠检测仪作为替代手段。

（3）便携式睡眠监测 / 中心外睡眠监测（OCST）：是指 Ⅱ～Ⅳ 型诊断检测仪，与 Ⅰ 型诊断检测仪即 PSG 相比，具有简便、经济、高效等优势。2007 年 AASM 对 OCST 应用指征提出建议，表明必须在睡眠医师全面评估的基础上，排除其他严重疾病（包括慢性肺疾病、充血性心衰、神经肌肉疾病等）、其他睡眠疾病（中枢性睡眠呼吸暂停、发作性睡病等）及无症状患者，才可替代 PSG 诊断高度怀疑为中重度 OSA 的患者及因行动不便、安全问题或危重病无法进行 PSG 检测的患者；此外，还可用于监测 OSA 患者在某些治疗（除持续气道正压通气外）过程中的反应。

既往研究显示，各型 OCST 之间估测的 AHI 值有广泛差异。研究还表明，Ⅱ 型 OCST 的指标与标准 PSG 基本一致，诊断 OSA 的敏感度和特异度均 >90%，但由于家庭安装困难等局限性而较少应用；目前应用最广 OCST 的是 Ⅲ 型，但因缺少脑电图监测、用记录时间代替总睡眠时间等易造成假阴性误差，仍存在不足；Ⅳ 型具有导联数不固定、尚未达到 Ⅲ 类的标准、不能区分 OSA 和 CSA 等缺陷。

近年来，随着大量临床研究的积累和 OCST 诊断技术渐趋成熟，OCST 在睡眠疾病诊断中的作用地位有所提升。2014 年对最新 59 篇相关文献的系统性回顾分析显示，Ⅲ 类诊断检测仪对 OSA 诊断的敏感度（79%～97%）及特异度（60%～93%），与 PSG 无统计学差异。2009 年美国医疗保险与医疗补助服务中心（CMS）认为 OCST（其中 Ⅳ 类检测仪记录生物学参数 >3 项时）可用于诊断 OSA，2014 年的 ICSD-3 首次提出 OCST 可作为成人 OSA 的标准诊断技术，但并未将其列入儿童 OSA 的诊断标准。

OCST 有其优势，也存在一定的不足，应用受到一些条件限制，临床上要合理选择。在掌握好适应证并遵守相关规范的前提下，OCST 有望替代 PSG 得到更广泛的应用，且因适合我国国情，具有较大的发展前景，故相关技术和规范仍需进一步完善，使其应用更加科学合理。

（4）嗜睡程度评估：目前多用 ESS 嗜睡量表评价嗜睡程度，有助于预测 OSA 的诊断，但在诊断 OSA 方面准确率低。

（七）鉴别诊断

1. 原发性鼾症 又称鼾症。睡眠时鼾声明显、规律且均匀，睡眠模式和呼吸模式均正常，一般不出现突然觉醒，PSG 检查中 AHI<5，低氧血症不明显。

2. 上气道阻力综合征 是不伴有呼吸暂停的习惯性鼾症。患者表现为在睡眠时上气道阻力周期性增加，伴呼吸气流轻度减低，但未达到低通气。多发于中青年，男女比例相当，体型也多正常。PSG 检查中反复出现 α 觉醒波，AHI 正常，无低氧血症。

3. 不宁腿综合征（RLS）/ 睡眠中周期性腿动综合征（PLMD） 常表现为双下肢似有深

部疼痛、虫行、烧灼等不适感，并伴有无法控制的活动。不适感可在活动后得到缓解，有明显的昼夜节律，在静息时加重。90%RLS 患者合并有 PLMD，但清醒状态时亦有腿动，可伴有运动障碍。两者与 OSA 均有睡眠结构紊乱，但 AHI 正常，无低氧血症。

4. 发作性睡病　表现为反复、突发、短暂、不可抑制的病理性睡眠，白天嗜睡、猝倒发作、睡瘫和睡眠幻觉为发作性睡病四联症。多于儿童或青年期起病。

5. 肥胖低通气综合征（OHS）　指体重指数 >30kg/m² 的肥胖患者，必同时存在日间高碳酸血症和低氧血症（在海平面水平），且排除其他引起肺部换气不足的疾病，可能合并睡眠呼吸紊乱。OSA 患者不一定肥胖，但必含有睡眠呼吸紊乱这一现象。

二、中枢性睡眠呼吸暂停

（一）定义

中枢性睡眠呼吸暂停综合征（central sleep apnea syndrome，CSA）是指睡眠时因呼吸中枢驱动力缺乏或异常，导致周期性或间断性的通气不足和换气障碍。表现为夜间反复发作性的呼吸减弱或消失，以口鼻气流停止（≥10s）和胸腹呼吸运动消失并存为特征。在临床上，CSA 与 OSA 常有重叠之处，即 OSA 患者可能伴有 CSA 的发作，而以 CSA 起病的患者可能因胸腹呼吸运动的恢复而变成 OSA。

CSA 的发病复杂，临床上少见单纯的 CSA，因而其分类也复杂多样，大体分原发型和继发型。2014 年美国出版的 ICSD-3 对 CSA 的具体分类如下：原发型 CSA（PCSA）、婴儿原发型 CSA（PCSAI）、早产儿原发型 CSA（PCSAP）、CSA 伴潮式呼吸（CSA-CSR）、高原型周期性呼吸所致 CSA（CSA-HAPB）、治疗后 CSA；疾病所致 CSA 不伴潮式呼吸、药物或其他物质所致 CSA。其中，原分类中潮式呼吸（CSR）导致的 CSA 改为 CSA-CSR，表示疾病本质是 CSA，CSR 只是与 CSA 并存而非导致 CSA；以往所命名的复杂性睡眠呼吸暂停（CompSAS）未被公认为是独立的睡眠呼吸障碍疾病，而是在新分类中被正式归入 CSA，即治疗后 CSA，两者定义一致（故以下沿用 CompSAS）。临床上以 CSA-CSR 和 CompSAS 较为常见，下列主要对此两种 CSA 进行阐述。

（二）流行病学

由于单纯的 CSA 的发病较少见，国内外对其研究和了解远不及 OSA，且国外研究 CSA 的诸多报道是关于 CompSAS，国内对其研究尤其是大样本数据更是缺乏，故较明确的流行病学数据主要体现在 CompSAS。据国外多项统计学数据显示，CompSAS 的发生率一般为 5.7%～15%，可高达 19.8%；近年来国内有研究报道我国 CompSAS 的患病率为 7.9%～13.2%。与 OSA 相似的特点是男性发病率较高。

据新近资料显示，就纳入人群而言，当纳入的为 OSA 患者时，CompSAS 的发生率为 5%～15%；若仅纳入脑钠肽正常的 OSA 患者，CompSAS 的发生率仅为 0.56%；若为合并心衰的 OSA 患者，则发病率高达 18%。可见心功能正常的患者中 CompSAS 的发生率低，由此推测合并心功能不全是发生 CompSAS 的高危因素。多数报道表明，CSA 在普通人群中患病率很低，不足 1%，但在慢性心衰（CHF）患者中则可高达 40%～65%，并常以 CSA-CSR 形式出现，且多发生于老年男性、合并有心房纤颤或其他疾病如甲减、脑血管病等的患者。

（三）病因及发病机制

CSA 通常非单一因素诱发，因而很少单独出现，常表现为大量综合征，其病因目前尚未完全明确。总体来说，是由各种引起呼吸中枢驱动功能受损的原因所致。一般认为有以下原因：

1. 神经系统病变 如脑血管病、颅脑肿瘤及外伤、脑炎或其他感染性疾病、脊髓灰白质炎、血管栓塞或变性引起的脊髓病变、枕骨大孔发育畸形、家族性自主神经异常等。

2. 神经肌肉病变 肌萎缩硬化症等所致的膈神经和肋间神经病变、神经肌肉接头异常如重症肌无力、肌强直性营养不良等。

3. 其他病变 心衰，或心衰合并心房纤颤、甲减等。

4. 其他危险因素 性别、年龄等。

CSA 的确切发病机制尚处于争议之中，相关研究也多在于理论分析。目前认为，各种因素可通过直接或间接影响呼吸中枢的功能，使呼吸调控系统功能不稳定或处于短暂的波动状态而发生 CSA。即具体来说，CSA 的发病过程可能与下列机制有关：中枢神经系统对低氧血症尤其是由 CO_2 浓度变化引起的呼吸反馈调控不稳定；睡眠时呼吸中枢对各种刺激反应性降低；呼气与吸气转换机制异常等。

（四）病理生理

不同类型的 CSA 病理生理学发生机制有所差异，众多学者对其理解也各有不同，但可总归为过度通气或换气不足。目前多数研究认为通气控制不稳定在 CSA 发病机制中有重要作用，并用环路增益（LG）理论来解释。

LG 是呼吸控制系统对呼吸紊乱的反应（过度通气）与呼吸紊乱（呼吸暂停或低通气）的比值，可用来表示通气控制的稳定性，即机体对呼吸紊乱（低氧和高碳酸）的反应。当 LG < 1 时，呼吸紊乱使血中 CO_2 含量和 PaO_2 改变，机体感知并进行反馈调节，引起相应的通气增加／减小，$PaCO_2$ 的水平逐渐恢复正常后该调节停止，此过程产生的反应小，因而通气控制可很快恢复到稳定状态；而当 LG ≥ 1 时，机体产生大幅的通气增加／减小，使 PaO_2 恢复正常，但又因纠正后 $PaCO_2$ 的变化不能及时反馈到中枢，使该调节反应持续存在，致过度纠正 $PaCO_2$ 即通气控制反应过大而产生 CSA。

结合上述理论，多数研究认为，CSA-CSR 的病理生理机制主要有以下三方面：$PaCO_2$ 水平降低、动脉循环时间增加、功能残气量减少。CHF 可导致交感神经兴奋，还可导致肺淤血和肺水肿刺激肺血管旁受体引起呼吸加快，从而产生过度通气和低碳酸血症，因此患者在日间时 $PaCO_2$ 水平较低，而在夜间平卧睡眠时由于体液发生转移加重肺瘀血，使 $PaCO_2$ 水平升高达不到正常人高于呼吸暂停阈值 2～6mmHg 的水平，即 $PaCO_2$ 水平与呼吸暂停阈值的差值缩小，增加了 CSA 发生的可能性。CHF 患者由于每搏输出量减少，胸腔血容量增加、血流速度减慢，使动脉循环时间延长，致外周化学感受器产生的传入冲动及其后呼吸中枢对 $PaCO_2$ 变化产生反应的传出冲动均延迟，即 $PaCO_2$ 的变化不能得到及时反馈和调节；同时，由于交感神经兴奋性增高、肺瘀血和肺水肿、低氧共同作用使外周化学感受器对 $PaCO_2$ 变化的敏感性增高，并使呼吸中枢产生的反应增加，引起 LG ≥ 1，致呼吸控制系统不稳定，可能使负反馈转变成正反馈，从而引起呼吸暂停反复发生，诱发 CSA-CSR。此外，CHF 患者由于肺水肿、胸腔积液使功能残气量减少，致呼吸系统对 O_2 和 CO_2 变化的缓冲作用降低，$PaCO_2$ 的微小变化即可引起较大的反应，显著降低 $PaCO_2$ 的水平而易诱发 CSA-CSR。

CompSAS 的病理生理过程与 $PaCO_2$ 水平的变化密切相关，多数学者认为，持续正压通气（CPAP）治疗过程中过度通气、压力不当、睡眠结构紊乱可能是产生 CompSAS 的原因。

CPAP 可开放上气道而降低 $PaCO_2$ 水平，压力过高时可在消除 OSA 的基础上致 CO_2 排出过多，使 $PaCO_2$ 下降幅度较大并低于呼吸暂停阈值，则可能诱发 CSA；可增加肺总量，抑制肺牵张受体，使呼吸中枢兴奋传入减少；还可因鼻面罩配戴不适、漏气或张口式呼吸，使患者睡眠结构紊乱加重，呼吸调控不稳定，导致 $PaCO_2$ 水平在呼吸暂停阈值上下频繁波动而诱发 CSA 而产生 CompSAS。

（五）临床表现

根据清醒时是否伴有高碳酸血症，CSA 可分为高碳酸型和非高碳酸型。

高碳酸型 CSA 患者常出现反复发作性的呼吸暂停和肺泡通气量降低，导致夜间低氧血症、高碳酸血症和睡眠结构紊乱。故患者可有夜间打鼾、睡眠不安、失眠，觉醒时伴胸闷、气喘或窒息感，日间嗜睡、疲劳等与 OSA 相似的症状；还可有晨起头痛、肺心病、肺动脉高压、红细胞增多症等潜在的通气不足的表现。非高碳酸型 CSA 多以 CSA-CSR 的形式出现，或可伴有 CHF、肾衰竭等，主要症状各不相同，可与 OSA 相似，在昼夜都存在轻度通气过度，通常白天不出现高碳酸血症和心肺并发症。

（六）诊断

1. 诊断标准　由于一些 OSA 常见的症状如打鼾、白天嗜睡、疲劳等在 CSA 患者中并不常见，故单从临床表现不足以准确推断患者是否发生 CSA，其诊断主要依靠实验室检查。目前仍多使用 PSG，与 OSA 相似，CSA 的诊断也是基于 AHI，然而尚无统一标准，且对该病 CSA 与 OSA 事件发生的比例尚未达成一致的认识。大多数研究认为，AHI≥5 次 / 小时且≥50% 的呼吸暂停事件以 CSA 开始的患者，可诊断为 CSA。

美国睡眠医学学会既往提出的 CSA-CSR 的诊断标准包括下列几项：①有 CHF 或神经系统病变等基础病；② PSG 监测显示至少连续 3 个周期（每个周期持续时间可有轻度差别，但主要在 60 秒左右）呼吸幅度呈周期性渐强 - 渐弱的改变，也可以是满足中枢性呼吸暂停指数（CAI）或 AHI≥5 次 / 小时、呼吸幅度呈渐强 - 渐弱的改变连续存在 >10 分钟这两项中至少一项。根据 2014 年 AASM 出版的 ICSD-3，目前 CompSAS 的诊断标准是：确诊的 OSA 患者经 CPAP 治疗，OSA 事件消除后，残余呼吸紊乱以新出现或持续存在的 CSA 事件为主且呼吸暂停指数≥5 次 / 小时（即残余的 CAI≥5 次 / 小时或以 CSR 为主）。

2. 诊断方法及检查手段

（1）PSG 监测：是目前诊断 CSA 主要采用的手段。

（2）体格检查：可判断中枢神经系统及其他各系统是否存在易致 CSA 的病变。

（3）其他：心电图、动脉血气分析、甲状腺功能检查等。

（七）鉴别诊断

CSA 发病复杂，常与 OSA 并存于同一患者，故对于确定存在呼吸暂停低通气事件的患者，需进一步确定是 OSA 还是 CSA。OSA 与 CSA 的主要鉴别点如表 3-2：

目前，鉴别 CSA 和 OSA 主要采用的方法仍是常规 PSG 同步记录呼吸中枢驱动，尤其是气流和胸腹带信号。根据定义，当气流停止时，若胸腹带信号无波动，则为 CSA；反之，若胸腹带搏动仍存在，则为 OSA。然而，研究发现，常规 PSG 监测并不是区分两者的金标准。因鉴别关键在于呼吸中枢驱动的准确记录，胸腹带记录呼吸运动虽可反映呼吸中枢驱动，但在睡眠过程中可能易发生松动移位造成记录不准确，且胸腹带信号不能将呼吸中枢驱动进行量化，故这种方法具有一定局限性。

表 3-2　OSA 与 CSA 鉴别要点

鉴别点	OSA	CSA
相同点	反复呼吸暂停或低通气、口鼻气流消失持续≥10 秒 均有家族遗传倾向	
不同点		
主要病因	上气道狭窄	中枢神经系统损害
上气道狭窄 / 阻塞	有	一般无
胸腹呼吸运动	仍存在	消失
体征	多肥胖或颈围粗	无特殊
典型症状	夜间打鼾、失眠、睡卧不安等；白天嗜睡、疲劳、注意力不集中等	可有 OSA 的典型症状，但不常见
有无呼吸努力	有	无
发病率	高	较低
常见基础疾病	肥胖症、心脑血管病、糖尿病等	充血性心力衰竭，心房纤颤等

此外，食管压和膈肌肌电可准确评价呼吸中枢驱动，故也可用于区分 CSA 和 OSA。膈肌肌电反映呼吸中枢驱动的准确性比食管压更高，因食管压易受气流及肺容量变化、食道蠕动、心搏等的影响，而膈肌肌电几乎不受这些因素影响。

临床上，若 PSG 监测不能确定 CSA 的诊断，则可进一步使用膈肌肌电以助确诊，食管压监测尚不作为常规诊断鉴别的方法。

三、混合性睡眠呼吸暂停综合征

（一）定义

根据《阻塞性睡眠呼吸暂停低通气综合征诊治指南（2011 年修订版）》，混合性睡眠呼吸暂停综合征（mixture sleep apnea syndrome，MSAS）是睡眠呼吸暂停综合征（SAS）的又一种类型，为 CSA 和 OSA 两者并存，即在一次呼吸暂停过程中，同时发生 CSA 事件和 OSA 事件，兼有两者的特点。一般认为，呼吸暂停发生时，先出现 CSA，后出现 OSA。

（二）流行病学

在 2014 年美国出版的最新的睡眠障碍国际分类（ICSD-3）中，未见命名为 MSAS 的类型，国内习惯将 SAS 分为 OSA、CSA、MSAS 三种类型。据统计，OSA 发病率较高，是 SAS 最常见的类型。目前国内外对 OSA 的研究也多于其他两种类型，且国内较少有大样本的研究，故关于 MSAS 资料缺乏。国内也有文献将混合性睡眠呼吸暂停综合征描述为 CSAS（complex sleep apnea syndrome）即 compSAS，且据该文献显示，以往国外研究统计的 CSAS 发生率约为 1.4%～5%，而在 ICSD-3 中 compSAS 被归类为中枢性睡眠呼吸障碍并描述为治疗诱发的 CSA，可见国内一些研究对于本病的认识仍较为混杂。总而言之，目前有关 MSAS 的报道和流行病学资料尚很缺乏。

（三）病因及发病机制

MSAS 因兼有 CSA 和 OSA 两者的特点，其发病原因复杂，可综合有多方面的因素，大体与上呼吸道解剖异常、性别、年龄、体型、内分泌疾病、神经肌肉病变、遗传、生活习惯等多种因素有关。其发病的确切机制至今尚未明确，仍存有疑问和争议，对 CSA 和 OSA 发生的先后及相互的因果关系也存在不同观点。主要有以下两种：

一般认为，其发生以 CSA 开始，继而表现为 OSA。亦即在一次呼吸暂停过程中，开始时表现为短暂的 CSA，其特点为口鼻腔气流与胸腹式呼吸动作同时停止；继而表现为 OSA，其特点为口鼻腔气流消失而胸腹式呼吸动作仍存在。也就是在 CSA 过程的持续状态下，随着体内缺氧的加重和 CO_2 的潴留，呼吸中枢兴奋性提高，呼吸指令增加，此时膈肌运动恢复，但上呼吸道仍未开放，而表现为 OSA。

另有一种观点则认为，MSAS 主要出现在 OSA 的恢复时段，由于 OSA 在此时段发生的过度换气造成 CO_2 排出过多，使血液中的 CO_2 浓度降低，在低于中枢化学感受器阈值时，则不能反射性引起自主性呼吸运动，继而表现为 CSA。由于大多数 OSA 伴随有中枢成分，因此可认为 MSAS 在本质上仍属于 OSA。若 OSA 的程度越重，则末尾过度换气也越重，其中枢成分也就越明显。

由上述可见，MSAS 的发病机制主要与上气道阻塞及其所引起的低氧和睡眠紊乱降低呼吸中枢反应性有关。

（四）病理生理改变

睡眠呼吸暂停及其过程中的缺氧和 CO_2，不仅会引起不同程度低氧血症和高碳酸血症，还可导致其他病理生理改变，从而表现为一系列临床症状，严重影响患者的生活质量和生命健康。

1. 呼吸系统

（1）口干咽燥：打鼾是睡眠呼吸暂停发生时最常见的症状之一，其导致上呼吸道阻力增加，可能会使患者张口呼吸以满足机体通气和血氧需求，从而引起睡醒时口干咽燥。

（2）胸腔内压的变化：正常人呼吸时，胸腔内压波动不大，而在混合型睡眠呼吸暂停过程中，由于患者努力呼吸，使胸壁产生剧烈运动，导致胸腔内压的波动较大。此外，呼吸暂停导致胸腔内负压增加，迷走神经张力升高，可反射性引起支气管收缩，从而发生夜间哮喘。

（3）换气应答反应降低：有研究表明，有睡眠呼吸暂停综合征的患者，其对于低氧和高二氧化碳的换气应答反应低于正常人，这也是导致酸中毒和猝死等严重后果的危险因素之一。

2. 心血管系统

（1）心率和心律的变化：正常人在睡眠时，由于副交感神经兴奋占主导地位，其心率减慢。而对于睡眠呼吸暂停综合征患者，其睡眠状态下心率的变化与正常人不同，表现为在呼吸暂停发生时心率减慢，甚至出现窦性心动过缓、心脏传导阻滞、心脏骤停等，而在呼吸暂停结束后出现心率加快，可有窦性心动过速、短暂的阵发性房性或室性心动过速。这些变化与睡眠时呼吸暂停导致缺氧以及觉醒后自主神经功能紊乱有关，由此引起的心律失常是导致某些患者猝死的又一重要原因。

（2）血压的波动：正常人或不伴有睡眠呼吸暂停综合征的高血压患者，其血压在夜间睡眠时较醒时缓慢下降 5%～20%，在清醒时则恢复至白昼水平，其波动有较为规律的昼夜变化。若患有睡眠呼吸暂停综合征，则由于睡眠时呼吸暂停引起的低氧血症和觉醒后的自主神经功能紊乱，使睡眠时血压发生异常改变、失去正常的昼夜变化节律，产生明显的波动。经研究，具体机制可能有：呼吸暂停引起的低氧血症激活肾素 - 血管紧张素系统，使血管紧张素Ⅱ的生成增加，从而使血管收缩，导致血压升高；此外，反复的呼吸暂停及其引起的低氧血症，会反射性刺激交感神经，从而增加儿茶酚胺的释放，使夜间血压升高；还可能是低氧等因素损伤血管内皮系统，引起缩血管物质分泌增加，从而加强周围血管收缩，使血压升高。总而言之，睡眠呼吸暂停综合征患者夜间血压升高及不规律变化与自主神经功能异常密切相关，而低氧血症是其最重要原因。血压升高在体循环则表现为高血压，在肺循环则是肺动脉高压，久之则导致心肌肥厚、肺心病、右心功能衰竭等。

3. 血液系统 反复发生的呼吸暂停所致的慢性缺氧，可使红细胞生成素明显增加，促进血红蛋白的合成和红细胞的释放，造成继发性红细胞增多症，还会导致血液黏稠度增加，从而在此基础上引起一系列病理生理改变，常见的有高血压和冠心病，更严重的可致心肌梗死、脑栓塞、脑卒中。

4. 神经系统 呼吸暂停及其所致的低氧血症，一方面可直接刺激血管收缩，另一方面通过增加血管紧张素Ⅱ、儿茶酚胺、内皮素等的释放，使脑血管收缩，从而导致脑组织缺血缺氧即脑窍失于充分的濡养，引起不同程度的头晕头痛，严重的可致脑水肿和颅内压升高。此外，血液黏稠度增加可诱发或加重脑血管病。长期的低氧血症和睡眠紊乱会造成认知功能损害，甚者不可逆转。

除低氧血症和高碳酸血症外，自主神经功能异常是睡眠呼吸暂停综合征的另一重要病理生理改变。正常人的自主神经活动有明显的昼夜节律变化，即白昼清醒时交感神经兴奋占优势，夜间睡眠时副交感神经活动占主导。而睡眠呼吸暂停综合征患者在夜间清醒和睡眠时均会出现交感 - 副交感神经不平衡，其典型特征是由副交感神经张力为主转变为交感神经张力为主。在夜间睡眠时，患者交感神经张力和副交感神经张力均增加，而以交感神经活性增高为主。长期则影响自主神经功能的自身调节稳定性，从而诱发或加重心脑血管疾病。

5. 内分泌系统 睡眠呼吸暂停综合征引起的缺氧和睡眠结构紊乱会不同程度地影响内分泌激素的分泌，从而引起一些病理生理变化。如缺氧会抑制睾酮的分泌，导致性欲减退。又如生长激素的分泌与Ⅲ、Ⅳ期非快速动眼睡眠即慢波睡眠密切相关，若患有睡眠呼吸暂停综合征，则慢波睡眠减少，会使生长激素分泌减少，在小儿则会引起生长发育迟缓，在成人则可引起糖类、脂肪、蛋白质代谢紊乱，导致肥胖加重、高脂血症、糖尿病等，其中肥胖与睡眠呼吸暂停形成恶性循环，肥胖是导致睡眠呼吸暂停的原因之一，而睡眠呼吸暂停又会加重肥胖。其他激素如儿茶酚胺、心房钠尿肽等的分泌也受睡眠呼吸暂停的影响，而睡眠呼吸暂停引起的高血压、夜尿增多等症状又与相应激素的变化有关。

6. 泌尿系统 睡眠呼吸暂停综合征患者，其夜间肾小管重吸收钠和浓缩功能降低，引起夜尿增多；呼吸暂停引起的低氧血症和高碳酸血症所致的酸中毒可影响肾功能，导致肾小球性蛋白尿或肾病综合征等。

（五）临床表现

因 MSAS 同时存在 CSA 和 OSA，故 CSA 和 OSA 症状和体征均可见于 MSAS，其临床表现详见本章第一、第二节相关内容，在此不复赘述。

（六）诊断

目前，对于 MSAS 的诊断尚存在争议。多采用 PSG 监测，以 MSAS 占呼吸暂停总次数 50% 以上为标准。诊断方法和检查手段主要有体格检查、PSG 监测、血常规和血气分析、头颈和胸部 X 线或 CT 检查、心电图、肺功能检查、甲状腺功能测定等。通过对患者进行口腔咽部和头颅 X 线、CT、MRI 等检查,可了解上呼吸道有无解剖结构异常、增生或肿瘤等引起的狭窄,并可明确狭窄部位等;通过其他实验室检查可判断有无心脑血管、肺、肾、内分泌等系统的疾病,有助于全面诊断。综合各种检查结果进行分析,可明确一些临床表现是否为 MSAS 的并发症或合并症,以明确其原发病因;也可借此判断病情轻重,有助于更好的治疗。

(七)鉴别诊断

口鼻气流与胸腹呼吸运动是否同时停止是 CSA、OSA、MSAS 的鉴别要点。其中,CSA 表现为口鼻气流与胸腹呼吸运动同时消失;OSA 则表现为口鼻气流消失而胸腹呼吸运动仍存在;MSAS 兼有两者的表现,其特点为口鼻气流消失而胸腹呼吸运动时有存在。

四、睡眠呼吸障碍的治疗

目前,关于睡眠呼吸障碍的治疗主要包括行为干预、病因治疗、器械治疗、外科手术等,大体可分为内科治疗和外科治疗。

(一)内科治疗

1. 行为干预 通过日常行为的改变以减少危险因素,降低发病几率或频率。虽极少可通过此法完全治愈,却有很高的可行性。主要包括:①减肥,控制饮食和体重、进行适当运动;②改变体位,侧卧位睡眠、适当抬高床头或垫枕;③尽量避免吸烟饮酒,慎用镇静催眠药或肌肉松弛药;④作息合理,白天避免过度劳累。

2. 病因治疗 积极治疗引起或加重 SDB 的基础病,如使用甲状腺素治疗甲减等,有助于从根本上改善疾病。

3. 器械治疗

(1)无创气道正压通气(noninvasive positive-pressure ventilation,NPPV):主要包括普通型持续气道正压通气(continuous positive airway pressure,CPAP)、智能型持续气道正压通气(auto-CPAP)和双水平气道正压通气(bi-level positive airway pressure,BiPAP);此外,还有近些年来开始应用的一种新型模式,即匹配伺服通气(adaptive servo-ventilation,ASV)。NPPV 在临床得到广泛应用,且因其疗效肯定、安全无创,成为如今临床治疗 SDB 最主要的手段。

结合国内外最新进展,下面从原理、适应证、慎用和禁忌证、不良反应、应用及进展等方面进行具体阐述。

1)原理及作用:经鼻面罩或口鼻面罩进行气道内持续正压送气,以对抗吸气负压,保持上气道持续通畅,并可降低患者呼吸功、增加功能残气量以及改善肺的顺应性等。借此可消除打鼾、睡眠呼吸暂停或低通气,纠正因 SDB 引起的低氧血症,改善患者睡眠结构,从而减少白天嗜睡、晨起头痛、记忆力减退等症状。

2)适应证:严重打鼾;中、重度 OSA 患者(AHI≥15 次 / 小时);轻度 OSA(AHI < 15 次 / 小时),症状明显但诊断不明者可用此法作试验性治疗;OSA 合并 COPD(即重叠综合征)患者;OSA 合并或并发心脑血管病、糖尿病等;手术治疗失败或复发者;OSA 患者的围手术期治疗;不能耐受其他治疗方法的患者。

3)慎用或禁忌证:急性中耳炎、鼻炎、鼻窦炎感染;胸部 X 线或 CT 检查发现有肺大泡;气胸或纵隔气肿;血压明显降低(< 90/60mmHg)或休克、昏迷;血流动力学指标不稳定的急性心梗患者;脑脊液漏、颅脑外伤或颅内积气;因神经障碍等而不能充分配合治疗的患者。

4）不良反应：CPAP 易产生口鼻黏膜干燥、充血或鼻炎，憋气，局部压迫，皮肤过敏等不良反应。

5）压力调定：设定合适的 CPAP 压力水平对于保证疗效十分重要。而单凭临床经验确定治疗压力还不够可靠，一般需在患者进行约 1～2 周的 CPAP 试用治疗，并决定接受该治疗后，通过压力滴定确定恰当的压力水平。理想的压力水平是能够消除在各种睡眠体位状态下及各睡眠期出现的打鼾和呼吸暂停，并使整夜睡眠中的血氧饱和度维持在正常水平（>90%）所需的最低压力水平，且关键是能被患者所接受。

6）应用现状及进展：目前，CPAP 最为常用，是治疗 SDB 尤其是中、重度 OSA 患者首选的方法；auto-CPAP 多适用于轻、中度 OSA 患者；若患者有明显的 CO_2 潴留则建议使用 BiPAP，其功能最全面，理论上适用于各种类型的 SDB，尤其是合并 OSA 的神经肌肉疾病患者、呼吸中枢驱动低下需辅助通气的患者和肥胖低通气综合征患者。CPAP 疗效确切，但其不良反应易致患者依从性不高而影响长期疗效；auto-CPAP 和 BiPAP 更符合生理特点，依从性也更高，但因价格昂贵难以普及。故 CPAP 仍是目前多数患者尤其是 OSA 患者最佳的治疗手段，且随着近些年的发展，其在技术性和舒适度方面均得到改善，不良反应逐渐减少。

研究显示，CSA 患者使用 CPAP 取得的疗效远不及 OSA，而 BiPAP 对 CSA 是否有效也存在争议。可见，传统的 CPAP 和 BiPAP 模式对 CSA 的疗效具有一定的缺陷，尚待更多的研究。另外，新近有研究表明，新型的 ASV 模式不仅可治疗 OSA，还可有效消除 CSA 且依从性和效果明显优于 CPAP，对于不能耐受 CPAP 治疗尤其是对 CPAP 治疗无反应的患者，推荐使用 ASV，但其远程预后仍需更多研究以证实。

SDB 是慢性疾病，因此，患者能否耐受 NPPV 往往是治疗成功与否的关键。如何提高患者对 NPPV 治疗的接受度和长期顺应性是需解决的重要问题。目前，普遍接受的 NPPV 依从性良好的标准是：患者接受每晚≥4 小时的 NPPV 治疗至少达到治疗期间 70% 的夜晚。近年来，已有不少 NPPV 有内置依从性记录系统，为临床判断和决策提供了客观依据，从而使疗效得到更好的保障。此外，建立新的慢性病管理机制，加强对 NPPV 治疗依从性的跟踪随访，密切关注 SDB 及其合并症的变化，是减少不良反应、提高依从性、发挥最大疗效的关键。

（2）口腔矫治器（oral appliances, OA）：是针对咽部狭窄的治疗手段，主要有下颌移动装置及固舌装置。下颌前移器可通过前移下颌骨位置，使舌体前移而扩大上气道，减少狭窄；舌固定装置则通过直接牵拉舌体以防止舌根后坠。适用于单纯性鼾症、轻中度 OSA 患者、不能耐受其他疗法或疗效不佳者，尤其适用于下颌骨后缩者，但有颞颌关节炎或功能障碍、严重牙周病、牙齿松动等的患者则不宜采用。其优点在于无创、价廉；不足之处是具有口腔干燥、牙齿不适、颞下颌关节疼痛等不良反应，疗效因矫治器性能和不同患者耐受程度不一而有变化。

4. 药物治疗 目前，药物治疗的疗效不肯定，且不良反应多、副作用大，尚待进一步研究。对于一些不能耐受 CPAP 或其他疗法的患者，可选用合适的药物作为辅助治疗。已被证实有效的常用药物及作用如下：①平喘药如鼻用激素合并白三烯受体拮抗剂、氨茶碱、麻黄碱等，可通过抗炎、扩张支气管等降低上呼吸道阻力；②抗抑郁药如普罗替林、氯丙咪嗪等，可抑制快速动眼睡眠，减少在此睡眠时相出现的呼吸暂停和低氧血症；③神经呼吸刺激药如醋酸甲羟孕酮、乙酰唑胺等，可提高呼吸中枢兴奋性，增强呼吸驱动功能，减少呼吸暂停。

5. 氧疗　对继发于充血性心力衰竭的 CSA 患者，氧疗可减少呼吸暂停和低通气的次数，纠正低氧血症；但若原发病为神经肌肉疾病则可能加重高碳酸血症，合并有 OSA 时则可能加重其阻塞性呼吸暂停。对于睡眠时呼吸驱动系统主要靠缺氧刺激的患者，单纯给予氧疗则可能延长睡眠呼吸暂停持续时间而加重 SDB，因此，对于有氧疗指征的 SDB 患者，治疗时还应结合 CPAP。此外，对于一些严重患者，尤其是重度 OSA 患者，在用 CPAP 治疗时，氧疗可作为辅助手段帮助迅速纠正低氧血症。

（二）外科治疗

仅适用于经手术确可解除上气道阻塞的患者，临床上应严格掌握适应证，并根据阻塞部位和病情轻重选择适当的手术方式进行治疗。外科手术治疗 SDB 主要基于两个目的：绕开睡眠时易发生阻塞的气道，建立第二呼吸通道；针对不同的阻塞部位，去除解剖狭窄、扩大气道。

目前常用的术式有：

1. 鼻部手术　鼻中隔矫正术、鼻甲切除术、鼻息肉摘除术等相应地用于治疗因鼻中隔偏曲、鼻甲肥大、鼻息肉等引起的上气道狭窄。

2. 悬雍垂腭咽成形术（UPPP）及其改良手术　是目前最常用的术式。适用于因软腭过低或松弛、悬雍垂肥大或粗长、扁桃体肥大、咽部黏膜组织肥厚、咽腔狭小等引起的口咽部阻塞患者，且 AHI < 20 次 / 小时，禁用于肥胖者及 AHI > 20 次 / 小时患者。短期疗效尚好，但术后复发较常见且有感染、鼻腔反流、术后出血等不良反应。需引起注意的是，术后鼾声消失并不代表呼吸暂停和低氧血症的改善，无鼾声的呼吸暂停潜藏更大危险性，会延误进一步的治疗。因此术后应加强随访和监测病情。手术时须进行有效的呼吸支持，以免发生窒息。

3. 激光辅助咽成形术　可在门诊进行，利用激光进行咽部成形术，其疗效和适应证同 UPPP，可降低手术风险。

4. 射频消融术　是一种利用射频能量使目标组织容积缩小、顺应性降低的软组织射频微创手术。具有安全性好、创伤小、可重复治疗、患者易于接受、可在门诊进行等特点。适用于单纯性鼾症或轻中度 OSA 患者，对消除打鼾及减轻气道阻塞有短期疗效。

5. 气管切开术　在出现 CPAP 治疗前，气管切开术被认为是重症 OSA 最有效的治疗办法，但因患者需长期保留气管开口，给日常生活和护理带来许多不便，随着 CPAP 疗法的普及，其地位已被取代。

6. 正颌手术　包括下颌前移术、颏前移术、舌骨肌肉切断悬吊术等，其中，下颌前移术被认为是继气管切开术后外科治疗 OSA 最成功的方式。适用于各种原因导致的下颌后缩、小颌畸形与下颌弓狭窄等患者，在术前应仔细确定阻塞的部位，严格限定于舌根水平狭窄的患者。可单独进行，也可作为 UPPP 治疗失败的后继部分。

7. 扁桃体、腺样体切除术　适用于儿童 OSA 患者。

8. 舌成形术　适用于因舌根肥厚或后坠引起的咽部阻塞患者。

手术治疗的适用范围窄且术后复发率高，对 CSA 患者无效。主要用于口咽部狭窄患者，除一些具有手术适应证患者、年轻的轻或中度 OSA 患者或经 CPAP 治疗效果不显者外，对大多数 OSA 患者不作为首选。由于其有创性及疗效有限，手术的治疗地位已被 CPAP 所取代。

综上所述，目前治疗 SDB 的首选方法仍是 CPAP，行为干预宜贯穿始终以改善症状、减少发病，药物治疗尚待进一步研究以明确其疗效，手术治疗因其有创性和易复发且疗效有限而不作首选。临床上应根据病情选择适宜的治疗手段，严格把握适应证和禁忌证，规范使用，加强管理和随访，以提高依从性、减少不良反应和并发症、降低发病率、改善患者生活和生存质量为目的。今后仍需努力的方向是加强睡眠实验室建设和管理、培养更多资质合格的相关专业人员、规范和完善相关治疗及技术、妥善应对和处理问题等。

第二节　中医对睡眠呼吸障碍的认识

鼾，俗称打呼或打呼噜，指人在熟睡时发生的鼻息声。由于某些原因，睡眠中鼾声过响，甚或出现呼吸暂停时则称为鼾症，也称鼾眠。

隋代巢元方《诸病源候论》中有关于"鼾眠候"的记述。随后医家多将"鼾"附于心系之"不寐"病证中，将"鼾眠"作为一种体征。之后，历代医家对打鼾的原因、伴随证候及转归的差异等，进行了较为广泛地探讨，视为风温、喉闭、喉痹等病证的伴随证候，但未将其作为独立的证候或疾病纳入医籍。

一、病因病机

外邪侵袭，卫气不利：感受风温热邪伤阴耗气，灼津成痰，咽喉肿胀壅塞，气血痹阻；或感受风寒湿之邪，引动痰湿，均可诱发或加重本病。饮食不节，聚湿生痰：患者多有肥胖，肥人多痰湿，壅滞不畅，痰气交阻而发病。或虽不肥胖，但喜嗜酒酪，易聚湿生痰而引起本病。脾肾虚弱，气血不足：脾气虚弱，化源匮乏，肌肉弛张不收，不能维持气道张力，导致本病。禀赋缺损，痰瘀互结：如先天性鼻中隔偏曲、下颌后缩、小颌畸形、巨舌症等上气道解剖结构异常，可导致气道不畅，呼吸不利而起病，具有一定的家族史。

二、辨证论治

外邪侵袭：治法：祛风清热，解表救阴。方药：《千金方》葳蕤汤加减。

痰湿中阻：治法：理气化痰、醒神开窍。方药：二陈汤加减。

脾肾虚弱：治法：补脾健肾、益气养血。方药：金匮肾气丸合补中益气汤加减。

痰瘀互结：治法：理气活血、化痰开窍。方药：血府逐瘀汤加减。

第三节　中西医结合诊治睡眠呼吸障碍

一、中西医结合最新研究

虽然中西医对睡眠及睡眠相关疾病的认识均历史久远，但直至 20 世纪最后 30 年，阻塞型睡眠呼吸暂停低通气综合征（obstructive sleep apnea hypopnea syndrome，OSAHS）及其他睡眠呼吸障碍（respiratory disorder during sleep，RDDS）类疾病才开始被认识到是显著的健康问题。数字化多导睡眠图（polysomnogram，PSG）的应用极大地促进了睡眠障碍的研究，提高了对这类疾病的诊治技术水平，多层面分期气道矫正手术及持续正压气道通气（continuous positive airway pressure，CPAP）技术则彻底改变了睡眠呼吸障碍类疾病的治疗面貌，可以说，现代医学对于睡眠呼吸障碍疾病的认识和研究正处于突飞猛进时期。近十余年来，国内医家及研究者亦开始尝试中医药疗法与现代医学技术手段结合，诊治睡眠呼吸障碍类疾病。

（一）基础研究

国内对睡眠呼吸障碍的认识、开展临床防治研究的时间尚短，中西医结合诊治此类疾病的基础研究就更少之又少，加之睡眠呼吸障碍动物模型来源少，费用昂贵，疾病病理模型复制困难，鲜见相关动物实验报道。目前国内对于中西医结合诊治睡眠呼吸障碍的基础研究工作主要集中于以下两个方面：①中药单体或复方作用机制的研究；②睡眠呼吸障碍患者体质特征及中西医结合证候分型研究。

1. 中药单体或复方作用机制的研究　就目前而言，专门针对睡眠呼吸障碍的中医药基础研究尚少，有关中医药治疗睡眠呼吸障碍的许多基础研究理论和观点来源于早期的中药药理研究，如麻黄能舒张支气管平滑肌，兴奋呼吸中枢，益母草能兴奋呼吸中枢、改善微循环，桔梗、甘草有化痰止咳、抗炎作用，与传统中医药理论一起，这些现代药理研究结果也开始被用做辨证处方用药时的组方依据；中成药及复方药理方面，如安宫牛黄丸有醒脑、控制惊厥和抽搐的作用，复方丹参滴丸有活血化瘀、降低血黏度、改善脑供血和脑功能的作用，专方"消鼾灵"（苎麻根 10g，牛蒡子 10g，生甘草 6g）有兴奋中枢神经、松弛支气管平滑肌以及抗疲劳、耐缺氧和抗炎等作用，已被广泛认同和接受，使之得以推广应用于睡眠呼吸障碍的防治。总体而言，其他文献报道应用的自拟专方多处于临床疗效观察阶段，其药理作用多来源于作者根据临床疗效的推断，尚缺少动物实验等基础研究证据支持。

2. 睡眠呼吸障碍患者体质特征及中西医结合证候分型研究　辨证论治是中医药诊疗的特色和核心问题。由于中医学对睡眠呼吸障碍的认识起步较晚，对此类疾病的诊治尚缺少统一的辨证分型标准，近年来国内医家在这方面作了大量的研究和探索工作。邓屹琪等对 289 例睡眠呼吸暂停综合征患者的中医证候信息进行聚类分析后发现，该病的临床辨证以痰湿证、痰热壅肺证、脾气虚证、肺肾气虚证、瘀血证 5 个证型最为合理全面，最符合临床辨证规律。徐婷贞等通过观察 150 例 OSAHS 患者，根据其临床表现和连续 7 小时以上的 PSG 监测，归纳出 4 个主要中医证型，即脾气不足、痰湿内阻（35 例，23.3%）；肺脾气虚、痰热内壅（66 例，44%）；肺脾肾虚，痰瘀互结（29 例，19.3%）；心肾两虚，阳气不足（20 例，13.4%）。王春娥等的研究对比了绝经前后不同时期女性 OSAHS 患者中医证型的差别，结果提示，绝经女性 OSAHS 的中医证型以痰瘀互结、肾气亏虚证和痰湿内阻、脾肾亏虚证为主，非绝经女性以痰湿内阻、肺脾两虚证和气滞血瘀证为主。黄燕晓等对 95 例 OSAHS 患者的中医证型分布情况进行分析，发现 OSAHS 的中医证型与痰有密切关系，40 岁以下的 OSAHS 患者多为实证，痰瘀互结型的 OSAHS 患者病情程度最为严重。

中医证型实质及影响因素方面，刘志国等回顾性分析 230 例睡眠呼吸暂停综合征患者中医证候要素分布特征及其与 AHI 指数、BMI 指数的相关性，结果发现，OSAHS 中医证候要素以痰湿为主，其次为血瘀、气虚、热蕴、阴虚、气滞、肝火，各证候要素中血瘀、气虚、痰湿与 AHI 增高相关性最强，而与 BMI 指数呈正相关的中医证候要素为痰湿、血瘀、热蕴，从而认为，血瘀、气虚、痰湿为重度 OSAHS 常见证型，而肥胖患者以实证多见。朱颖文等对 120 例 OSAHS 患者体质特点的分析研究亦得到类似结论：本病以痰湿质、血瘀质、气虚质及气郁质为常见体质类型，其中痰湿质、血瘀质与病情的严重程度相关。高云云等探讨了细胞因子表达水平与中医痰湿病理体质在阻塞性睡眠呼吸暂停低通气综合征中的相关性，研究发现，OSAHS 患者痰湿体质积分与体质量指数（BMI）、呼吸紊乱指数（AHI）、嗜睡指数（ESS）、血清甘油三酯水平（TG）、肿瘤坏死因子 -α（TNF-α）呈正相关关系，与脂联素（APN）呈负相关关系，认为细胞因子异常表达、中医痰湿病理体质与阻塞性睡眠呼吸暂停低通气综合征的发病密切相关。

睡眠呼吸障碍合并其他疾病中医证候特点。王蕾等的研究发现，痰湿证、气虚证是高血压合并 OSAHS 的常见证候要素，其次为血瘀证，痰湿、血瘀会加重高血压合并 OSAHS 患者的各种主观症状和嗜睡程度，BMI 可作为高血压合并 OSAHS 痰湿证、血瘀证的一项评价指标；黄国庆等对 103 例 2 型糖尿病以及糖尿病前期合并阻塞型睡眠呼吸暂停综合征调查分析后发现，痰热蕴肺是该类患者的主要中医证型（占总体人数的 48.5%）。郭湘芳等通过对 90 例脑梗死合并睡眠呼吸障碍患者行多导睡眠图监测，并分析其中医证型分布特征后得出，脑梗死患者痰热腑实和风痰上扰证型与呼吸暂停指标相关性最强，其呼吸暂停总时间、呼吸暂停时比、最长呼吸暂停时间、呼吸暂停次数、低通气次数、呼吸暂停指数、低通气指数、呼吸紊乱指数等均明显增高。

（二）临床研究

无论西方医学还是中医学，真正意义上的对于睡眠呼吸障碍疾病的认识和防治研究仅有二十余年的历史，近十年关于中西医结合治疗睡眠呼吸障碍的研究报道始渐增多，所报道的治疗方法多是在现代医学治疗的基础上进行中医药的辨证论治，或中西药物的联合应用。比较具有代表性的早期研究是慈书平等的临床观察报道：50 例睡眠呼吸暂停患者，分为 5 组进行中西医结合治疗。第 1 组每日睡前服安宫牛黄丸 1 丸，第二组每日一次肌注黄体酮 10mg，第三组每晚睡前口服氨茶碱 0.2g，第四组每晚睡前予鼾立停滴鼻咽部，第五组予以上述 4 种药物合用。治疗前和治疗后 1 周 PSG 指标差异显示，治疗后各组的最大呼吸暂停时间、平均呼吸暂停时间、呼吸暂停指数和血氧饱和度等指标均明显改善，第五组（中西医结合治疗组）的临床症状和呼吸暂停各项指标改善最为明显。

郭湘芳等收集了经 CT 或 MRI 诊断为脑梗死，兼有阻塞性睡眠呼吸暂停低通气综合征，中医辨证为痰热腑实、风痰上扰患者 58 例，经 PSG 监测以确定 OSAHS 诊断后随机分组，对照组予胞二磷胆碱、吡拉西坦、氟桂利嗪、阿米三嗪萝巴新等西药常规治疗，治疗组在常规西药治疗的基础上，加服自拟通塞消栓汤（胆南星、瓜蒌、天竺黄、大黄、水牛角、夏枯草、牡丹皮、天麻、僵蚕、石决明、石菖蒲、郁金）治疗 4 周。结果表明，中西药物联合应用能明显改善脑梗死兼 OSAHS 患者的临床症状及体征，降低呼吸暂停指数、呼吸紊乱指数、低通气指数，缩短低通气时间，缩短 90% 以下血氧饱和度总时间。周生花报道以中西医结合方法（一般治疗，药物治疗，气道内正压通气、针刺治疗及祛湿化痰、化瘀开窍中药结合，90 天为一治疗周期）治疗阻塞性睡眠呼吸暂停低通气综合征 60 例，显效率 88.33%。马正明报道以每晚 6～8 小时持续性气道正压通气及血栓通 450mg 每日一次静脉滴注、复方丹参滴丸 10 丸每日三次口服治疗睡眠呼吸暂停综合征患者 75 例，连续治疗两周后患者血氧饱和度提高、呼吸紊乱指数和通气时间较治疗前明显下降。杨玉萍等基于 OSAHS 痰瘀热阻、气机不畅的病机特点，用化痰祛瘀法治疗 10 例重症 OSAHS，治疗后患者睡眠中胸闷憋醒症状均消失且随访无复发，日间嗜睡症状亦明显减轻，虽打鼾症状仍然存在，仍可由此认为，化痰祛瘀法治疗 OSAHS 疗效显著，对纠正 AHI 及夜间低 SaO_2 有一定的疗效，能改善症状，延缓病情发展。刘薇等以六君子汤加减治疗睡眠呼吸障碍患者 57 例，治疗组嗜睡、疲倦、头痛及总积分下降，呼吸紊乱指数和氧减指数明显下降。

非药物治疗方面，田华采用中西医和康复医学相结合的方法，在患者睡眠状态下使用电脉冲治疗仪刺激关元、气海穴，结果表明该治疗可迅速解除呼吸困难，降低睡眠呼吸暂停时间，提高血氧饱和度（SaO_2），改善临床症状，疗效显著。除针灸治疗外，推拿、气功等非药物治疗方法和治疗手段亦有报道用于睡眠呼吸障碍的中西医结合治疗，在观察其疗效的同时，亦对其治疗作用机制进行了探讨和研究。如针灸可增强上呼吸道呼吸肌的收缩功能，调节中枢神经和肌肉活动的协调性，增加中枢神经和周围化学感受器对缺氧的敏感性和反应性。针对手太阴、手阳明二经及颈部、咽喉部的推拿手法，可以促进咽喉部的气血运行，缓解局部肌肉紧张和疲劳状态，加强颈部肌肉的活动功能。

辨证的个体化治疗是现代中西医结合治疗的特色，对于特定年龄、特殊体质、合并症患者的中西医结合治疗，亦是近年中西医结合治疗睡眠呼吸障碍临床研究的热点。翟玮等以中西医结合方法治疗儿童睡眠呼吸暂停低通气综合征（SAHS）：12 例患儿均经夜间多导生理记录仪睡眠呼吸监测证实患 SAHS，有对麻醉药物过敏、出血倾向等手术禁忌证。治疗方法：生理盐水 10ml ＋ 利巴韦林 0.2g ＋ 地塞米松 5mg ＋α- 糜蛋白酶 4000U 每日三次滴鼻或生理盐水含漱咽部，配以自拟中药方剂（荆芥 12g、防风 12g、辛夷 10g、细辛 3g、白芷 12g、黄芩 15g、葛根 15g、丹皮 15g、薄荷 10g、苍耳子 10g、甘草 6g）煎服及熏蒸鼻腔。连续治疗 10 天为一个疗程，间隔 1 周后进行第二疗程治疗。经两个疗程治疗后，患儿睡眠打鼾、憋气、张口呼吸及夜眠不宁等临床症状均有明显缓解，PSG 呼吸紊乱指标均有显著改善。睡眠呼吸障碍患者肥胖比例极高，陈定宇等认为，气虚湿滞、痰凝血瘀为此类患者的体质特点和根本病机，以二陈汤加减配合茶碱缓释片 100mg，每日 2 次口服治疗肥胖型 OSAHS 患者 30 例，3 个月为治疗周期，总有效率为 83.3%。

二、中西医结合难点分析

难点之一

中西医对睡眠呼吸障碍类疾病的认识均历史尚短，临床诊治经验相对不足。祖国传统中医药临证历史悠久，自《黄帝内经》即有"鼻有息""嗜卧"等症状描述，《伤寒论》中有"风温为病，脉阴阳俱浮，自汗出，身重，多眠睡，鼻息必鼾，语言难出"的描述，《诸病源候论》首次提出"鼾眠证"的病名："鼾眠者，眠里喉咽间有声也。人喉咙，气上下也，气血若调，虽寤寐不妨宣畅，气有不和，则冲击咽喉而作声也。其有肥人眠作声者，但肥人气血沉厚，迫隘喉间，涩而不利亦作声。"上述认识虽与现代医学对睡眠呼吸障碍的认识相似，但两者仍不能等同，中医典籍文献亦始终未见将之视为独立的疾病，而只是风温、痰症、喉痹等病症的伴随症状，极少有关鼾症与睡眠呼吸障碍的专法专方专药，现代医家临证时缺少经典理论指导和经方选择，多随证选方或自拟方剂，临床研究带有很强的主观性和随意性。

难点之二

睡眠呼吸障碍类疾病中最常见的为阻塞型睡眠呼吸暂停低通气综合征（OSAHS），其普遍存在的上呼吸道结构性狭窄，是其主要的致病因素，而针对此结构性异常，中医辨证分型可资参考的临床证候信息较少，多从先天禀赋不足立论，可辨证型相对单一，同时更缺少有针对性的有助于改善结构异常的传统中医治疗方法及手段；另外对睡眠呼吸障碍类疾病的辨证分型缺乏公认和统一的辨证分型标准，虽然近年来开展了一些这方面的研究工作，这仍是中西医结合诊治睡眠呼吸障碍的难点和亟待解决的问题。

难点之三

中西医治疗方法如何有机地结合？是否传统中医药和现代医学治疗方法共同使用，抑或以现代观测手段和检测指标来衡量和评价中医药治疗的效果，就是中西医结合？这也是中西医结合的概念提出之后多年以来有待解答的医学问题。气道狭窄矫治术、持续气道正压通气及口腔矫治器是现代医学治疗睡眠呼吸障碍的主要方法和手段，相较于药物治疗，中医药疗法与之结合的切入点较少，如何做到有机的结合，是一个现实的问题和需要解决的难题。目前的研究和临床报道多是以中西药物联合使用为主，而药物在睡眠呼吸障碍的治疗中多数情况下仅是起到对症治疗的作用，居于从属地位。如果说手术的目的是解决先天禀赋异常（上气道解剖结构异常），非手术疗法尤其是中医药疗法更多是针对后天调摄不当所致之脏腑气血功能失常，两者需要进一步有机地结合。

三、中西医结合临证思路分析

首先应该认识到中西医结合治疗睡眠呼吸障碍类疾病方法学上的优势：睡眠呼吸障碍病机复杂，病理变化涉及多器官系统，没有一种治疗方法适用于所有患者，现代医学同样强调多种治疗手段和方法的综合运用，然而手术疗法远期疗效不佳且疗效局限，非手术方法疗效有限不能根治；中医治疗可针对疾病不同病理阶段、不同临床症候群进行辨证论证，注重患者基础体质和整体功能的调整，疗效稳定，副作用小，患者依从性高，临床实践已证实，在改善睡眠呼吸相关生理指标和病理变化方面，中西医结合治疗效果显著。应用手术、CPAP 或其他现代医学方法治疗睡眠呼吸障碍的同时，配合以中医中药、针灸等疗法，除可以发挥不同治疗方法的协同作用，提高治疗效果，还可以有效预防睡眠呼吸障碍的病情发展及并发症的发生，提高患者生活质量。目前认为，中西医结合治疗睡眠呼吸障碍主要适用于以下几种情况：老年患者、不能耐受手术者、手术后效果不理想者、引起睡眠呼吸障碍的原因为混合性因素者、中枢性或混合性睡眠呼吸暂停、合并有心脑血管疾病者、重度睡眠呼吸障碍先用 CPAP 治疗，待急性症状缓解，病情平稳后行中西医结合治疗以巩固疗效。

其次，应结合睡眠呼吸障碍的病因、病理过程特点进行辨证分析：如临床发现，各型睡眠呼吸障碍患者均存在不同程度的血流动力学异常，主要表现为红细胞增多、血流速度减慢等，这种变化易引起高黏血症及血栓性疾病，这与中医理论的"血瘀"证型有高度吻合，从而可运用活血化瘀、益气通络的方药进行治疗。又如本病虽为本虚标实之证，虚实证候在不同年龄段有不同的分布特征，在年轻患者中多以痰湿、痰热等标实为主，在老年患者中则多以气虚、阳虚等本虚为主要病机，临证时需结合患者年龄、生活习惯、体质类型等综合辨证。

此外，需重视内治与外治相结合。辨证使用中药或中成药内服治疗睡眠呼吸障碍疗效确切，以具有散风祛湿、通络开窍作用的中成药滴鼻、咽喉部喷药或制成药枕，可发挥中医外治疗法优势，药效直接作用于病变局部，缓解局部组织器官微循环及营养代谢障碍，改善神经功能失调，且可发挥外用剂型使用方便，药物吸收缓慢，药效持久等特点，中药内服外用配合以现代医学的手术及非手术疗法，治疗睡眠呼吸障碍，常可收到较好的治疗效果；睡眠呼吸障碍类疾病多缓慢发病，病程长，损害性急性器官功能障碍出现于夜间睡眠状态下、病情常出现反复或迁延难愈，针对这一特点，选择性应用穴位注射、穴位埋线、皮内埋针、耳穴压豆等治疗方法，通过对腧穴的长期连续刺激发挥持久的治疗作用，预防并发症及意外的发生，有着一定的理论意义及应用前景。

四、中西医结合典型病案

医案一

赵某，男，31岁，因打鼾3年，伴睡眠呼吸暂停半年就诊。患者3年前渐起睡中打鼾，重则鼾声如雷，时断时续，反复出现暂停；白天头晕昏沉，睡意浓浓，形体肥胖，舌体胖大，苔厚腻，脉滑。睡眠呼吸检测：AHI 12次/小时，氧饱和度最低时89%，呼吸暂停最长时间为13秒。

西医诊断：阻塞性睡眠呼吸暂停综合征

中医诊断：鼾证

中医辨证：脾虚湿困，痰浊内阻。

中医治法：健脾祛湿，豁痰通窍。

方药：平胃散加减（陈皮12g，苍术12g，厚朴12g，甘草3g，藿香10g，佩兰10g，薏仁12g，半夏10g，南星10g），水煎服，日1剂。复诊：服药6剂，即感症状减轻，守上方继服20剂，鼾声明显减小，呼吸暂停现象消失。

按：睡眠呼吸障碍中医辨证分型与年龄、病程等因素相关，年轻患者、病程短者多以痰浊为主要病理因素，即便为本虚标实之证，正气亦未至大虚，多以标实为主，患者多形体壮实或肥胖，证见鼾声大作如雷，日间嗜睡而睡不解乏，临床诊治组方以燥湿化痰降浊为主，佐以芳香化湿开窍醒神之品，常可收较好疗效。（案例来源：郑州市管城中医院中医内科林琳）

医案二

黄某，男，49岁。打鼾10年，鼾声如雷而断续，影响他人休息，近两年家人发现其睡眠时出现反复呼吸暂停，反复憋醒3~4次/夜，晨起头痛头昏，白天嗜睡，睡意来时难以自抑，乏力，记忆力明显减退，夜尿2~4次/夜，口干口黏不苦，晨起咯吐痰涎，鼻塞，舌质偏红暗，苔黄白腻，脉弦滑有力。有高血压病史5年，最高达165/110mmHg，服降压药无效，体重指数29.07，颈围43cm。经多导睡眠图（PSG）监测，AHI为69.5，以阻塞性为主，夜间最低 SaO_2 为75%，最长呼吸暂停时间为43秒。

西医诊断：阻塞性睡眠呼吸暂停综合征

中医诊断：鼾证

中医辨证：痰浊内阻。

中医治则：理气化痰，醒神开窍。

方药：温胆汤加减（陈皮10g，法半夏10g，茯苓10g，生甘草6g，枳实10g，竹茹10g，远志6g，菖蒲12g，郁金10g，杏仁10g，桔梗10g，辛夷花10g包煎），水煎服，日一剂，共10剂。二诊：自诉白天嗜睡症状明显减轻，鼻塞及咯吐痰涎症状消除，上药去辛夷花，共10剂。三诊：症状进一步改善，白天嗜睡及晨起头昏基本消除，家属反映患者打鼾及夜间呼吸暂停等症均有改善。

按：本例症见睡眠中打鼾，反复呼吸暂停，伴头昏，咯吐痰涎等痰浊内阻之症，治以理气化痰，醒神开窍，方投温胆汤加减。睡眠呼吸障碍常合并高血压，且由于睡眠中反复呼吸暂停，组织缺氧致小血管持续收缩，血管紧张素系统长期处于激活状态，患者血压持续增高，且对抗高血压药物治疗不敏感，常规药物治疗血压控制效果不好，经中西医结合治疗，改善睡眠障碍及睡眠中呼吸暂停、低通气状况，亦有助于高血压等合并症的治疗。（案例来源于江西中医学院呼吸病研究所张元兵等）

医案三

史某，男，63 岁，因夜间睡眠打鼾 20 余年，发作性晕厥半年，于 2013 年 5 月 13 日就诊。20 余年前始夜间睡眠打鼾，鼾声雷响，有呼吸间歇，日间疲乏，头昏嗜睡，近半年来始发作性晕厥并发作次数逐渐增多，每次晕厥大约数秒，发作时及醒后无半身不遂、口角歪斜等症。有高血压及糖尿病史，头颅 CT 检查未见明显异常。Epworth 嗜睡评分 15 分，身高 167cm，体重 125kg，体重指数 44.8，专科检查示双侧鼻甲轻度肥大，口腔及咽喉未见明显异常。多导睡眠监测（PSG）提示睡眠呼吸暂停低通气指数（AHI）61.0，其中呼吸暂停 36.8 次 / 小时，低通气 36.2 次 / 小时，睡眠最低动脉血氧饱和度（SaO_2）60%，平均 SaO_2 79%。中医证候：神疲乏力，头昏嗜睡，时有鼾眠，喉中有痰，晕厥时作，面青唇紫，舌淡，边有紫斑，苔白腻，脉滑。

西医诊断：重度睡眠呼吸暂停综合征，伴短暂性脑缺血发作

中医诊断：鼾证

中医辨证：痰瘀蒙窍。

治疗方法：予持续正压气道通气（CPAP）及西药对症治疗，中药以豁痰开窍，活血化瘀为法，方选涤痰汤合通窍活血汤加减（法半夏 10g，胆南星 10g，石菖蒲 10g，炙远志 10g，炒枳实 10g，淡竹茹 10g，云茯苓 10g，广陈皮 8g，明天麻 12g，潞党参 10g，炒桃仁 10g，大红花 10g，抚川芎 6g，广地龙 10g，炙赤芍 10g，鲜姜 3 片，老葱 10g）

复诊：七剂后，诸症减轻，予上方加减，续服间近半年，鼾眠减轻，呼吸暂停已消失，日间疲乏、嗜睡已平，晕厥未发作。

按：本例为老年男性，病程已久，且肥人多痰湿，系因痰结瘀阻，蒙蔽清窍而致病，治则以豁痰开窍、活血化瘀为法，方选涤痰汤合通窍活血汤化裁。肥胖已被公认为 OSAHS 发病的独立危险因素，且与病情严重程度相关，脑血流量下降所致中枢神经功能障碍是 OSAHS 的常见合并症，本例为重度睡眠呼吸暂停综合征合并短暂性脑缺血发作患者，肥胖所致颈、胸部脂肪堆积，并非解剖性气道狭窄致呼吸功能受损，CPAP 为首选治疗，急诊处理可迅速改善呼吸障碍及组织器官缺氧，合以中药辨证治疗，标本兼治，可获得较好的近期和远期疗效。（案例来源于江苏省海安县海安城北医院丰亚云）

五、经验与体会

睡眠呼吸暂停是一种多因素致病的综合征，其发病除与口、鼻、咽等上呼吸道局部解剖结构和功能异常有关外，还与中枢神经及内分泌系统功能异常有关，病程进展和病理改变亦涉及呼吸、心血管、神经、内分泌等多系统多个靶器官受累，中西医结合综合治疗具有多系统多靶点多平面作用特点，能够针对睡眠呼吸障碍的病因及病理过程发挥全面的治疗作用，从而显示出特有的优势。

治疗时机及治疗切入点的选择：在辨证施治的基础上，灵活和有针对性地选择术前、术后的用药、CPAP 与药物的配合使用，根据病情轻重程度、睡眠监测指标选取治疗方案和手段，更能体现中西医结合治疗的现代辨证思路。

重视一般性治疗：纠正不良生活和睡眠习惯，增加运动，控制体重，戒酒，睡前避免服用镇静药，减少和避免仰卧位睡眠。睡眠呼吸障碍病理机制复杂，影响多器官系统的功能，临床合并症多，病程后期常伴随多系统器官功能不可逆性损害，故本病更强调早期诊断、早期干预、早期治疗、治疗原发病与防治合并症并重。本病疗程较长，许多治疗方法需患者出院后在家中施行，故对于本病的治疗不仅注重患者的"依从性"，更强调患者较高的"忠诚度"。治疗过程中应加强对患者及其亲属的健康宣传教育，使之正确认识本病，积极配合治疗。

针灸治疗的优势：针灸疗法以其独特的经络辨证理论，在病位局限的疾病诊治中具有一定的优势，睡眠呼吸障碍虽涉及全身多器官、系统，但主要病位在肺（鼻咽部上呼吸道）、涉及任脉、手阳明经及手太阴经，临证可有针对性地局部取穴或循经远端取穴施治，常可收到较好治疗效果；此外，针灸治疗的优势还可体现于对特殊体质患者的诊治。如研究发现，睡眠呼吸障碍患者中 70%～80% 为体形肥胖者，超重多在 20% 左右，颈部短粗体型居多，研究证实，如肥胖者体重减轻 5%～10% 以上，对改善呼吸暂停、提高血氧饱和度、改善日间嗜睡等临床症状有肯定的疗效，针灸治疗有助于通过改善肥胖状态而达到临床治疗效果。

六、思考与展望

睡眠呼吸障碍的防治日益受到关注，近年来，中医学对其病因病机的认识和临床治疗方面作出了有益的尝试，积累了经验，为进一步开展中西医结合的诊治研究奠定了基础。然而，中西医结合对于此类疾病的诊治研究水平，整体上仍处于起步状态，仍有许多工作要做。我们有理由相信，在中医理论的指导下，将中医药诊治思路、方法和手段与现代医学有机地结合，优势互补，中西医结合诊治睡眠呼吸障碍将有着更为广阔的研究和应用前景。

（黄 泳 陈 静 李求实）

参 考 文 献

[1] 穆雪娟,李亚珍,魏永莉,等.《2014美国医师协会成人阻塞性睡眠呼吸暂停诊断临床实践指南》解读[J].中国急救医学,2015,35(1):1-4.

[2] 王琼,李庆云.便携式睡眠监测可逐步代替传统多导睡眠监测用于成人阻塞性睡眠呼吸暂停综合征的诊断[J].中华结核和呼吸杂志,2014,37(12):946-947.

[3] 秦旭,陈爱欢,孙丽红等.儿童阻塞性睡眠呼吸暂停低通气综合征诊断标准的探讨[J].中华儿科杂志,2015,53(7):528-531.

[4] 黎娇,况九龙.阻塞性睡眠呼吸暂停低通气综合征氧化应激与心血管疾病相关性的研究进展[J].实用医学杂志,2014,30(12):2002-2004.

[5] 郭静静,高和,叶京英等.成人睡眠相关呼吸障碍诊断与疾病分类研究进展[J].中国医学文摘——耳鼻咽喉科学,2015,30(3):139-141.

[6] 刘维英,余勤.低氧诱导因子-1在阻塞性睡眠呼吸暂停低通气综合征病理机制研究进展[J].中华结核和呼吸杂志,2013,36(5):370-372.

[7] 蒋帅.瘦素和脂联素与阻塞性睡眠呼吸暂停低通气综合征的研究进展[J].中国中西医结合耳鼻咽喉科杂志,2015,23(2):148-151.

[8] 李庆云,王琼.聚焦新版睡眠相关呼吸疾病的国际分类[J].中华结核和呼吸杂志,2014,37(12):883-884.

[9] 李庆云.慢性心力衰竭与中枢性睡眠呼吸暂停[J].中国呼吸与危重监护杂志,2010,9(1):4-6.

[10] 罗远明,汤静,Jolley C,等. 用膈肌肌电和食管压鉴别阻塞性与中枢性睡眠呼吸暂停 [J]. 中华结核和呼吸杂志,2010,33(11):874.

[11] 韦璇,唐向东. 复杂性睡眠呼吸暂停综合征研究进展 [J]. 中华医学杂志,2014,94(6):470-472.

[12] 周守贵,杨雄杰,曲玉强等. 混合性睡眠呼吸暂停综合征多导睡眠图分析 [J]. 皖南医学院学报,2015,34(4):370-372.

[13] 周雪琴,杨桦,谢睿等. 单纯型鼾症与混合型睡眠呼吸暂停低通气综合征多导睡眠检测分析 [J]. 重庆医学,2010,39(18):2409-2412.

[14] 陈宝元,何权瀛. 进一步规范阻塞性睡眠呼吸暂停综合征的诊断与治疗 [J]. 中华结核和呼吸杂志,2012,35(1):5-6.

[15] 朱先极,张希龙. 阻塞性睡眠呼吸暂停低通气综合征与白天嗜睡 [J]. 中国中西医结合耳鼻咽喉科杂志,2015,23(2):138-141.

[16] 张希龙,全伟. 无创通气在睡眠呼吸障碍疾病中的应用意义 [J]. 中华结核和呼吸杂志,2014,37(12):884-887.

[17] 汪亚坤,王菡侨. 中枢型及复杂性睡眠呼吸暂停患者无创辅助通气的应用 [J]. 中华结核和呼吸杂志,2015,38(3):219-221.

[18] 刘大波. 儿童阻塞性睡眠呼吸暂停低通气综合征非手术治疗策略 [J]. 实用医学杂志,2014,30(24):3893-3894.

[19] 邓屹琪,黄安丽. 睡眠呼吸暂停综合征患者中医证候规律研究 [J]. 河北中医,2014,36(5):656-658.

[20] 徐婷贞,骆仙芳. 阻塞性睡眠呼吸暂停低通气综合征中医辨证分型的临床研究 [J]. 中医药学刊,2006,24(8):1475-1476.

[21] 王春娥,陈志斌,严桂珍. 绝经期与非绝经期女性阻塞性睡眠呼吸暂停低通气综合征患者中医证型对比 [J]. 中医研究,2014,27(11):23-25.

[22] 黄燕晓,王培源,刘春松. 阻塞性睡眠呼吸暂停低通气综合征中医辨证分型研究 [J]. 新中医,2010,42(1):22-24.

[23] 刘志国,李磊,国钰妍,等. 睡眠呼吸暂停综合征中医证候要素分布与 AHI、BMI 指数相关性研究 [J]. 世界中西医结合杂志,2013,8(11):1133-1135.

[24] 朱颖文,欧琼,缪晓路. 阻塞性睡眠呼吸暂停低通气综合征与中医体质相关性 [J]. 实用中医内科杂志,2013,27():1-2.

[25] 高云云,刘灵洁,张秀华. 细胞因子表达水 6- 上平与中医痰湿病理体质在阻塞性睡眠呼吸暂停低通气综合征中的相关性 [J]. 中华中医药学刊,2014,32(12):3001-3003.

[26] 王蕾,石磊,张希龙,等. 高血压合并阻塞性睡眠呼吸暂停低通气综合征中医证候的临床研究 [J]. 中华中医药学刊,2012,30(8):1894-1896.

[27] 黄国庆,杨军,戴建新,等. 103 例 2 型糖尿病以及糖尿病前期合并阻塞型睡眠呼吸暂停综合征的中医证候分析 [J]. 中华中医药杂志,2014,29(9):2987-2990.

[28] 郭湘芳,粟俊. 脑梗死患者睡眠呼吸改变与中医证型的相关性研究 [J]. 中医杂志,2005,46(2):128-130.

[29] 郭湘芳,粟俊,吕晶. 通塞消栓汤治疗脑梗死兼阻塞性睡眠呼吸暂停低通气综合征 30 例 [J]. 中国中医药信息杂志,2007,14(6):13-14.

[30] 周生花. 化痰祛瘀开窍法治疗阻塞性睡眠呼吸暂停低通气综合征 60 例 [J]. 中医研究,2006,19(7):32-34.

[31] 马正明. 睡眠呼吸暂停综合征的中西医结合急诊治疗分析 [J]. 中国医药指南, 2014, 12 (36): 251-252.

[32] 杨玉萍. 化痰祛瘀法治疗睡眠呼吸暂停综合征 10 例 [J]. 江西中医药, 2005, 36 (276): 17.

[33] 刘薇, 危北海. 六君子汤加味治疗阻塞型睡眠呼吸暂停低通气综合征 57 例临床研究 [J]. 北京中医, 2006, 25 (7): 387-389.

[34] 陈敏, 江学勤, 陈利华. 针刺治疗阻塞性睡眠呼吸暂停综合征的临床研究 [J]. 四川中医, 2005, 23 (10): 104-105.

[35] 田华, 边尧鑫, 李晓兵, 等. 断调波治疗睡眠呼吸暂停综合征的临床研究 [J]. 河北中医, 2007, 2 (29): 190-191.

[36] 陈定宇, 陈晓红. 中西医结合治疗肥胖者阻塞性睡眠呼吸暂停综合征 30 例 [J]. 福建医药杂志, 2013, 35 (1): 143-144.

[37] 王培源. 中医对阻塞性睡眠呼吸暂停低通气综合征的研究现状 [J]. 中医耳鼻喉科学研究杂志, 2010, 9 (3): 12-14.

[38] 汪卫东, 刘艳娇, 慈书平. 睡眠障碍的中西医结合诊疗基础与临床 [M]. 北京: 中国中医药出版社, 2011.

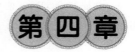

异态睡眠

第一节 现代医学对异态睡眠的认识

异态睡眠是指睡眠中出现的异常发作性事件，患者会在睡眠过程中出现令人不愉快的或者非本人意愿的行为，或者会经历一些只在睡眠过程中才会体验到的情况。异态睡眠是一大组疾病或综合征，不是一种症状，而是涵盖了很多种各不相同的睡眠紊乱情况的疾病。异态睡眠通常都是由于睡眠状态混杂所致，这也说明觉醒状态和睡眠状态并不是相互完全分割的两种状态，同时证明睡眠并不是一种全脑现象。

异态睡眠可分为"原发性异态睡眠"（单纯睡眠障碍）和"继发性异态睡眠"（器质性功能障碍所伴随的异态睡眠）。原发性异态睡眠可根据它出现于快速眼动（rapid eye movement，REM）睡眠期、非快速眼动（non-rapid eye movement，NREM）睡眠期或其他与睡眠无直接相关的状态期进行分类；继发性异态睡眠可根据涉及的脏器作进一步分类，如中枢神经系统疾病、心肺疾病、消化系统疾病和其他疾病等。

一、非快速眼动期异态睡眠

（一）定义

非快速眼动期异态睡眠（NREM 睡眠期异态睡眠）是指发生在 NREM 期的异态睡眠。它在多个睡眠时期内均可发生。

（二）诱因、病因、发病机制

睡眠和觉醒不是两个一成不变、互相排斥的状态，且决定觉醒、NREM 和 REM 睡眠各种不同状态的变量可能同时发生或快速转换。异态睡眠症会导致"惊人的"临床表现，这些临床表现都是大脑在各个睡眠状态之间"重组"时发生的，因此这些临床表现也都主要发生在各个睡眠状态互相转换的时候。

NREM 异态睡眠的病理生理基础是睡眠状态分离，即其中两个状态重叠或同时出现：大脑中部分已处于清醒期而另一部分仍处于 NREM 睡眠。这种状态分离的结果是，大脑已足够清醒，并能执行非常复杂的、持久的动作或者语言行为，但它还没有完全清醒到能对这些动作做出反应。

觉醒障碍是 NREM 异态睡眠最常见的机制。

觉醒障碍可由发热、酒精、睡眠剥夺、运动或情绪波动等诱发。镇静催眠药、抗焦虑药、中枢兴奋药、抗组胺药等也可能诱发。女性经期、孕期均可加重。阻塞型睡眠呼吸暂停、夜间癫痫发作或睡眠中的周期性肢体运动等睡眠障碍常伴发睡眠觉醒，也会激发觉醒障碍。以上均是 NREM 异态睡眠的诱发因素，不是病因，明确的病因尚未清楚，研究认为与遗传和环境因素密切相关。

此外，可能还存在其他的潜在生理学现象，这些现象一起导致患者在睡眠过程中出现种种复杂的行为。这些生理学现象包括在睡眠过程中运动中枢系统激活现象；睡眠惯性现象，即患者从睡眠状态被唤醒转换至觉醒状态时会有一段不清醒的时间，此时患者缺乏定向能力；还有睡眠状态不稳现象，即患者在睡眠与觉醒状态之间不停转换的现象等。

（三）临床特点

觉醒障碍具有范围广泛的临床表现，但其共同的特点为：①常常在慢波睡眠期（NREM 睡眠的Ⅲ期和Ⅳ期）出现，因此它们通常发生在睡眠周期最初的 1/3 阶段；②常见于儿童期，并随着年龄的增长而发作减少。常见觉醒障碍的类型包括：意识模糊性觉醒、梦游、夜惊症和特定形式觉醒障碍。

1. 意识模糊性觉醒 常见于儿童，具体表现为在床上活动，有时还会表现出无法控制的大哭大闹。睡眠性酩酊状态也是一种觉醒混淆。

2. 梦游 普遍存在于儿童期，发病高峰在 11~12 岁。梦游发作时的表现可以是安静的或激动的，复杂程度和持续时间也有很大的不同。

3. 夜惊症 夜惊症是最为戏剧性的一种唤醒障碍。通常一开始会发出令人毛骨悚然的尖叫，患者表现出极度恐慌，随后会不断地重复某种动作，比如敲打墙壁、在卧室里四处奔跑或者跑出卧室，患者可能会因此受到身体伤害。夜惊症最典型的特点就是患者无法被安抚，任何安抚的企图都不会奏效，而且有可能会加重患者的病情。通常情况下患者事后完全记不起自己干过什么，不过也有部分患者会记起部分情况。夜惊症患者这种内在的自我唤醒状态和外在的无法唤醒状态形成了一种矛盾。和梦游症一样，夜惊症在成人中的发病率也远高于我们一般所预期的，达到了 3%。虽然在大多数情况下夜惊症的行为都不太暴力，但是还是会有暴力行为出现的可能。这会给自身、他人乃至周围环境造成伤害。

4. 特定形式觉醒障碍 包括：①睡眠相关饮食障碍；②睡眠期性行为。

（四）诊断和鉴别诊断

1. 诊断 健康人完全有可能经历一些与睡眠相关的、独立发生的异常活动。因此，这些活动大部分并非一定要进一步深入研究或进行昂贵的检查评估。需要进一步检查评估的事件包括：①有潜在的危害；②对其他家庭成员已构成很大影响；③造成日间过度嗜睡；④与体检发现、精神或神经系统异常症状或体征有关。

伴有以上睡眠不适主诉的异态睡眠患者需要被密切关注，多数病例需要进行正式的 PSG 检查，采取适当的处理，以提供直接或间接的诊断信息。还必须有一个额外的动态脑电图和视频监测。

2. 鉴别诊断 包括：阻塞型睡眠呼吸暂停、REM 睡眠行为障碍、夜间癫痫发作、心理性精神分离障碍或诈病。NREM 异态睡眠与夜间额叶癫痫有时可能难以区别。儿童觉醒障碍可能与偏头痛或 Tourette 综合征有关。在婴幼儿，夜间丛集性头痛可能与夜惊症相似。阻塞型睡眠呼吸暂停也可能是觉醒障碍的一种表现。

（五）治疗

鉴于异态睡眠在健康人群普遍存在，所以做到使患者放心、与之说明这些情况是良性的，通常就足够了。一般这类人群无心理异常，而且发作时间会逐渐减少，因此通常没有治疗的必要。

睡眠中心正规检查评估应限于以下情况：如有潜在暴力或伤害的行为、明显困扰其他家庭成员、导致日间过度嗜睡或有特异的临床特点。

NREM异态睡眠治疗策略包括：

1．建立良好的睡眠卫生习惯和尽量减少睡眠剥夺；

2．戒酒或尽量减少饮酒；

3．由家人和朋友组成一个团队，负责警戒，以确保安全；

4．除其他安全措施外，在选择居住地时，应尽可能将住房安置在一楼或地下室；

5．每晚服用长效苯二氮䓬类镇静催眠药（BZDs）。

三环类抗抑郁药（TCAs）和苯二氮䓬类药物对此可能有效，但必须在这些事件对人和财产有危险或明显困扰其他家庭成员时，才可以使用上述药物。

据报道，帕罗西汀和曲唑酮对某些单纯觉醒障碍有效。推荐长期进行非药物治疗，包括心理治疗、逐步放松或催眠疗法。避免吸毒、酗酒、睡眠剥夺等诱发因素也相当重要。有报道称口服多巴胺制剂、阿片类药物或妥吡酯对睡眠相关进食障碍有效。

（六）预防

觉醒障碍的自然预后是随着年龄的逐渐增大而发作逐渐减少。但也有例外，有些持续到成人或从成人期才开始发病。对特定个体来说，必须尽量避免明确的危险因素，如：睡眠剥夺或滥用酒精、药物等。

二、快速眼动期异态睡眠

（一）定义、流行病学

快速眼动期异态睡眠（REM睡眠期异态睡眠），是指发生在REM睡眠期的原发性异态睡眠。

REM睡眠期的特点是有诸多的生理变化，这些变化相互作用共同形成REM睡眠期的一个整体。REM睡眠期异态睡眠亦是大多数表现为睡眠状态分离，即患者在睡眠状态下可以同时混杂觉醒状态和REM睡眠状态。其中，最常见和研究最透彻的是REM睡眠期行为障碍（REM sleep behavior disorder，RBD）。RBD包括原发性RBD（idiopathic RBD，iRBD）和继发性RBD，又可以分为急性RBD和慢性RBD。

（二）诱因、病因、发病机制

RBD的病因尚不明确，可能与情绪和遗传有关系。

关于REM睡眠期异态睡眠的机制，研究比较清楚的是RBD的发病机制。

RBD患者不会表现出躯体肌张力下降这一REM睡眠期的特征，因此患者在做梦时也会做出相应的动作，有时暴力性的动作会导致严重的后果。

1．发生在REM睡眠期的许多生理现象可根据时相分为两型——张力型（贯穿整个REM期）**和时相型**（在一个REM期间歇发生） ①张力型的生理现象包括肌电图（EMG）的抑制、脑电图（EEG）的非同步化低电压、觉醒反应阈增高、海马θ节律、脑温度增高、体温异常、嗅球活动和阴茎勃起；②时相型的生理现象包括快速眼球运动、中耳肌肉活动、舌肌运动、躯干肢体肌肉颤动、自主神经活动（心跳和呼吸）的变化以及脑桥 - 膝状体 - 枕叶（PGO）波。

睡眠觉醒循环的同步装置（起搏器）似乎是在下丘脑的视交叉上核。不同 REM 睡眠期生理现象的发生部位（既包括张力型，也包括时相型）均位于脑桥。

2. REM 睡眠期全身肌肉弛缓　主要是位于脑桥中心区的蓝斑所支配的运动被主动抑制所致，而该脑桥中心区主要通过网状被盖侧束兴奋脊髓网状细胞核团起作用。反过来脊髓网状细胞核团通过腹外侧网状脊髓束使脊髓运动神经元突触后膜超极化。REM 睡眠期肌张力弛缓非常复杂，它已被证明是由于脑干运动抑制系统和脑干运动活化系统联合作用的结果。通常 REM 睡眠期肌张力弛缓可能由于兴奋性输入而中断，这种兴奋性的输入将产生快速眼球运动、肌阵挛和震颤（这些都是 REM 睡眠期的特征）。

脑桥损伤的特定部位决定了是否伴有简单动作的肌张力弛缓缺乏或伴有复杂行为的肌张力弛缓缺乏。这表明，REM 睡眠期负责抑制的两个不同机制的骨骼运动的作用部位均在脑桥被盖部。这两种机制是：肌张力弛缓相系统和部分性脑干运动激发的抑制系统。损坏肌张力弛缓系统将只产生 REM 睡眠与肌张力增强 [肌张力弛缓缺乏的 REM（REM without atonia，RWA）；然而如果损害同时影响到两个时相（张力型和时相型），将会出现复杂行为，其刻板动作类型依赖于病灶的精确定位。虽然，传统的实验性 RWA 动物模型涉及双侧蓝斑病变，很明显，中枢神经系统其他区域的病变也会影响到 REM 睡眠的肌张力，包括延髓，甚至还有可能包括下丘脑。最近有相关的动物试验研究表明，包括运动和肌张力弛缓系统在内的共同区域在 REM 睡眠期起了作用。也就是说，REM 肌张力弛缓的缺失伴随着部分性运动的增强。

似乎肌张力弛缓和部分性的机制的去抑制几率对 RBD 的症状出现至关重要，每种机制都受到脑干内部和更高的中枢神经系统中心的影响。RBD 可能是由于 REM 睡眠期肌张力弛缓的缺失或运动系统的过度活动所致，也可能两者都起了作用。

3. 急性和慢性 RBD　目前，急性 RWA 和 RBD 最常见的原因可能是医源性。药物可引起 REM 睡眠期肌张力弛缓缺乏在接受 TCAs、MAOs、拟胆碱能药物和最明显的 SSRIs 治疗的患者中都已得到了证实。对帕金森病的患者使用米氮平可导致 RBD，过量的咖啡因和巧克力的摄入也可导致 RBD。

慢性 RBD 往往是原发性的或与神经系统疾病相关。各种基础的神经系统疾病（血管性、肿瘤性、中毒代谢性、感染性、变形性、外伤性、先天性和特发性），这些疾病与 RBD 可能有关。感染性和创伤性导致 RBD 尚未有报道，但其机制仍可能最终与之有关系。重大精神创伤或精神压力引起 RBD 少见。已被证实 RBD 具有家族性。

（三）临床表现

患者的主诉往往是各种剧烈的睡眠期运动，通常伴随着生动的恐怖的梦境。这些运动可能会导致反复受伤，并具有复发性和严重性。RBD 还可能会导致严重的心理问题。

梦境相关的行为发作至少发生在睡眠开始 90 分钟后及直到接近终末期清晨觉醒时。这种病史特点强烈提示这是一种 REM 睡眠期障碍。实际上，这是一种睡眠分离状态，在这个状态中一个 RBD 过程侵入到从第Ⅲ～Ⅳ期睡眠向第Ⅱ期转换的进程中，而第Ⅱ期睡眠长伴随快速眼球运动、生动梦境和梦境相关的行为发作。

特发性 RBD 是一种慢性的随着复杂程度越来越高、强度越来越大和动作越来越频繁而渐进发展的疾病。虽然不规则的肢体活动可能每晚都会出现，但多重运动的出现是间歇性的，频率从最低的 2 周一次，到最多的每晚 4 次（可能连续 10 个晚上）。可以观察到的梦呓也可从短暂的间歇的到长篇的、清楚严密的演讲，也可能出现伴有呼喊、笑声或带有愤怒情绪的讲话。

大多数患者的主诉是发生在睡眠中的受伤事件，而非睡眠中断。因此：慢性 RBD 主要是一种运动障碍，也是一种并不常见的觉醒障碍。极高的觉醒阈值是 REM 睡眠期的另一个生理标志。RBD 是一种状态依赖性的神经行为疾病。

对于 RBD 患者来说，从睡眠到觉醒时可以快速恢复警觉性和方向感，并通常能完全回忆起梦境（这并不像觉醒障碍中的模糊性觉醒）。患者觉醒后行为和社会交往是正常的，不像 NREM 睡眠后出现谵妄状态等。这些活动尽管很复杂和具有暴力性，但比在觉醒障碍中见到的要简短。有些患者的临床特征同时包含有 RBD 和觉醒障碍两种类型（可见于 RBD 的变异型）。

（四）诊断和鉴别诊断

1. 诊断　常规的病史采集必须包括鉴别排除异常睡眠行为和梦境障碍的过程，特别是对于老年患者，以及有急、慢性中枢神经系统疾病的任何年龄的患者（特别是能诱发 RBD 的神经系统疾病如帕金森病、多系统萎缩等）或在服用能诱发 RBD 的精神药物治疗的患者。诊断 RBD 必须有可疑临床症状，PSG 监测的证据也是必需的。诊断过程应高度重视睡眠相关的损伤及暴力性行为的主诉。

RBD 诊断标准至少满足以下两个条件的其中之一：

（1）有异常睡眠行为的病史：①有害或可能有害的（或）；②扰乱睡眠的连续性（或）；③令自己或同床者苦恼（和）；④有以下所列的 PSG 监测的任何异常；

（2）没有异常睡眠行为的病史：（和）①有以下所列的 PSG 监测的任何异常（和）；②有以下所列的视频监测的任何行为异常。

多导联睡眠监测仪检查图：REM 睡眠中至少有下列异常中的一项：①颏肌肌电图肌张力的过度增加；②颏肌和（或）下肢肌电图过度的颤搐，不考虑颏肌肌电图肌张力。

视频监测的行为异常：REM 睡眠中至少有下列异常中的一项：①过多的肢体或躯体抽动；②复杂的运动；③激烈的或暴力性动作。

我们建议，任何疑诊 RBD 的患者都需进行下列的全面评估：①回顾睡眠或唤醒的主诉；②神经核精神科检查；③睡眠实验室，包括行为的连续视频监测，PSG 监测；④整夜的睡眠研究后，次日进行多次小睡潜伏期试验。

2. 鉴别诊断

（1）与其他疾病鉴别：包括：①觉醒障碍（轻度：意识模糊性觉醒；梦游；夜惊症。中度：阻塞型睡眠呼吸暂停；周期性肢体运动障碍；胃食管反流；夜间癫痫发作）；②异态睡眠重叠综合征；③夜间癫痫发作；④节律性运动障碍；⑤创伤后应激障碍；⑥夜间惊恐障碍；⑦精神分裂症或转换型歇斯底里；⑧诈病。

（2）RBD 的变异：①异态睡眠重叠综合征；②激动性失眠。

（五）治疗

氯硝西泮治疗 RBD 有非常好的效果，对发作程度和持续时间都有明显改善作用，有效率达 90%，且很少出现耐受或成瘾。氯硝西泮治疗 RBD 的特殊机制尚未清楚，但部分可能是由于它的 5-HT 能特点。氯硝西泮主要影响运动系统,而非 REM 睡眠期肌张力弛缓。

褪黑素和普拉克索、左旋多巴胺可能有效。对于发作性睡病中的 RBD,TCAs 或 MAOs 可持续使用于猝倒症,氯硝西泮可作为添加治疗。

其他必要的治疗干预是注意环境安全。例如,应从卧室移走潜在的危险物体,床周放上垫子,或把垫子放在地板上,并对窗户进行加固。

(六)预防

临床病程将取决于病因。根据目前已知证据,仅药源性 RBD 可以预防。

三、不宁腿综合征

(一)概述

不宁腿综合征(restless legs syndrome,RLS)在静息或夜间睡眠时出现双下肢难以名状的感觉异常和不适感,以及强烈的活动双下肢的愿望,睡眠中下肢频繁活动或躯干辗转反侧,症状于活动后缓解,停止后又再次出现。

根据有无原发性疾病分为原发性和继发性 RLS。原发性 RLS 可能与遗传以及中枢机制有关。继发性 RLS 的原因多样,包括脊髓小脑共济失调、腓骨肌萎缩症、帕金森病、缺铁性贫血、尿毒症、妊娠等。任何年龄均可发病,中老年多见。

(二)发病机制

目前还不清楚,有以下假说:

1. 遗传因素　55%～90% 原发性 RLS 患者有阳性家族史,呈常染色体显性遗传。

2. 铁缺乏　研究表明 RLS 患者体内缺乏铁,补充铁剂对部分患者有效。

3. 中枢假说　多数认为中枢神经系统的多巴胺神经元损伤以及内源性阿片释放过多可能是 RLS 的重要原因,临床应用多巴胺或多巴胺受体激动剂治疗有效,用外源性阿片类物质竞争性结合内源性阿片受体也可以有临床效果。

4. 血液循环假说　下肢血液循环障碍可能是 RLS 的原因之一,改善下肢血液循环可以缓解 RLS 症状。

(三)临床表现

主要症状包括:下肢远端难以名状的不适感,例如虫蠕动感、刺痛感、肿胀感、麻木感等,以及强烈的活动双下肢的愿望。下肢活动后不适感得以部分或完全缓解。80% 表现有周期性肢体运动(重复刻板的髋 - 膝 - 踝的三联屈曲以及蹬趾背伸)。症状在觉醒和睡眠的移行过程中最为严重,绝大多数患者有入睡困难、觉醒次数增多等。

(四)诊断

诊断依据包括:①强烈的活动双下肢的愿望以及显著的下肢不适感;②安静休息时出现,夜间睡眠时加重;③活动后部分或完全缓解。

RLS 需要与周期性肢体运动障碍以及药物引起的静坐不能相鉴别。

(五)治疗

1. RLS 可能原因的治疗　补充铁剂,改善下肢血液循环等,疼痛患者可以镇痛治疗。

2. 多巴胺以及多巴胺受体激动剂　睡前低剂量多巴胺制剂可以改善症状,减少周期性肢体运动,提高睡眠质量。多巴胺受体激动剂对此也有疗效。

3. 其他药物　苯二氮䓬类药物如氯硝西泮、阿普唑仑等仍然是 RLS 最为常用的药物。也有报道外源性阿片类药物、丙戊酸盐有效。

四、梦魇和其他常见梦境障碍

梦魇和其他一些常见的梦境障碍（nightmare disturbance，ND）一样，是指睡眠期间情感表达的一种混乱状况。梦魇是最常见的梦境障碍之一。

（一）特发性梦魇

1. 流行病学　人群中梦魇的患病率尚不确定，但也许接近 100%。年龄是一个关键因素，梦魇在儿童中不仅患病率高而且发作频繁，患病率在出生后的初十年呈持续上升，青春期到成年期早期出现下降。一些研究表明，梦魇有重要的遗传倾向。

2. 病理生理学　对于梦魇性 REM 睡眠期的心率和呼吸率的记录，证实了梦魇期间存在一种适度的交感神经的觉醒，其平均心率和呼吸率在觉醒前 3 分钟增加。

梦魇性睡眠的最后 2 分钟的皮质活动可发生改变，但（集中于右侧大脑半球后部的较高的绝对的和相对的脑电图 α 优势活动）主要在临觉醒前发生，并且可能反映觉醒的过程。一般而言，梦境回忆与脑电图 α 优势活动的减少相关，与增加无关。

3. 梦魇障碍的诊断

（1）临床特点：①梦境回忆的特性：主要睡眠期或午睡时反复觉醒，伴具体的令人惊恐的梦，通常会延长唤醒，常见包括生存、安全性或自我评价的威胁。②觉醒的特性：从恐怖的梦中惊醒，患者立刻变得警惕和具有定向性（与之相反的是，意识模糊和定向障碍常见于睡眠惊恐发作和某些癫痫发作）。③忧郁的特性：梦境经历或由于觉醒导致的睡眠障碍，导致临床明显的忧虑或社会损害。

（2）时间：觉醒通常发生在睡眠的后半段部分。

（3）鉴别诊断：梦魇不止发生于一些心理障碍过程（例如谵妄、外伤应激障碍），也不是某些物质（例如药物的滥用）或躯体状况直接导致的生理影响。

4. 治疗　对梦魇的多种治疗方式中，针对冲突处理的心理治疗已经成为经典的主要治疗方式。另外，对于不同的认知行为干预（CBT），论证支持较多，这需要至少 6 个疗程的干预。对引起忧虑的梦魇内容做出松弛反应为条件的系统脱敏疗法和松弛疗法研究表明均有效。

教导患者改变他们记忆中的梦魇并回忆梦境中的场景，这对减少梦魇所产生的悲痛情绪，以及降低梦魇出现的频率有帮助。

其他治疗技术还包括眼动脱敏与再加工疗法（eye movement desensitization and reprocessing，EMDR）、催眠术等。

5. 药物和酒精所导致的梦魇和梦境障碍　多种药物都可能触发梦魇和奇异梦境，包括含有儿茶酚胺的药剂、β- 受体阻断剂、一些抗抑郁药和巴比妥酸盐。

药物导致的或药物停用相关的受干扰梦境的神经药理学基础尚不清楚，可能在众多的神经传递系统中存在着一种平衡，如梦魇的产生可能与大脑 NE 和血液中复合胺含量的减少有关，或与 DA 和 5-HT 的增加有关。

酒精停用会出现睡眠和梦境障碍停用产生的酒精梦魇和失眠可能使患者为使其睡眠正常而重新饮酒。鲜活而恐怖的梦境或许是急性酒精戒断后震颤性谵妄的重要表现。

（二）睡眠觉醒转换障碍

多种相关梦境障碍在入睡或觉醒转换过程中均可出现，可能此时存在一种交错的或边缘的睡眠 - 觉醒过程的分裂，也可能存在一种入睡的现实感觉或梦中事物或角色失眠的侵扰，侵入式成分的特征也许决定转变障碍的特殊性。

1. 夜惊 又称半睡期肌阵挛或催眠肌阵挛或入睡前阵挛，是睡眠时发作的腿、手臂、面部或颈部肌肉的简单伸缩，它们通常与梦境事件相关。

2. 可怕的入睡前幻觉 属于恐怖梦境，类似于 REM 睡眠中的情况，此种幻觉出现在入睡前，患者闭上眼睛就能看见幻觉形象，多为幻视，如可见到各种动物、风景或人体的个别部分等。它与睡梦时的体验相近似。

3. 睡眠麻痹 睡眠麻痹是发作性睡病发作的主要症状，也出现在健康人群中。患者很少单独出现睡眠麻痹的症状，反复出现的、单一的睡眠麻痹出现在入睡时或从睡眠中醒来时。典型的睡眠麻痹伴随着生动的入睡幻觉。

4. 有梦境内容的梦呓 睡眠的各个阶段都已观察到有梦呓的现象，尤其是在 NREM 睡眠第 II、III 和 IV 期。梦话与梦的内容完全匹配，梦话和梦境之间保存着概念或情感联系。

5. 假觉醒 依据与假觉醒有联系的焦虑感的程度分为 I 型和 II 型。这两种类型通常描述患者从睡眠中（虚假）醒来，或从一个梦中变化过来。不管患者实际上是醒着或是睡着了都是显得有些混乱。I 型，较为常见，通常情况下描述的行为如穿衣、吃早餐或去上班。II 型，比 I 型更令人不愉快，即在床上明显的觉醒都伴随着一种"压迫电击、紧张"的气氛和"不祥的预感或预兆"。这两种类型的假觉醒常常和频发的睡眠期间自觉身体分离的体验有关，即患者自觉"梦中明知在做梦（明晰的梦）"。

6. 病态或混乱而清晰的梦 清晰的梦有时与不安的感受或病理反应相联系。梦境中的感知清晰而生动，做梦的人往往感觉清醒，但控制梦境演变的能力有限。它往往本能地引发一场梦魇。

第二节　中医对异态睡眠的认识

一、梦游行（睡行症）

（一）中医关于梦游行的认识

梦游行（睡行症）是指寐卧不安，意识朦胧，深夜睡中起床，出外又回舍再卧，醒后如常人。

梦游行又称为"夜游""梦行""夜觉"，是一种睡眠中的自动动作。该病以儿童中多见。患者在睡中起立行走，并呈现低于正常觉醒水平的意识状态和对环境的简单反应能力。一般经数分钟或几十分钟以后又可以自动上床睡觉，醒后对梦游中的情况均不能记忆。

中医认为，梦游行的病因以内伤为主，临床上不外虚实两大类。实者多由暴受惊恐，强烈精神刺激或五志过极，或饮食失节，或顽痰瘀血，或由癫痫症而发，以致于心肝火盛，或三焦郁热，或气郁化火，或胃气失和，或痰或扰心，痰凝气结，或瘀血阻窍，神魂被扰等。虚者多由劳心过度，思虑伤脾，失血崩漏，久病大病之后，或饮食劳倦，大吐大泻，或素体心虚胆怯，或癫痫症日久以致心之阴血不足，或肝虚不藏，或气血生化之源不足，心脾两虚，或心肾不交，或水火不济，或心胆虚怯、神魂不宁，或阴损及阳，阳损及阴，阴阳失调，或阴阳两虚等。其病位主要在心、肝、胆、胃、脾、肾及脑。总属睡眠中神魂当静不静，神机暂时性失常为患。

（二）诊断和鉴别诊断

主要是根据患者的临床表现，尤其是患者家属及知情者的症状叙述即可诊断。如有条件对发作频繁者应作实际观察后确诊。诊断依据是：其发病在睡眠过程中，儿童多见，其特点为虽突然起床，但意识朦胧，外出周游和一些活动时都不完全清醒，回舍后再睡卧，醒后如常人却不能记忆，因此自己往往不知道，也不主动求医，而往往被家长亲属等知情人发现异常而促其就医。

临床应与"梦惊""梦魇""癫狂"和"癫痫症"等相鉴别。

（三）辨证论治

1. 辨证论治　总的原则为：明确病位，补虚泻实，调整脏腑阴阳，安魂，宁神，调整神机。补虚则用益气养血，养心健脾，滋养肝肾，健脑宁神之法；泻实则用清心泻肝和胃降逆，祛痰化浊，活血化瘀，醒神开窍等法。

2. 临床分型

（1）实证

1）心火亢盛：治以清心泻火、重镇安神，方以朱砂安神丸合导赤散。

2）肝郁化火：治以疏肝解郁、清热宁神，方以丹栀逍遥散、龙胆泻肝汤。

3）肠胃不和：治以调和肠胃、疏利气机、安神定志，方以承气汤合保和丸。

4）痰郁热结：治以清热化痰、定惊安神，方以黄连温胆汤、导痰汤。

5）瘀血阻窍：治以活血化瘀、通窍安魂，方以通窍活血汤合癫狂梦醒汤。

（2）虚证

1）心肝血虚：治以补血养肝、宁心安神，方以酸枣仁汤、天王补心丹合四物汤。

2）心脾两虚：治以补益心脾、养血安神，方以归脾汤。

3）心肾不足：治以补益心肾、填精益髓、宁神安魂，方以左归丸、六味地黄丸合天王补心丹。

二、梦魇

（一）中医关于梦魇的认识

梦中遇可怕的事情而呻吟、惊叫等称为梦魇。魇，梦不祥而猝然惊觉也。

梦魇发生于 REM 睡眠期，为强烈梦境所引起的恐惧或躁动状态，大多很快缓解，并能回忆其梦中经历，儿童和成人均可发生。其特点为梦中见到可怕的景象或遇到可怕的事情，因而惊醒，醒后仍有短暂的情绪紧张，不能转动，心跳，面色苍白或出冷汗，对梦境中的内容尚能记忆片段。

中医认为，造成梦魇的病因主要是外受惊恐，内伤心气，心神不宁，发为梦魇。其外受惊恐者，或因事有所大惊，或遇意外事故，或身处险境，或耳濡目染惊险场面，或看惊险奇特的影视图书，耳闻特殊音响，或惊奇怪诞之传闻异事，或年龄较小，不谙世事，而突遇、突闻、突见己所不知的怪诞事物、声音、图像等。诸多原因，惊自外来，日间有所见闻，感之于心而夜寐之中触发怪梦，扰乱神明，恍惚惊怖，发为梦魇。或素有痰饮内停，或饮食不节，烟酒无度，积生痰热，或谋虑不遂，或郁怒不解，气机逆乱，火动于内，热扰神明，或热伤阴血，心血暗耗，神失所养，皆可发为梦魇。其主要病机为阴阳失调，心神不宁，元神被扰，神机暂时因梦而乱出现梦魇。

（二）诊断和鉴别诊断

主要依据患者的临床表现，患者主诉和回忆及其知情者、亲属的叙述即可诊断。其特点为必然在睡眠过程中，有强烈的梦境，引起睡梦中的恐惧、躁动状态，惊醒后仍有短时间的情绪紧张，不能转动，心悸，面色苍白或出汗，且能片段回忆梦中可怕情况，发作后仍可入睡。发病可以是儿童或成人。有的为暂时性发作，也有经常发作者。

梦魇在临床上需要与"夜惊""梦惊""魇死"等相鉴别。

（三）辨证论治

1. 辨证论治 总的治疗原则为调整阴阳，补虚泻实。补虚则用补益心气，养血滋阴，宁心安神之法；泻实则用祛痰化饮，清心定惊，重镇安神之法。

2. 临床分型

（1）实证

1）惊扰神明：治以宁心定惊、重镇安神，方以静神丹、朱砂安神丸。

2）热扰心神：治以清热安神、镇魇定惊，方以雄朱散、导赤散。

3）痰饮内停：治以涤痰化饮、清热安神，方以二陈汤。

（2）虚证

1）心气不足、心神不宁：治以补益心气、安神除魇，方以清心补血汤。

2）阴血不足、神失所养：治以补血养心、宁神除魇，方以当归补血汤、四物汤、天王补心丹。

三、夜惊

（一）中医关于夜惊的认识

夜惊为睡眠中的发作性骚动，喊叫，伴有心跳、呼吸加速、流汗，或强烈的恐惧、焦虑和窒息感，偶有幻觉，每次发作约1～2分钟，晨醒后一般无所记忆。如发生在小儿属"夜啼"范畴。本证发作时当时意识为朦胧状态，其内容往往反映过去恐惧的情感体验，次晨醒来不能回忆，多见于儿童，成人亦可发生，少数为癫痫病儿有类似情况。

夜惊一证，有虚有实，其实者一由小儿稚阴稚阳之体，积生内热，或外邪侵袭，或五志过极，心火自甚，而致心经热盛，热扰心脑，神魂不宁而发；二乃素体痰盛，或积湿生痰，蕴而化火，痰火扰心，神机被扰，夜卧发惊；三乃肝郁不解，郁而化火或外受惊恐，气机逆乱，肝热扰魂，发为夜惊；四是外伤头部，或气滞血瘀，瘀血阻窍，神明蒙昧，发为夜惊。其虚者一由小儿脑髓未充，或平素心虚气弱，胆气不足，心胆虚怯而夜惊；二是久病、失血，或肝郁日久，化火伤阴，阴血不足，魂失所养而致夜卧不安而惊；三乃心肾不交，肾阴不足，心火偏亢而致心脑失养，神不得安；四是心脾不足，气血两虚或久病阳气不足，神失所养，而致心脑不足，神机不壮，发为夜惊。

其总的病机为阴阳不调，脏腑失和，心脑失常，神魂不宁而发为夜惊。

（二）诊断和鉴别诊断

主要是依据患者的主诉或由其亲属、知情人发觉而代诉之情况为依据可诊断。其特定环境为夜间睡眠之中,突然发作,发作性骚动,喊叫惊呼,同时可伴心跳,息促,出汗或恐惧等,时间短,如在小儿可发生夜啼。当时意识朦胧,次日晨起不能记忆,其发惊之内容往往为过去之情感体验。

本证临床上需要与"梦惊""梦魇""癫痫""心悸"等鉴别。

(三)辨证论治

1. 辨证论治 总的治疗原则是调整阴阳,补虚泻实,安神止惊,健脑安魂。

2. 临床分型

(1)实证

1)心火亢盛:治以清心泻热宁神,方以泻心汤、导赤散、琥珀丹。

2)痰火上扰:治以清热化痰,方以黄连温胆汤、礞石滚痰丸。

3)肝胆热盛:治以清热平肝、安魂止惊,方以当归龙荟丸、龙胆泻肝汤。

4)瘀血阻窍:治以活血化瘀、通窍安神,方以血府逐瘀汤、通窍活血汤。

(2)虚证

1)心虚胆怯:治以补心益胆安神,方以安神定志丸、妙香散、温胆汤。

2)心肝血虚:治以补血养肝、宁心安魂,方以四物汤、补肝汤。

3)心肾不交:治以交通心肾,方以交泰丸、麦味地黄丸、天王补心丹。

4)心脾两虚:治以补益心脾,方以归脾丸。

第三节 中西医结合诊治异态睡眠

一、中西医结合最新研究

(一)中医前沿进展

1. 快速动眼睡眠行为障碍

(1)动病从风论治:益气聪明汤加味治疗 REM 睡眠行为异常。

适应范围:既往有高血压、颈椎病、脑供血不足、腔隙性脑梗死、脑外伤、放射性损伤等。

功效:养血安神,佐以化血化瘀。

临床表现:REM 睡眠行为异常,出现夜间肢体乱动,撞击墙壁或无意识的打人现象等。

药物组成:生黄芪 15g,生晒参 6～15g,葛根 10～15g,蔓荆子 10～15g,白芍 10g,盐黄柏 6g,柴胡 10g,桔梗 3～6g,升麻 4.5g,炙甘草 3g,三七 6g。

(2)怪病从痰论治:十味温胆汤加味治疗 REM 睡眠行为异常。

适应范围:适用于肥胖患者同时合并脑血管疾病。

功效:益气养血,化痰宁心。

临床表现:REM 睡眠行为异常有恐惧感的患者,符合心虚胆怯,痰浊内扰证。触事易惊,惊悸不眠,夜多噩梦,短气自汗,耳鸣目眩,四肢浮肿,饮食无味,胸中烦闷,坐卧不安,舌淡苔腻,脉沉缓。

药物组成:清半夏 6～10g,麸炒枳实 10g,陈皮 10g,茯苓皮 15g,炒酸枣仁 15～30g,远志 10g,五味子 6～10g,生晒参 6g,甘草 6g,巴戟天 6g,独活 3g。

(3)怪病从瘀论治:癫狂梦醒汤治疗 REM 睡眠行为异常。

适应范围：有外伤史、癫狂，症见面色晦滞、舌质紫暗、舌下脉络瘀阻、脉沉涩者；或痰气郁结、表情淡漠、神志呆痴、不思饮食、脉弦滑者。可用于狂证（精神分裂症）、癫证（癔病）、痫证（癫痫发作）、厥证（气厥、血厥）、中风、脑血栓、脑血管痉挛、脑栓塞、老年性痴呆等。

功效：活血化瘀，疏通经络。

临床表现：夜间睡眠中无意识地起床，进行自我或者攻击睡眠伴侣的打击行为，白昼无明显的异常感觉，夜间打击后常伴有局部外伤，多出现噩梦，皮肤有明显损伤，舌质暗红苔薄白，脉弦或沉涩。

药物组成：桃仁24g，柴胡9g，香附6g，木通9g，赤芍9～15g，清半夏6g，大腹皮9～15g，青皮6g，陈皮10g，桑白皮10g，苏子6～10g，甘草10g。

加减法：①存在瘀血性损伤，如脸面部的损伤，可以加入活血化瘀药物，如三七、桃仁；②有情绪变化的，加玫瑰花、合欢花、郁金；③有酒精中毒的，要加入葛根、砂仁、垂盆草、茵陈；④有脑部退行性病变的，可以加用益智的中药，如益智仁、远志；或者读书丸；⑤有脑血管病变的，可以加用通络药物，如桂枝、丝瓜络；⑥夜间动作明显的，可以加重镇安神中药，如朱砂、紫贝齿、珍珠母、代赭石、紫石英等；⑦有长期服用安眠药物治疗的，要进行安眠药物的替代治疗。

2. 不宁腿综合征　针刺或针刺为主治疗本病有较好的临床效果。治疗方式包括毫针、眼针芒针结合、头针、皮肤针等，还有穴位注射，针刺配合推拿手法、针刺配合拔罐、针刺配合中药、西药等治疗。治疗方法有齐刺法、合谷刺、温针灸、电针、足疗等。选穴大多为循经取穴，也有选取特定穴等。本病多夜间加重，也有报道根据子午流注按时取穴治疗。

（1）单纯针刺：①双侧眼针的心区、脾区、肾区、下焦区。②足三里、承山、地机、阴陵泉、三阴交。③合阳及承山穴。④四关穴为主穴配合三阴交、足三里、阳陵泉。⑤太溪、秩边、关元俞、肾俞、大肠俞等穴，结合 TDP 照射。⑥行间、绝骨、三阴交、承筋、承山、委中、足三里、阴陵泉、阳陵泉、血海等。

（2）针刺配合推拿手法：推拿采用按揉、擦、推、捏等手法。与按摩相配伍，促进局部血液循行更顺畅，肌肉得到濡养。①电针配合推拿治疗本病，取三阴交、承山、委中、足三里、阴陵泉、阳陵泉、手三里、合谷等穴，推拿用推、揉、摇、拍、按等手法。②取足三里、解溪、阳陵泉、三阴交、绝骨、下巨虚、太冲、中封等穴，配合辨证取穴。

（3）针刺配合拔罐：走罐对皮肤有温热刺激作用，使局部血管扩张，促进血液循环，改善缺血缺氧状态，加强新陈代谢，使局部代谢废物加速排除，从而改善局部肌肉组织的营养。①头针顶中线，顶旁 1 线，顶颞前斜线及顶颞后斜线连线上 1/5 段，每次取 1～2 个区段，交替使用；体针取委中、阳陵泉、承山、承筋、三阴交穴，起针后患肢拔火罐。②针刺配合走罐为主治疗本病，取患侧头针血管舒缩区、足运感区、感觉区；体针取风池、安眠、神门、膈俞、血海、三阴交、合谷、太冲。留针后行走罐，以皮肤潮红为度，隔天 1 次。

（4）针药结合：穴位注射具有药物和腧穴的双重作用，可以调整脏腑气血功能，并能激发经络腧穴之气。取穴以足太阳膀胱经穴为主，太阳主一身之表，针刺可疏通局部经气，还能祛表之寒邪，辨证配穴可以通经络、益气、补肝肾，以奏巩固疗效、标本兼治之功。①消旋山莨菪碱注射液 10mg、复方丹参注射液 10ml、2% 盐酸利多卡因注射液 2ml 注射于双侧阳陵泉穴、承筋穴、合阳穴。②针刺治疗主穴为安眠穴、委阳穴、承筋穴、承山穴，配合辨证取穴。

（5）针刺配合子午流注时间取穴法：在亥时或子时行头针、毫针及灸法，取内关、行间、承山、委中、足三里、阴陵泉、阳陵泉、血海、风市为毫针刺法及灸法处方主穴。

（6）针刺配合中药：取百会、复溜、肾俞、肝俞、脾俞、环跳、委中、阳陵泉、昆仑、行间等穴，拟柔筋养肝汤加减。方用薏苡仁汤加减，毫针刺法处方取百会、四神聪、风池、内关、行间、神门、风市、血海、阳陵泉、足三里、承山、委中为主穴，配合辨证取穴。

不安腿综合征在临床上有多种治疗方法，针灸在治疗本病上具有简单易行、经济实惠、无副作用等优点，且患者易于接受；在控制症状、缩短病程上效果显著，值得临床推广。总体上看，针灸为主配合其他疗法优于单纯西医药疗法；多疗法配合优于单一疗法。临床上应推广多种疗法联合应用，因其不仅可以控制发作程度、缩短病程，还可改善患者睡眠情况。

但目前仍存在不少缺陷：①不安腿综合征临床研究中病例纳入标准比较统一，但是疗效标准不统一，体现在对治愈和显效的评价不统一，且不能将数据具体化量化，这给临床及科研带来不便；②不安腿综合征主要是以患者的自觉症状为准，所以在观察比较上存在不少主观因素，缺乏客观可靠的临床证据；③临床上治疗方法的联合应用不足，操作的可行度不够。综上所言，针灸为主配合其他疗法在治疗不宁腿综合征有较大优势，以冀能为更多患者减轻痛苦。

（二）现代医学研究

1. REM 睡眠期行为障碍（RBD） 目前较多的研究认为约 40%～65% 的原发性 RBD 将发展成为神经系统变性疾病，主要为 α- 突触核蛋白疾病（包括帕金森病、路易体痴呆及多系统萎缩）。原发性 RBD 与神经系统变性疾病的一些早期临床特征存在重叠。RBD 为疾病早期诊断和神经保护治疗提供了帮助。

iRBD 发生在没有其他明显相关的神经系统疾病。相关前瞻性及横断面研究发现 iRBD 与 α- 突触核蛋白疾病类神经系统变性疾病［包括帕金森病（Parkinson's disease，PD）、路易体痴呆（dementia with Lewy bodies，DLB）及多系统萎缩（multiple system atrophy，MSA）］密切相关，其转化为 PD 及其他神经系统变性疾病的确切机制尚不清楚。在这期间，对 iRBD 患者应用可逆转神经系统变性疾病病理变化的药物，可能会延缓或防止疾病的发生。

即使最低风险估计，iRBD 是迄今为止神经系统变性疾病发病的最可靠的临床预测指标（其他，如嗅觉减退、便秘等，相比明显缺乏特异性）。

iRBD 与神经系统变性疾病共同的临床特征：嗅觉、视觉、自主神经功能、认知功能、功能影像、经颅超声、焦虑和抑郁，脑电图频谱放缓，白质和灰质体积改变等。

关于 RBD 与神经系统变性疾病的研究越来越被重视，对 iRBD 患者进行相关临床特征的筛查有助于神经系统变性疾病早期诊断以及发病机制研究、预后判断。但目前神经保护治疗的研究很有限，这些都还需要进一步深入研究。

2. 不宁腿综合征

（1）影像学研究：不宁腿综合征（Restless legs syndrome，RLS）患者在常规 MRI 上并无异常征象，但多项研究发现，通过使用对特定的 MRI 测量脑内铁含量的成像及后处理技术，可以发现 RLS 患者脑内一些核团（如苍白球、丘脑、黑质等）铁含量的异常改变。

应用对铁敏感的 MRI 技术已经证实 RLS 患者脑内某些区域的铁含量是降低的，但文献报道的具体结果并不一致。利用 MRI 的 T 弛豫时间、横向弛豫率测定 RLS 患者脑内铁含量的研究显示，RLS 患者（早发型和迟发型）黑质致密部铁含量低于正常对照组，尸检以及

CSF 已经证实早发型 RLS 患者黑质区的铁含量低, 而迟发型 RLS 尚未得到尸检证实。另有文献报道早发型 RLS 患者右侧苍白球及丘脑底核的铁含量增加。而首次应用相位值的相关研究发现脑内多个区域, 如黑质、壳核、丘脑以及苍白球的铁含量均有所降低。

(2) 遗传学研究: RLS 遗传学研究近年来获得了许多重要的进展, 极大地丰富了对于这种疾病分子机制的认识。RLS 是一种常见的复杂疾病, 几个遗传流行病学和双生子研究对 RLS 遗传组分进行了剖析, 说明 RLS 是一个遗传性很强的性状, 其遗传力约为 50%。采用基于模型的连锁分析方法或者是不依赖于模型的连锁分析方法目前已定位了 5 个重要的 RLS 疾病连锁位点: 12q12-q21, 14q13-31, 9p24-22, 2q33 和 20p13, 为定位克隆 RLS 致病基因或者易感基因提供了连锁图谱。最新基于高通量的 SNPs (全基因组单核苷酸多态性) 分型平台开展的全基因组分析确立 3 个与 RLS 显著关联的区域: 6p21.2, 2p14 和 15q23。

(3) 与神经系统变性疾病的联系: 近年的研究结果表明, 帕金森病 (Parkinson's disease, PD) 患者 RLS 的发病率高于普通人群, DA 能药物对其有效, 提示两者之间可能存在关联。

1) 流行病学研究: 最近的研究结果显示, PD 患者 RLS 发病率为 0~56%, 显著高于普通人群。欧洲、北美的 RLS 相对高发, 亚洲人群 RLS 发病率略低。另有研究结果不支持 PD 与 RLS 共病, 或认为两者关联极弱。

2) DA 能系统功能障碍: 目前认为, PD 和 RLS 均与中枢 DA 能系统功能障碍相关。对 DA 能系统疾病合并 RLS 患者的研究结果亦证实 RLS 患者存在 DA 能系统功能障碍。同时, 对铁代谢异常的研究也支持两者均与中枢 DA 能系统功能障碍相关。但是, 临床上 RLS 患者很少出现 PD 样表现, 提示 RLS 的发病尽管与 DA 的传递代谢异常有关, 但其损伤部位与 DA 能系统功能障碍的作用机制可能存在不同。

3) 基因关联研究: 近年来基因关联研究为 PD 与 RLS 之间存在关联提供了证据。提示 parkin 基因突变可能与 RLS 相关。PINK 1 基因突变的发病早期的散发性 PD 患者伴有 RLS。RLS 可能是 LRRK 2 基因突变引起的与 DA 能系统功能障碍相关的临床表型的一部分。然而, 也有一些关联研究未能为两者之间存在关联提供证据。如: COMT 基因 va1-158-met 多态性、MAPT 基因、S N Prs1052553。此外, 目前尚未发现 RLS 相关基因如 MEI 1、BTBD 9、MAP2K 5、LBXCOR 1、PTPRD、NOS 1 等与 PD 相关。值得注意的是, 已发现的 PD 相关基因多与异常蛋白积聚和 (或) 线粒体功能障碍相关, 而 RLS 相关基因仅部分与发育、铁代谢相关。

4) 病理解剖学关联研究: 已知 PD 患者的主要病理学改变为 SN 中 DA 能神经元变性缺失和 IBs 形成, 其中 LBs 的主要成分 α- 共核蛋白 (ASN) 的异常积聚被认为在 PD 的发病机制中发挥关键作用。而对 RLS 进行神经解剖学研究发现, 间脑 All 区、第三脑室旁 Al4 区、视上核、视交叉核和脊髓后角的 DA 能神经元受累, 未发现 SN 致密区发生 DA 能细胞缺失, 也无 LBs 或 ASN-5, 提示 PD 与 RLS 在病理解剖学方面存在较大的差异。然而, 对原发性 RLS 患者进行尸体解剖发现, 壳核中 D2 受体水平显著下降, 且 D2 受体水平下降与 RLS 的严重程度相关联。晚期 PD 已被证实存在 D2 受体缺失, 提示 RLS 与 PD 在病理学上可能存在一定关联。

5) 临床特点关联研究: PD 与 RLS 在临床表现上虽然少有重叠, 但在睡眠障碍、疼痛、药物治疗、脑深部电刺激 (DBS)、功能影像学、超声等方面存在某些关联。

尽管 PD 与 RLS 在临床、铁代谢、DA 能系统功能障碍、基因、功能影像学和超声等方面存在一定关联，但仍有很多不同之处。未来需要确立 PD 患者 RLS 特异性诊断标准，进行大规模的前瞻性流行病学和更多的基因关联、连锁分析等研究，以探讨导致 PD 患者出现 RLS 的因素，以及两者之间是否存在真正意义上的关联，在此基础上减轻 PD 合并 RLS 患者的痛苦，以提高其生活质量。

3. 梦魇 梦魇经常和其他情绪疾病共病。尽管如此，最新研究结果表明，梦魇障碍是独立于清醒状态的精神障碍。梦魇障碍是主观睡眠质量差密切相关同时，通过多导联睡眠监测研究提示，梦魇的主观睡眠是以增加睡眠破碎及高觉醒为特征的。这些研究结果表明，除外站在精神病理学的角度看待梦魇障碍，该疾病还应该被视为一类特殊的睡眠障碍来看待，并需要得到特别的针对性诊治。然而，为了寻找合适的治疗方法临床医生应该把病态的情绪障碍疾病以及梦魇障碍使人不愉快的严重程度同时考虑在其中，而后者，则是评判梦魇与清醒状态情绪障碍疾病的节点。

4. 儿童异态睡眠 异态睡眠在儿童中的发生率远高于成人，通常为良性及自限性，可单独存在或几种合并存在，亦可伴随其他睡眠障碍。

常见的有：

（1）觉醒障碍：①意识模糊性觉醒：常见于儿童，好发于睡眠不足者，随年龄增长，其发生率和发作频率逐渐减少。②梦游：可发生在儿童能独立行走后的任何时候，15%～16% 的 4～10 岁儿童至少有过 1 次梦游经历，在青春期后常自行消失。该病有明显的家族倾向，60%～80% 有阳性家族史。③夜惊：常见于 4～12 岁儿童，青春期前其发作频率逐渐减少直至消失，多见于男性。

（2）REM 睡眠期异态睡眠：RBD：儿童期发病者多患神经系统疾病，如发作性睡病、脑干肿瘤等。特发性 RBD 儿童少见。

（3）睡眠觉醒转换障碍：①睡眠惊跳（sleep starts）：可发生于任何年龄，无性别差异，发生率为 60%～70%。②节律性运动障碍（rhythmic movement disorder，RMD）：多数于 1 岁前起病，以 9 月龄时最多见。2～3 岁缓解，4 岁以上患儿少见，极少持续到 7 岁以上。③梦呓：梦呓病程呈自限性，可持续几天、几个月或几年。④睡眠麻痹：青少年常见，散发型多见。家族性患者呈 X- 连锁显性遗传。

（4）梦魇：多数儿童均经历过梦魇，以 4～7 岁发生率最高。

（5）其他异态睡眠：①磨牙症（bruxism）：可发生于任何年龄，以青少年多见，发病率为 5%～20%。②遗尿症（enuresis）：夜间遗尿症是儿童常见的睡眠问题，发生率为 3%～10%，男性多于女性。

（三）中西医结合研究进展

1. 不宁腿综合征 现代中西医结合诊治该病的模式较类似，常见从西医诊断标准中的症状出发，结合临床实际，进行中医辨证，并在此基础上以西药加上中药汤剂共同治疗，主要有几个方面。

（1）肢体疼痛、感觉异常等与气滞血瘀证相关：有研究提示患者临床表现为夜间卧床后发病，感觉一种如酸痛、困胀、沉紧、针刺、蚁走、发麻等难以名状、难以形容的不适感，反复发作，病程数以年计，按摩、拍打、热敷及活动后可暂时缓解，另外，病例中常见肝病、贫血、胰腺炎、妊娠等血液黏稠度高的疾病基础，辅助检查均提示肢体血流图可有血流量降低表现。以上与中医气滞血瘀证相类，气行不利，血留成瘀，血瘀阻滞肢体经络，血运不畅则关节屈伸无力，四肢麻木，甚则不通则痛，难以忍受，活动及热疗后气行瘀血开化，血脉通畅则症状暂缓。无论是因病致瘀，还是因瘀致病，治疗应行气疏郁，调血养血，活血化瘀，舒筋活络。因此，治疗方案可以西医改善局部血液循环药物，如氟桂利嗪，加上中药行气活血通络方，如桃红四物汤、补阳还五汤、黄芪桂枝五物汤等结合治疗。

（2）夜间发病与肝脏相关：研究认为，从临床表现得知，本病多数在夜间发作，并且在半夜子时发作或加重者为多。《素问•五脏生成》中说："人卧血归于肝，肝受血而能视，足受血而能步……卧出而风吹之……凝于足者为厥……"说明了本病的发生与肝血不足有一定关系。昼为阳，夜为阴，阳入于阴，人始能寐，半夜阳动，子时胆经之气生发之时，肝血不足之人此时相对更虚，血虚不能濡筋，筋脉失养，出现肢体酸麻等不适，而肢体不停地活动能促进血液循环，改善局部肌肉组织的营养，使气血暂时条达舒畅，症状缓解。故治法当以滋养肝肾，益气活血，活络息风，常见西医以营养神经、改善微循环药物，如普拉克索，加上中医滋养肝肾的方剂，如芍药甘草汤、荣肝熄风汤等合治。

（3）下肢病变当从肝、脾、肾论治：不宁腿综合征病因及发病机制不明确，但常伴帕金森病、糖尿病、风湿性关节炎、肝病等从中医角度而言属肝、脾、肾脏论治为主的疾病，并且病位明确，以下肢为主，为肝、脾、肾三经所过，故考虑与肝、脾、肾三脏关系密切。因肝主筋，肾主骨，脾主肌肉四肢，若肝肾亏虚，则精血不足，筋骨无力；脾虚则气血乏源，无以荣养四肢肌肉，同时水液不化，湿浊内生，蕴而化热，湿热下注浸淫筋脉则下肢惑乱不安。治疗以西医扩张血管药物之余，配合中医调节三脏功能的汤剂为治疗方案。

2. 梦境障碍 现代中西医结合与梦境障碍相关研究主要以生理病理及发病机制研究为主，治疗涉及较少。

（1）梦魇病因与中医心、脾、肾相关：有研究认为，现代医学关于梦魇发病机制中关键有三，之一精神因素，多为患者对创伤事件的一种反应方式，之二遗传因素，多为已有研究的高频率终身性梦魇的家族性，之三年龄因素，指儿童易感，以上与中医脾、肾的生理病理变化有相关方面。脾与肾的关系是先天和后天的关系，肾为先天之本，涵括现代医学所指遗传因素。脾为后天之本，在志为思，精神刺激影响其生理功能和病理变化。脾肾互资，相互影响，如现代医学遗传因素与应激因素相互作用。另外，睡眠觉醒昼夜节律紊乱的表现与中医心阴虚及肾阴虚的表现类似，心肾不交与梦魇中焦虑发作表现息息相关。研究认为，在治疗中针对心、脾、肾的功能调节，可能更有效调整由于遗传、年龄、精神刺激所致本病。

（2）中医学将病理性梦跟脏腑阴阳学说结合：依据藏象学说，中医从脏腑的功能特点来解释病梦的机制。如《灵枢•淫邪发梦第四十三》云："肝气盛，则梦怒；肺气盛，则梦恐惧、哭泣、飞扬；心气盛，则梦善笑恐畏；脾气盛，则梦歌乐，身体重不举；肾气盛，则梦腰脊两解不属。"中医学认为：肝藏魂，在志为怒，性喜条达，主疏泄，肝气盛，失其条达，故梦烦躁易怒；肺主气，司呼吸，藏魄，其在声为哭，在志为恐，故肺气盛则魄无所依，而梦哭泣、惊恐、腾空飞翔；心藏神，在志为忧，在声为笑，心脉不畅，故梦欢笑不休；脾藏意，在声为歌，脾气运化功能失常，则水湿停滞于肌腠，而梦身体沉重不能抬举；腰为肾之府，故肾气盛则梦腰脊两解不属。总之，中医认为：梦是人体阴阳脏腑组织功能活动及外界因素作用的产物，是生理功能活动与心理活动共同作用的结果。

（3）现代医学对梦的发生机理阐述发展了梦学理论：相比之下，现代医学近年来一些专家在探讨梦境的奥秘中,发现梦能预见许多疾病(特别是神经心血管系统病变),如常在梦中听到怪响、怪声音,梦到歹徒或强兽的追逐,想叫而叫不出常提示心脏冠状动脉供血不足等,但是这些仅仅可以作为一种疾病的预防性的症状的可能表现而已,对于疾病的诊断并无很强的实际意义。不过,对于中西医两者所阐述的内容相对照,可能对梦魇或其他梦境障碍的发病机制,以及躯体疾病相关梦境障碍的研究有一定启发。

3. NREM 期异态睡眠及 REM 期异态睡眠 目前现代医学结合中医学手段对其的相关研究较少,总体以各自单独诊治为主,可能与其病名、临床表现等难以对应,发病机制复杂,以及均缺乏针对性的特效诊疗手段有关,存在较大的研究发展空间。

二、中西医结合难点分析

(一)异态睡眠多为自限性疾病

具多项研究统计显示,异态睡眠,尤其是儿童及青少年期发病的异态睡眠,多数具有自限性,即随年龄增长疾病可自愈,考虑与其中枢神经系统发育不完全所致。因此,是否需要、何时需要、需要西医或是中医的治疗介入,切入点显得模糊难定。

(二)现代医学治疗方式单一

成人的异态睡眠治疗多数使用苯二氮䓬类及神经递质类药物,方案相似,疗效差异性大而不确切,病程长,且常伴有神经系统疾病共病。在未完全明确各类异态睡眠的发病机制机理时,单一的治疗方式显得临床用药疗效不稳定。

(三)中医学尚无特定对应疾病

现代医学中异态睡眠中部分病种尚无直接对应的中医学病名,故在临证时,在辨证的基础上,有时会缺乏辨病的支持,鉴别诊断不清晰,使得诊疗方案容易偏移。

三、中西医结合临证思路分析

(一)辨病与辨证相结合

对于异态睡眠,现代医学的优势在于通过多导联睡眠监测、脑电图等现代医学检查设备,可以检测并记录患者的疾病过程,西医诊断较为细致、规范,容易理解及鉴别,但治疗方式及药物单一,缺乏针对性,个体差异大。中医学的优势在于通过四诊对患者进行个体化辨证,处方用药,调整脏腑气血,但由于无与现代医学一对一对应的病名,在辨病过程中常有含糊不清的概念,不利于整体诊疗方案方向的把握。因此,对应异态睡眠的临证,可以辨病与辨证相结合,在现代医学的病名规范下,切入中医四诊辨证论治,使诊疗方案更具个体化和针对性。

(二)急则治其标,缓则治其本

由于半数异态睡眠障碍具有自限性,尤其是在儿童及青少年,以及其普遍性,即绝大部分正常人一生中亦会出现多次异态睡眠状态,因此需要清楚判断疾病的轻重缓急,做到适度治疗。如 REM 期睡眠行为障碍等可能会导致自伤及伤人行为的,需要急治其标,做好保护及看护,及时使用药物控制症状及镇静安眠;如夜惊、不宁腿综合征等,虽十分影响患者的生活质量,但暂无生命危险,可以个性化治疗,发挥中医药及护理调养优势,整体调整脏腑气血,从本缓治,并预防复发。

四、中西医结合典型病案

病案一　快速眼动睡眠行为障碍

伍某，女，60 岁。因"反复头晕 1 年余，加重 20 余天"入院神经内科，既往高血压、四叠体池蛛网膜囊肿、多发性腔隙性脑梗死、脑萎缩、子宫全切除病史。完善相关检查诊断为"后循环供血不足"，给予改善脑循环、定眩、安神等对症治疗。住院期间，患者同病房病友诉伍某夜间卧寐不安，每晚均有睡眠中惊叫，手舞足蹈，将钱包、病历资料、水壶等物件扔到走廊或扔向病友，并走出走廊，但未能将物件拾回，然后回到病床中躺下，继续入睡，醒后患者表示全过程不能回忆，每日如是。患者日间神清，精神疲倦，头晕，四肢乏力，时有胸闷心悸，纳一般，眠差，二便可，舌暗淡，苔薄白干，脉弦涩。

西医方面，结合目击者描述症状，并完善多导联睡眠监测，结果提示"REM 期睡眠行为障碍"，明确诊断为"快速眼动睡眠行为障碍"。中医方面，四诊合参，当属"梦游行"一病，辨证为"气阴两虚血瘀"。西医予氯硝西泮；中医以虚则补之、实则泻之为则，以益气养阴，活血化瘀为法，拟方补中益气汤合六味地黄丸加减。治疗 2 天后，患者病友诉其夜寐较前安宁，虽有喊叫，向外奔走，但无毁物伤人，出院后随访患者，有坚持规律服药，门诊随诊，诉症状仍时有发作，但逐渐次数及行为减少。

病案二　不宁腿综合征

张某，女，27 岁。因"双小腿疼痛、不适感 4 年余，加重半年"入院神经内科，患者 4 年前无明显诱因下出现双小腿疼痛、不适感，自诉呈蚁行感及虫噬感，夜间为甚，活动后可减轻，每次发作约持续 3～4 小时，当时未予重视，无系统诊治。近半年患者上述症状明显加重，重手法按摩或活动后可缓解，伴有晨起时双下肢乏力。患者遂于当地医院就诊，颅脑 CT 未见异常，当时诊断"不宁腿综合征"，并予普拉克索、倍他司汀及镇痛治疗，症状未见明显缓解。患者神清，精神疲倦，双小腿深部疼痛不适，蚁行感及虫噬感，活动后可减轻，夜间加重，影响睡眠，时有头晕，心烦，纳一般，小便调，大便稀，舌淡，苔白腻，脉弦细涩。

西医方面，结合患者病史、症状及体征，完善多导联睡眠监测，诊断"不宁腿综合征"，予对症支持治疗。中医方面，四诊合参，当属"痹证"一病，辨证"肝脾气滞"，以急则治其标，缓则治其本为则，以疏肝健脾理气为法，方拟四君子汤合柴胡疏肝散合二至丸加减。出院后随访患者，诉症状逐渐较前减轻，建议定期复查多导联睡眠监测。

五、经验与体会

对于异态睡眠的中西医结合诊治，可充分发挥现代医学及中医学的优势，互相补取。诊断方面，可借助先进及世界范围认可的规范现代医学检查设备，将异态睡眠细致分类，并按诊断标准规范诊断。治疗方面，除外规范使用西药，中医药的作用不可忽视。对于中医学辨证论治异态睡眠，不外乎"虚""实"两端。疾病一则为五脏六腑功能不足：心血亏虚、心气不足、肝血不足、脾胃虚弱、肺气不足、肝肾亏虚、心肾不交等；二则为怪病多为风、火、痰、瘀作祟致病，如风火上扰、心肝火盛、肝胆火热、热扰心神、痰郁热结、痰饮内停、瘀血阻窍等。同时，中医可以结合患者的原发病，如神经系统变性疾病、脑血管疾病等对体质进行辨证，针对原发病治疗以调理其根本，缓治其睡眠障碍。

六、思考与展望

(一)快速眼球运动睡眠行为障碍

关于 RBD 与神经系统变性疾病的研究越来越被重视,对 iRBD 患者进行相关临床特征的筛查有助于神经系统变性疾病早期诊断以及发病机制研究、预后判断。但目前神经保护治疗的研究很有限,这些都还需要进一步深入研究。

(二)不宁腿综合征

1. 结合影像学研究探讨 RLS 发病机制 由于脑内铁缺乏参与 RLS 的发病过程,因此应充分应用 MRI 这一无创性评定活体脑内铁含量的有效工具。最新的 MRI 测量脑内铁含量的处理技术——定量磁敏感成像(quantitative susceptibility mapping,QSM),采用多回波 T_2 梯度回波成像序列,利用相位信息得到局部磁场变化特性,重建后得到可直接定量的磁化率图,能更准确地定量分析 RLS 患者脑内铁含量。今后可将 QSM 技术应用于 RLS 患者脑内铁含量测量的研究,有望更准确地探究 RLS 发病机制与脑内铁含量以及脑铁参与的相关物质代谢之间的确切关系,同时可验证该指标是否为与病情程度相关的敏感性指标,全面评价病情,指导治疗。

2. 不宁腿综合征遗传学研究 未来不宁腿综合征遗传学研究将集中在:①寻找新的易感基因位点;②通过定位克隆找到不宁腿综合征的致病基因;③筛选不宁腿综合征的候选基因。克隆不宁腿综合征的致病基因的工作极为重要,它将增强我们对于这种疾病分子机制的认识,并帮助我们探明不宁腿综合征的遗传通路。

3. 从神经系统变性疾病入手探讨 RLS 尽管 PD 与 RLS 在临床、铁代谢、DA 能系统功能障碍、基因、功能影像学和超声等方面存在一定关联,但仍有很多不同之处。未来需要确立 PD 患者 RLS 特异性诊断标准,进行大规模的前瞻性流行病学和更多的基因关联、连锁分析等研究,以探讨导致 PD 患者出现 RLS 的因素,以及两者之间是否存在真正意义上的关联,在此基础上减轻 PD 合并 RLS 患者的痛苦,以提高其生活质量。

(三)梦魇

目前,梦魇障碍的病理机制仍不明确,一方面强调与精神心理学密切相关,另一方面则强调其在睡眠障碍中的作用机制。故对于其本质的探讨,是神经生物学领域的难题,由此,亦带来了对梦魇的特异性诊疗方案确定的难度。现阶段梦魇障碍的治疗方法集中在心理治疗领域,疗效个体差异大,个体特征强。因此,从睡眠生理病理出发,研究梦魇的神经生物学机制将对开拓其针对性治疗方法有重要意义。

(李 艳 麦嘉泳)

参 考 文 献

[1] Bo eve BF. REM sleep behavior disorder: Updated review of the core features, the REM sleep behavior disorder neurodegenerative disease association, evolving concepts, controversies, and future directions[J]. Ann N Y Acad Sci, 2010, 1184: 15-54.

[2] Postuma RB, Gagnon JF, Montplaisir J. Clinical prediction of Parkinson's disease: planning for the age of neuroprotection [J]. J Neurol Neurosurgery Psychiatry, 2010, 81(9): 1008-1013.

[3] 刘智胜, 静进. 儿童心理行为障碍 [M]. 北京: 人民卫生出版社. 2007: 84-90.

[4] 刘艳骄. 快速动眼睡眠行为障碍的中医治疗探索 [J]. 中国中医药现代远程教育，2012，10（15）：86-88.

[5] Astrakas LG, Konitsiotis S, Margariti P, et al. relaxometry and fMRI of the brain in late on set restless legs syndrome [J]. Neurology，2008，71：911.

[6] Allen RP, Barker PB, Wehrl F, et al. MRI measurement of brain iron in patients with restless legs syndrome [J]. Neurology. 2001，56：263.

[7] Eadey CJ, Barker P, Horska A, et al. MRI-determined regional brain iron concentrations in early -and late-on set restless legs syndrome [J]. Sleep Medicine，2006，7：458.

[8] Haacke EM, Mittal S, Wu Z, et al. Susceptibility-Weighted Imagirig：Technical Aspects and Clin ical Applications，Part 1. AJNR，2009，30：19.

[9] Mittal S, Wu Z, Neelavalli J, et al. Susceptibility-Weighted Imaging：Technical Aspects and Clinical Applications，Part 2. AJNR，2009，30：232.

[10] 杨昂，张雪林，陈燕萍. SWI 在脑内铁定量分析中的应用 [J]. 广东医学，2011，32：3054.

[11] Chen X, Zeng C, Luo T, et al. Iron deposition of the deep grey matter in patients with multiple sclerosis and neuromyelitis optica：a control quantitative study by 3D-enhanced suseepfibility wetghted ansio-graphy （ESWAN）[J]. European Journal of Radiology，2012，81：633.

[12] Rizzo G, Manners D, Testa C, et al. Low brain iron content in idio-athic restless legs syndrome patients detected by phase imaging [J]. Mov Disord，2013，18：10.

[13] Yan SQ, Sun JZ, Yan YQ, et al. Evaluation of Brain Iron Content Based on Magnetic Resonance Imaging （MRI）：Comparison among Phase Value，R2 and Magnitude Signal Intensity [J]. PLOSONE，2012，7：31748.

[14] Langkammer C, Schweser F, Krebs N, et al. Quantitative susceptibility mapping（QSM）as a means to measure brainiron A post modem validation study [J]. Neuroimage，2012，62：1593.

[15] RANA A Q, SIDDIQUI I, MOSABBIR A, et al. Association of pain, Parkinson's disease, and restless legs syndrome [J]. J Neurol Sci，2013，327（1-2）：32-34.

[16] RIJSMAN R M, SCHOOLDERMAN L F, RUNDERVOORT R S, et al. Restless legs syndrome in Parkinson's disease [J]. Parkinsonism Relate Disord，2014，20（Suppl 1）：S5-S9.

[17] IRANZO A, COMELLA C L, SANTAMARIA J, et al. Restless legs syndrome in Parkinson's disease and other neurodegenerative diseases of the central nervous system [J]. Mov Disord，2007，22（Suppl 18）：S424-S430.

[18] MOLLER J C, UNGER M, STIASN Y-KOLSTER K. et al. Restless Legs Syndrome（RLS）and Parkinson's disease（PD）-related disorders or different entities? [J]. J Neurol Sci，2010，289（1-2）：135-137.

[19] VERBAAN D, VANROODEN S M, VANHIITEN J J, et al. Prevalence and clinical profile of restless legs syndrome in Parkinson's disease [J]. Mov Disord，2010，25（13）：2142-2147.

[20] GJERSTAD M D, TYSNES O B, LARSEN J P. Increased risk of leg motor restlessness but not RLS in early Parkinson disease [J]. Neurology. 2011，77（22）：1941-1946.

[21] Phillips B, Young Finn L, AsherK, Hening W A, Purvis C. Epidemiology of restless legs symptoms in adults [J]. Arch Intern Med，2000，160（14）：2137-2141.

[22] Rothdach A J, Trenkwalder C, Haberstock J, et al. Prevalence and risk factors of rls in an elderly population：The memo study. Memory and morbidity in augsburg elderly [J]. Neurology，2000，54（5）：1064-1068.

[23] Ulfberg J, Nystrom B, Carter N, et al. Prevalence of restless legs syndrome among menaged 18 to 64 years: An association with somatic disease and neuropsychiatric symptoms [J]. Mov Disord, 2001, 16(6): 1159-1163.

[24] Ulfberg J, Nystrom B, Carter N, et al. Restless legs syndrome among working-aged women [J]. EurNeurol, 2001, 46(1): 17-19.

[25] Berger K, Luedemann J, Trenkwalder C, et al. Sex and the risk of restless legs syndrome in the gen-eral population [J]. Arch Intern Med, 2004, 164(2): 196-202.

[26] Gagnon JF, Bertrand JA, Genier M, et al. Cognition in rapid eye movement sleep behavior disorder [J]. Front Neurol, 2012, 3: 82.

[27] Sixel-Doring F, Trautmann E, Mollenhauer B, et al. Ass ociated factors for REM sleep behavior disorder in Parkinson disease [J]. Neurology, 2011, 77(11): 1048-1054.

[28] Nomura T, Inoue Y, Kagimura T, et al. Clinical signicance of REM sleep behavior disorder in Parkinson's disease [J]. Sleep Med, 2013, 14(2): 131-135.

[29] Gjerstad M D, Boeve B, Wentzel-Larsen T, et al. Occurrence and clinical correlates of REM sleep behaviour disorder in patients with Parkinson's disease overtime [J]. J Neurol Neurosurgery Psychiatry, 2008, 79(4): 387-391.

[30] Ferman T J, Boeve BF, Smith GE, et al. Inclusion of RBD improves the diagnostic classication of dementia with Lewy bodies [J]. Neurology, 2011, 77(9): 875-882.

[31] Iranzo A, Santamaria J, Tolosa E. The clinical and pathophysiological relevance of REM sleep behavior disorder in neurodegenerative diseases [J]. Sleep Med Rev, 2009, 13(6): 385-401.

[32] Plazzi G, Corsini R, Provini F, et al. REM sleep behavior disorders in multiple system atrophy [J]. Neurology, 1997, 48(4): 1094-1097.

[33] Nomura T, Inoue Y, Hogl B, et al. Comparison of the clinical features of rapid eye movement sleep behavior disorder in patients with Parkinson's disease and multiple system atrophy [J]. Psychiatry Clin Neurosci, 2011, 65(3): 264-271.

[34] Zanig ni S, Calandra Buonaura G, Grimaldi D, et al. REM behaviour disorder and neurodegenerative diseases [J]. Sleep Med, 2011, 12 Suppl 2: S54-S58.

[35] Schenck CH, Bundlie SR, Mahowald MW. Delayed emergence of a parkinsonian disorder in 38% of 29 older men initially diagnosed with idiopathic rapid eye movement sleep behavior disorder [J]. Neurology, 1996, 46(2): 388-393.

[36] Iranzo A, Molinuevo JL, Santamaria J, et al. Rapid-eye movement sleep behaviour disorder as an early marker for an eurodegenerative disorder: a descriptive study [J]. Lancet Neurol, 2006, 5(7): 572-577.

[37] Iranzo A, Tolosa E, Gelpi E, et al. Neurodegenerative disease status and post-mortem pathology in idiopathic rapid-eye movement sleep behaviour disorder: an observational cohort study [J]. Lancet Neurol, 2013, 12(5): 443-453.

[38] Postuma RB, Gagnon JF, Vendette M, et al. Quantifying the risk of neurodegenerative disease in idiopathic REM sleep behavior disorder [J]. Neurology, 2009, 72(15): 1296-1300.

第五章

神经系统与睡眠

第一节　现代医学对神经系统与睡眠的认识

一、神经系统与睡眠的关系

睡眠的启动和调节、呼吸控制、昼夜节律等都有其中枢调节机制。控制觉醒和睡眠周期更替的神经核团从延髓到脑干，再到下丘脑，向上延伸到基底前脑。与维持觉醒有关的神经元集中在吻侧脑桥、中脑中央被盖区和下丘脑后部，而睡眠相关的神经元集中在脑干中线核、背外侧延髓及下丘脑前部视前区，基底前脑中可能同时存在两种神经元。因此，神经系统疾病，尤其是中枢神经系统病变时，往往会出现各种睡眠问题，常见有失眠、白天过度困倦（excessive daytime sleepiness，EDS）、睡眠呼吸疾患（sleep-disordered breathing，SDB）、夜间行为异常（如 REM 睡眠行为障碍、夜间抽搐发作）、不宁腿综合征（restless leg syndrome，RLS）和周期性腿动（periodic leg movement syndrome，PLMS）等。

睡眠障碍不仅影响个体的日间功能状态和生活质量，还可能影响神经系统疾病的病程和预后等。不仅如此，大量研究结果表明，抑郁、焦虑障碍在多种神经系统疾病中高发，部分患者还可出现精神病性障碍。精神疾病的共病，可进一步加重睡眠障碍。

二、脑卒中与睡眠

脑卒中与睡眠障碍的关系密切，常常合并存在，可能互为诱发和加重因素，还与转归不良相关，包括更高的病死率、谵妄、抑郁和功能状态不良。常见的睡眠障碍类型包括睡眠呼吸暂停、睡眠 - 觉醒障碍等。其中，睡眠觉醒障碍可发生于 20%～40% 的卒中患者，包括睡眠需求增多、白天睡眠过多或失眠、梦样状态等。

本部分仅对与卒中最为密切相关的阻塞性睡眠呼吸暂停综合征（OSAS）进行讨论。卒中患者的睡眠呼吸暂停非常普遍，可能互为因果。尽管如此，仍有多达 70%～80% 的患者没有被及时诊断或治疗。美国睡眠医学学会（American Academy of Sleep Medicine，AASM）成年人阻塞性睡眠呼吸暂停特别工作组推荐，伴有相关症状的卒中或短暂性脑缺血发作（transient ischemic attack，TIA）患者应接受多导睡眠图检测，可在睡眠实验室或患者家中进行。但临床实践中，并非所有的患者都有机会和条件进行多导睡眠图的检测。量表评估方面，常用的 Epworth 睡眠量表和柏林问卷调查在卒中患者中的阳性和阴性预测价值都不理想。

OSAS 与卒中密切相关,主要表现在以下两个方面:

(一) OSAS 诱发卒中

约 50% 的卒中患者第一次发病在睡眠中。研究表明,虽然相对危险度较弱,但 AHI 是唯一可预测睡眠相关卒中的独立危险因素,AHI≥25 次 / 小时的患者更易在夜间发生卒中。共病 OSAS 也可能增加卒中患者出现再次卒中的风险。目前资料显示,OSAS 诱发和加重卒中的机制可能涉及多个方面,包括间歇性低氧血症和高碳酸血症导致呼吸中枢敏感性下降、血流动力学及流变学改变、脑血流灌注压减少等都可诱发卒中,发生在 REM 睡眠期的交感神经变化和血流动力学改变,尤其易促发卒中。而长期慢性缺氧可促使红细胞生成素分泌增加,引起血液黏滞度增加,血流减慢;血管内皮在缺血缺氧情况下受损,血小板被激活,发生聚集,进一步发生纤维蛋白沉积,形成微血栓。

(二) 卒中促发和加重 OSAS

睡眠障碍的发生及症状表现可能因神经系统的受损部位不同而有所不同,如脑干是呼吸与咽喉部肌肉的调节中枢,脑干卒中更易发生睡眠呼吸暂停。超过 50% 的卒中患者存在 SDB,尤其是 OSAS 及夜间的低氧血症。卒中患者易并发 OSAS 的原因推测可能是由于中枢神经功能障碍导致呼吸驱动依赖的化学感受器及支配上气道的神经反射活动减弱,导致舌后坠、咽喉及软腭肌肉功能失调,上气道管腔狭窄,促发和加重 OSAS。

三、帕金森病与睡眠

帕金森病(parkinson's disease,PD)又名震颤麻痹,是一种常见的中老年神经系统退行性疾病,由于多巴胺能神经元进行性丧失所致。约 60%～90% 的 PD 患者存在睡眠问题,很多患者同时存在一种或多种睡眠障碍,主要包括失眠、睡眠呼吸疾患(SBD)、快眼动期睡眠行为异常(RBD)、白天过度困倦(EDS)、睡眠 - 觉醒节律障碍、不宁腿综合征(RLS)、周期性腿动(PLMS)等。

PD 患者睡眠障碍的相关因素很多,包括疾病因素、药物因素、睡眠期间的运动活动、异常的睡眠 - 觉醒节律和呼吸系统异常等,需要通过病史、查体和精神检查、多导睡眠图等实验室检查结果等来明确,治疗方案中也应将可能影响睡眠的因素都考虑在内。现有的各种相关量表,如匹兹堡睡眠质量指数量表(PSQI)、失眠严重程度量表(ISI)、Epworth 嗜睡量表、RBD 筛查问卷等的结果可作参考但无特异性,有研究者尝试开发 PD 睡眠问卷(the PD scale,PDSS),结果却不尽如人意。因此,培训临床医生的睡眠诊疗技能和推广 PSG 技术至关重要。

建议采用夜间 PSG 对患者的夜间睡眠进行评估和诊断,以明确是否存在失眠、SBD、RBD、RLS 和 PLMS 等,EDS 需要进行白天多次小睡潜伏试验(multiple sleep latency test,MSLT)或觉醒维持试验(maintenance of wakefulness test,MWT)来进行诊断和鉴别诊断,在测试前最好先在实验室完成整晚 PSG。而体动记录仪(actigraph)是初步评估睡眠 - 觉醒状态以及了解睡眠 - 觉醒节律的简单、可行的监测手段。因为震颤等的影响,PD 患者的 PSG 通常会掺杂很多干扰,影响结果分析,而体动记录仪的使用可提供关于睡眠 - 觉醒的客观数据。

PD 患者中常见睡眠障碍的临床表现主要有以下几种:

1. 失眠 常见表现为入睡困难、频繁觉醒、早醒和睡眠破碎等。抑郁焦虑情绪、自主神经功能受损所致夜尿增多、运动障碍所致翻身困难或痛性抽搐等会进一步加重失眠。

2. EDS 和睡眠发作 主要为白天困倦程度增加。EDS 可能与 PD 的严重程度和认知功能减退有关，也可与抗帕金森病药物多巴胺受体激动剂或左旋多巴的应用有关。约 30% 患者存在睡眠发作（sleep attack，微小睡眠发作），即突然发生的、不可抗拒的睡眠现象，常持续数秒到数十秒钟不等。使用多巴胺受体激动剂及大剂量的左旋多巴可导致睡眠发作出现，年龄、运动障碍、夜间睡眠障碍及伴随的相关疾病等因素也有相关，通常以使用左旋多巴时间长、剂量高、幻觉多、疾病晚期者居多。

3. RBD RBD 指 REM 睡眠期肌肉失弛缓并出现与梦境内容有关的自发性的运动行为障碍，常表现为噩梦及睡眠中出现与梦境相关的各种粗暴的行为，如拳打、脚踢、翻滚、跳跃等猛烈动作或梦呓、喊叫等，可出现伤害性行为，包括自伤或对床伴的伤害，部分患者可下床活动。研究表明 RBD 可能是 PD 或帕金森综合征亚临床或先于运动障碍的一个症状，因此发现睡眠的早期改变就显得非常重要。

4. RLS 和 PLMS RLS 是指睡眠时出现难以名状的肢体不适感，迫使肢体发生不自主运动，这种不适感常严重干扰睡眠，导致入睡困难、睡眠中醒转次数增多。与以不适感为主的 RLS 不同的是，PLMS 指夜间睡眠中反复出现的周期性的、影响睡眠的单侧或双侧的足关节背屈运动。多认为两者具有相同的发病机制，病因未明，可能与中枢性多巴胺功能障碍有关。

四、发作性睡病与过度嗜睡

典型的发作性睡病有四联症，即白天过度嗜睡、猝倒、入睡前幻觉和睡眠瘫痪。仅有约 10%～15% 的患者可表现出完整四联症，约 60%～70% 的患者仅出现猝倒这一特异性症状。绝大多数患者在青少年后期起病，以 15～25 岁为发病高峰，常被误诊或在发病数年后才得以诊断。

发作性睡病很可能与遗传因素有关，如伴猝倒的发作性睡病与特异性人类白细胞抗原（HLA）强相关，约 90%～100% 的患者有 DQB1*0602 基因，与无症状人群相比明显与种族无关。患者一级亲属的发病率为 1%～2%，是普通人群的 20～40 倍。但以往研究结果并不一致。另外，下丘脑或第三脑室结构的异常、肿瘤、各种原因所致脑积水等可同样表现为发作性睡病，但常常特征不典型或者耐药。

附：

DSM-V 发作性睡病的诊断标准：

A. 在同一天内反复地不可抗拒地需要睡眠、陷入睡眠或打盹。在过去 3 个月内必须每周出现至少 3 次。

B. 存在下列至少一项症状：

1. 猝倒发作，定义为下列之一，每月至少出现几次：

1）长期患病的个体中，短暂（数秒到数分钟）发作性双侧肌张力丧失，但维持清醒状态，可以通过大笑或开玩笑诱发。

2）儿童或个体在发生的 6 个月内，自发地扮鬼脸或下颌脱落发作，伴吐舌或全面肌张力减退，且无任何明显的情绪诱因。

2. 下丘脑分泌素缺乏，采用脑脊液测定下丘脑分泌素 -1 免疫反应值（使用相同的测定法，≤健康受试者的三分之一的数值，或≤110 皮克 / 毫升）脑脊液的下丘脑分泌素 -1 测试水平低，不是在急性脑损伤、炎性反应或感染的背景下观察到。

3. 夜间多导睡眠图呈现出 REM 睡眠潜伏期≤15 分钟,或多次小睡潜伏试验(MSLT)显示平均睡眠潜伏期≤8 分钟,及 2 次或以上的睡眠起始 REM 睡眠(SOREM)

标注是否是

- 发作性睡病无猝倒但伴下丘脑分泌素缺乏(347.00,G47.419):符合标准中的 B2 和 B3,不符合 B1(无猝倒)。

- 发作性睡病伴猝倒但无下丘脑分泌素缺乏(347.01,G47.411):罕见。符合 B1 和 B3,但不符合 B2(脑脊液下丘脑分泌素 -1 正常)。

- 常染色体显性小脑共济失调、耳聋和发作性睡病(347.00,G47.419):由外显子 21 的 DNA(胞嘧啶 -5)- 转甲基酶 -1 突变引起,其特征为晚期发生(30～40 岁)的发作性睡病(伴低或中度的下丘脑分泌素 -1 水平)、耳聋、小脑共济失调,最终痴呆。

- 常染色体显性发作性睡病、肥胖症和 2 型糖尿病(347.00,G47.419):与髓鞘少突胶质细胞糖蛋白基因的突变有关。

- 继发于其他躯体疾病的发作性睡病(347.10,G47.429):继发于下丘脑分泌素神经元感染(如 Whipple 病、结节病)、创伤或肿瘤破坏等躯体疾病的发作性睡病。

标注目前的严重程度:

- 轻度:不频繁地猝倒(每周少于 1 次),每天只需 1～2 次打盹,较小地干扰夜间睡眠。

- 中度:每天或几天猝倒 1 次,每天需多次打盹,干扰夜间睡眠。

- 重度:每天多次耐药性猝倒发作,几乎持续存在睡意,干扰夜间睡眠(即运动、失眠、生动的梦)。

DSM-V 中"过度嗜睡障碍(307.44)"诊断标准的描述如下:

A. 尽管主要睡眠周期持续至少 7 小时,自我报告的过度睡眠(嗜睡)至少有下列一项症状:

1. 在同一天内反复睡眠或陷入睡眠之中。

2. 过长的主要的睡眠周期每天超过 9 小时,仍然感到休息不好(即感到精力不足)。

3. 突然觉醒后难以完全清醒。

B. 过度嗜睡每周至少出现 3 次,持续至少 3 个月。

C. 过度嗜睡伴有显著的痛苦,或导致认知、社交、职业或其他重要功能方面的损害。

D. 过度嗜睡不能用其他睡眠障碍来更好地解释,也不仅仅出现在其他睡眠障碍的病程中(如发作性睡病、与呼吸相关的睡眠障碍、昼夜节律睡眠 - 觉醒障碍或异常睡眠)。

E. 该过度嗜睡不能归因于某种物质(如滥用的毒品、药物)的生理效应。

F. 共存的精神和躯体障碍不能充分解释过度嗜睡的主诉。

标注

- 急性:病程少于 1 个月。

- 亚急性:病程 1～3 个月。

- 持续性:病程超过 3 个月。

标注目前的严重程度:

标注严重程度基于维持日间清醒的困难程度,表现为在任何一天内,出现多次不可抗拒的睡眠发作,如当久坐、驾驶、拜访朋友或工作时。

- 轻度:1～2 天 / 周难以维持日间清醒。

- 中度:3～4 天 / 周难以维持日间清醒。

- 重度:5～7 天 / 周难以维持日间清醒。

五、中枢神经系统感染与睡眠

颅内感染指的是病原微生物（细菌、病毒、真菌性或寄生虫、螺旋体等特殊病原体）通过血液循环、直接侵犯或经神经干逆行感染引起的脑实质、被膜及血管的急慢性炎症。根据侵犯部位可分为脑炎、脑膜炎或脑膜脑炎。90% 以上为病毒性脑炎。男女发病率相当，青壮年多见，多在秋冬季发病。

根据受累脑区不同，睡眠障碍的表现不同，以睡眠过多较为常见。如皮质、脑干广泛性病变或脑积水形成常导致患者意识障碍，可出现嗜睡，意识模糊甚至昏迷。可通过患者的临床表现及相应的实验室检查，找到肯定的致病因素，从而与非器质性嗜睡症相鉴别。治疗策略据此制定。

致死性家族性失眠（FFI）被定义为一种朊病毒疾病，目前尚缺乏有效的治疗方法，多对症处理，预后差，多在失眠发生后 8～72 个月（平均 18 个月）死亡。尸检发现，患者的背中部和前腹侧丘脑核萎缩。有报道称患者于 36～62 岁开始出现临床症状并不断发展，主要表现为失眠、自主神经功能异常、共济失调和肌阵挛，其中自主神经系统功能异常主要表现为高血压、夜间发热及不断加重的出汗、流泪和流涎。

第二节　中医对神经系统与睡眠的认识

一、病因病机

（一）脑卒中

中医认为中风的病因病机为素体失养、气血两虚、脏腑功能失调，若遇烦劳过度、忧思恼怒、膏粱厚饴、酒食无节等诱因，可进而产生瘀血阻滞、痰热内蕴、阳化风动、血随气逆，终成脑脉痹阻或血溢脑内，引起半身不遂，发为中风。其病位在脑，与心、肾、肝、脾关系密切，致病因素有虚（阴虚、气虚）、火（肝火、心火）、风（肝风、外风）、痰（风痰、湿痰）、气（气逆）、血（血瘀）六端，此六端相互作用，互为影响，使中风症候异常复杂、善行多变。常见的中风相关性睡眠疾患有不寐、多寐、鼾眠、梦魇、梦惊、遗尿、拘挛瘛疭等。

中风引起的阴阳失调是其睡眠障碍发生的重要病机。阴阳不和，阴不敛阳，阳不入阴，则心神浮越，魂魄妄行，可致惊惕健忘、失眠焦躁或嗜睡鼾眠；神魂不宁，下焦水道失约，可致小便失禁，遗溺失眠；气机不畅，难于交通，可致鼾眠；心肾不交，水火失调，可致失眠、多梦。中风造成的脏腑阴阳气血不足，神元失养，神魂无守也是睡眠障碍发生的另一病机，病程中的睡眠障碍常表现为以不寐、嗜睡、多梦、梦惊等。

（二）帕金森病

本病中医上归属于"颤证"范畴，病在筋脉，与肝、肾、脾等脏关系密切。年老体虚、情志过极、饮食不节、劳逸失度等原因，均可致气血阴精亏虚，不能濡养筋脉；或痰浊、瘀血壅阻经脉，气血运行不畅，筋脉失养；或热甚动风，扰动筋脉，而致肢体拘急颤动。基本病机为肝风内动，筋脉失养。颤证的病理因素为风、火、痰、瘀。临证以病象辨标本，头摇肢颤为标，脑髓与肝脾肾脏气受损为本；从病理性质辨本虚标实，则本为气血阴阳亏虚，其中以阴津精血亏虚为主；标为风、火、痰、瘀为患。标本之间密切联系，互为影响，风、火、痰、瘀可因虚而生，诸邪又进一步耗伤阴津气血。风、火、痰、瘀之间也相互联系，甚至互相转化，如阴虚、气虚可转为阳虚，气滞、痰湿也可化热等。颤证日久可导致气血不足，络脉瘀阻，出现肢体僵硬，动作迟滞乏力现象。扶正补虚、标本兼顾是本病的治疗原则。根据标本虚实，以填精补髓、益肾调肝、健脾益气养血以扶正治本，清化痰热、息风止痉、活血化瘀以祛邪治标为其治疗大法。

（三）发作性睡病

发作性睡病根据症状表现，大致属于中医学"嗜卧""多寐""善眠""饭醉""嗜睡""昏厥""多睡""多卧"等范畴。从脏腑阴阳辨证，本病病机不外乎虚实两端，虚为实邪干扰，实为正气不足，神气失养。脏腑涉及心、脾、肾、髓海。茶癖或饮食不节易伤阳停湿，或聚湿生痰，则见头重如裹，昏昏欲睡；或脾阳虚衰累及于肾，致脾肾阳虚，不能温养心神，发为嗜卧、多寐；先天不足或后天失养，如饮食不节、思虑过度等原因，使脾气耗伤，无力运化，水液代谢失常，郁而成湿，湿性重浊，使人欲寐。水湿内停、郁而成痰，也有因外感风寒，肺失和降，水液输布失常，津聚成痰，上扰心窍，痰蒙窍闭而成嗜睡；先天肾阳不足，或脾阳虚衰，无力化生，后天不能滋养先天，而致阳虚体质。阳主动，阴主静，阳虚则嗜卧；头部外伤损伤血络，血溢脉外，形成瘀血，阻碍气机；也可由于七情内伤，气机内阻，行血不畅，而致气滞血瘀，而气血不畅、神明郁而不发则多寐；先天精血不足，后天失于调养、化生无源则可致血不足，不能濡养机体，则倦怠嗜卧，不可上荣目睛，故目暝不睁。血属阴，血虚日久，则可见阴虚，故嗜睡也有阴虚者。

二、辨证论治

（一）脑卒中

1. 脑卒中后失眠

（1）痰热内扰

症状：睡卧不宁，心烦懊恼，半身不遂，胸闷脘痞，口苦痰多，头晕目眩，舌红，苔黄腻，脉滑数。

治法：清热化痰，镇心安神。

方药：黄连温胆汤加减。川连、竹茹、枳实、半夏、橘红、甘草、生姜、茯苓。

（2）气虚血瘀

症状：失眠难寐，梦多易惊，半身不遂，偏身麻木，心悸气短，神疲乏力，舌淡苔薄，脉沉细。

治法：益气活血，养心安神。

方药：补阳还五汤加减。黄芪（生）、当归尾、赤芍、地龙（去土）、川芎、红花、桃仁。

（3）阴虚火旺

症状：心烦不寐，睡中难宁，多梦健忘，半身不遂，手足心热，头痛头晕，舌红苔少，脉细数。

治法：滋阴降火，清心安神。

方药：黄连阿胶汤加减。黄连、黄芩，白芍、阿胶（烊化）、鸡子黄（兑服）、肉桂末（冲服）。

（4）瘀血内阻

症状：夜不能睡，将卧则起，半身不遂，头痛肢痛，或噩梦惊惕，胸闷不舒，舌暗红，脉细而涩。

治法：活血通络，化瘀安神。

方药：血府逐瘀汤加减。桃仁、红花、当归、生地黄、牛膝、川芎、桔梗、赤芍、枳壳、甘草、柴胡。

2. 卒中后抑郁或焦虑性睡眠紊乱

（1）肝郁气滞

症状：精神抑郁，重思多虑，入睡困难，烦躁易怒，易醒梦呓，半身不遂，舌偏红苔薄，脉弦。

治法：疏肝理气，解郁安神。

方药：柴胡疏肝汤加减。陈皮、柴胡、川芎、香附、枳壳、芍药、甘草。

（2）痰瘀阻络

症状：情绪低沉，少语懒动，蜷卧嗜睡，或夜中不能寐，将卧则起，半身不遂，舌暗红，苔白，脉滑。

治法：涤痰化瘀，开窍安神。

方药：导痰汤合桃红四物汤化裁。半夏、橘红、茯苓、枳实、南星、当归、熟地、川芎、白芍、桃仁、红花。

（3）心脾两虚

症状：失眠多梦，易醒早醒，心悸健忘，头晕目眩，食少纳呆，半身不遂，舌淡苔白，脉细弱。

治法：补益心脾，养血安神。

方药：归脾汤加味。白术、当归、白茯苓、黄芪、龙眼肉、远志、酸枣仁（炒）、人参、木香、甘草。

3. 脑卒中后日间过度睡眠

（1）湿浊困阻

症状：昏沉嗜睡，精神不振，头身困重，不思饮食，半身不遂，口舌㖞斜，苔白厚腻，脉濡缓。

治法：芳香化湿，醒脾提神。

方药：太无神术散加减。苍术、陈皮、藿香、厚朴、石菖蒲、生姜、红枣。

（2）痰瘀阻滞

症状：嗜睡倦卧，昼重夜轻，精神萎靡，头昏目眩，半身不遂，苔白或暗红，脉滑、细涩。

治法：涤痰化瘀，开窍通络醒神。

方药：导痰汤合血府逐瘀汤加减。半夏、橘红、茯苓、枳实、南星、桃仁、红花、当归、生地黄、牛膝、川芎、桔梗、赤芍、枳壳、甘草、柴胡。

（3）肝经湿热

症状：嗜寐少起，头目昏重，或烦躁易怒，焦虑不眠，半身不遂，肢体困重，苔黄或腻，脉弦滑。

治法：疏肝清热，利湿安神。

方药：龙胆泻肝汤加减。龙胆草、黄芩（酒炒）、山栀子、泽泻、木通、车前子、当归、生地黄、柴胡、生甘草。

4. 脑卒中睡眠呼吸异常

（1）阴阳失调

症状：夜寐不安，辗转反侧，鼾声震耳，胸胁满闷，心悸易惊，自汗困倦，舌暗紫，苔白腻，脉沉或细弦。

治法：调和阴阳，潜镇安神。

方药：桂枝加龙骨牡蛎汤加减。桂枝、芍药、生姜、甘草、大枣、龙骨、牡蛎。

（2）瘀血阻滞

症状：鼾眠声重，睡卧不宁，头昏头痛，胸闷憋气，舌质暗或有瘀斑，脉细涩。

治法：活血通窍，宁心安神。

方药：通窍活血汤加减。赤芍、川芎、桃仁、红枣（去核）、红花、老葱（切碎）、鲜姜、麝香（绢包）。

5. 脑卒中排汗异常性睡眠失调

（1）心血不足

症状：自汗盗汗，难以入睡，多梦易醒，心悸健忘，神疲乏力，舌淡苔白，脉沉细。

治法：补益心脾，止汗安神。

方药：归脾汤加减。白术、当归、白茯苓、黄芪、龙眼肉、远志、酸枣仁（炒）、人参、木香、甘草。

（2）瘀血内阻

症状：半身或局部出汗，肢麻乏力，失眠多梦，卧中易醒，舌质暗，脉涩为主。

治法：活血化瘀，止汗安神。

方药：血府逐瘀汤化裁。桃仁、红花、当归、生地黄、牛膝、川芎、桔梗、赤芍、枳壳、甘草、柴胡。

（3）营卫不和

症状：周身或局部多汗，神疲困倦，夜难安眠，睡中不宁，舌质淡，苔薄白，脉浮缓。

治法：调和营卫，益气安神。

方药：玉屏风合桂枝汤加减。防风，黄芪，白术，桂枝（去皮）、芍药、生姜、大枣（切）各，甘草。

6. 脑卒中疼痛性睡眠障碍　多为气滞血瘀，脉络阻滞为主，治宜祛瘀通络，行气止痛，活血安神；方选桃红四物汤或血府逐瘀汤加减。

（二）帕金森病

帕金森病的中医辨证分证论治如下：

1. 风阳内动

症状：眩晕头胀，面红，口干舌燥，易怒，腰膝酸软，睡有鼾声，渐见头摇肢颤，不能自主，舌红，苔薄黄。

治法：滋阴潜阳。

方药：滋生青阳汤。亦可选用滋荣养液膏，药用女贞子、陈皮、干桑叶、熟地、白芍、黑芝麻、旱莲草、枸杞子、当归身、鲜菊花、黑豆、南竹叶、玉竹、白茯苓、沙蒺藜、炙甘草治之。本方尤适于虚风内动者。

2. 髓海不足

症状：头晕目眩，耳鸣，记忆力差或善忘，头摇肢颤，溲便不利，寤寐颠倒，重则神呆，啼笑反常，言语失序，舌质淡红体胖大，苔薄白，脉多沉弦无力或弦细而紧。

治法：填精益髓。

方药：龟鹿二仙丹。方中可加熟地、鳖甲、丹参、赤芍以滋阴活血。有热象者，加知母、黄柏清相火。畏寒肢冷者，加淫羊藿、肉苁蓉温养肾阳。

3. 气血亏虚

症状：眩晕，心悸而烦，动则气短懒言，头摇肢颤，纳呆，乏力，畏寒肢冷，汗出，溲便失常，舌体胖大，苔薄白滑，脉沉濡无力或沉细。

治法：补中益气。

方药：补中益气汤或四君子汤送服天王补心丹。可加枸杞、鸡血藤、丹参、天麻、钩藤以增强其养血息风之效。夹痰者，加半夏、贝母、瓜蒌、橘络祛痰通络。

4. 痰热动风

症状：头晕目眩，头摇，肢体震颤，手不能持物，甚至四肢不知痛痒，胸闷泛恶，甚则呕吐痰涎，咳嗽，痰涎如缕如丝，吹拂不断，舌体胖大有齿痕，舌质红，苔厚腻或白或黄，脉沉滑或沉濡。

治法：豁痰息风。

方药：导痰汤。肝阳亢者，加天麻、羚羊角粉、珍珠粉以平肝潜阳。肝火甚者，加夏枯草、龙胆草清肝泻火。大便秘结者，加大黄通腑泻热。

（三）发作性睡病

发作性睡病的中医辨证论治如下：

1. 心脾两虚

症状：嗜睡，睡前多眼花幻影，神疲心悸，面色不华，苔薄白，脉细弱。

治法：补益心脾。

方药：归脾汤加减。若腹胀、脘闷、纳差、舌苔腻者，加茯苓、藿香、厚朴以芳香化湿，健脾行气；睡前眼花幻影较多因心阴不足者，加麦冬、玉竹、北沙参。

2. 脾气虚弱

症状：整日昏昏欲睡，面色萎黄，神倦肢怠，失眠多梦，心悸气短，健忘易惊，舌质淡，舌苔薄白，脉细弱。

治法：补益气血，荣脑醒神。

方药：养心汤加减。如水饮内停，心悸怔忡者，加猪苓、槟榔、泽泻；整日昏睡不醒者，加苏合香、石菖蒲、益智仁以开窍醒神。

3. 肾阳不足

症状：嗜睡发作，或昏昏欲寐，腰膝酸软，畏寒肢冷，阳痿，小便清长，夜尿频数，舌质淡，舌苔薄白，脉沉细微弱。

治法：温补肾阳。

方药：右归饮加减。若气虚血脱等，加人参重用并加白术、黄芪。

4. 髓海不足

症状：怠惰嗜睡，腰膝酸软，头昏脑鸣，或耳鸣耳聋，神情呆滞，思维迟钝，精神不济，记忆力减退,舌质淡红,舌苔薄白,脉细弱或细数。

治法:填精补髓,健脑利窍。

方药:左归丸加减。遗精,梦交者,加生牡蛎、金樱子、芡实、莲须固肾涩精;潮热,盗汗,口干者去山茱萸、鹿角胶,加知母、黄柏滋阴泻火。

5. 心阳不足

症状:嗜卧倦怠,精神萎靡,畏寒肢冷,面色㿠白,舌质淡,苔薄白,脉沉细。

治法:温补心阳,补益心气。

方药:桂枝甘草汤合人参益气汤加减。畏寒肢冷甚者,去桂枝加肉桂、干姜以补火助阳,温通经脉;面色苍白血虚甚者,加阿胶、熟地、枸杞子、何首乌补血。

6. 胆热痰阻

症状:昏困嗜睡,头晕目眩,口苦口干,心烦呕恶,胸胁满闷,舌红苔黄,脉弦数。

治法:清胆化痰。

方药:黄连温胆汤加减。因痰浊内阻,气逆不降见心下痞硬、噫气不除者,加旋覆代赭汤以益气和胃,化痰降气;若昏睡不醒者可加安宫牛黄丸醒脑开窍。

7. 脾湿肝郁

症状:嗜睡频作,头脑昏蒙,精神委顿,肢体沉重,倦怠乏力,月经量多,色紫有块,腰重痛,白带多,咳吐浊痰,头晕头痛,或胃脘嘈杂,神疲面晦,记忆力差,便干溲黄,舌淡红,苔白厚而腻,脉沉弦。

治法:健脾疏肝,除湿醒脑。

方药:完带汤加减。白带多者加乌贼骨、芡实、煅牡蛎收涩止带;咳吐痰浊较多者加法半夏、天南星;头晕、头痛重者加菊花、川芎、天麻等。

8. 湿浊困脾

症状:嗜睡频作,头脑昏蒙,精神委顿;肢体沉重,倦怠乏力,胸闷痞满,口腻纳呆,舌质淡,舌苔白厚而腻,脉濡缓或滑。

治法:健脾祛湿,开窍醒神。

方药:半夏白术天麻汤加减。若湿痰偏盛,舌苔白滑者,加泽泻、桂枝利湿化饮;若肝阳偏亢者,加钩藤、珍珠母、代赭石息风潜阳。

9. 瘀血阻滞

症状:嗜睡发作,迁延日久,神疲乏力,头脑昏沉,记忆力减退,时有头痛,失眠多梦,舌质紫暗,常有瘀点或瘀斑,脉细涩无力。

治法:行气活血,开窍利脑。

方药:通窍活血汤加减。若头痛甚者加葛根、延胡索等;夹瘀血抽搐者加僵蚕、全蝎、蜈蚣。

第三节 中西医结合诊治

一、中西医结合最新研究

(一)脑卒中与睡眠障碍

1. 脑卒中与 OSAS 的西医诊疗进展 2011 年美国心脏协会(AHA)/美国卒中协会(ASA)

已将 SDB 列为卒中一级预防的危险因素，在 2014 年 AHA/ASA 对"卒中和短暂性脑缺血发作患者的卒中预防指南"的重大修订中，更增加了两个新推荐，其一是由于缺血性卒中或 TIA 患者的睡眠呼吸暂停患病率极高，而且有充分的证据显示治疗睡眠呼吸暂停可改善普通人群的转归，因此可考虑在缺血性卒中和 TIA 患者中进行睡眠呼吸暂停检测（Ⅱb 级推荐；B 级证据），其二是由于最新的证据支持 CPAP 可改善缺血性卒中和 TIA 患者的转归，因此可在这类患者新推荐中考虑进行持续气道正压通气（continuous positive airway pressure，CPAP）治疗（Ⅱb 级推荐；B 级证据）。（注：Ⅱb 级推荐是证据或意见有效性/疗效不太明确。）

2014 版更新版指南中也指出，鉴于以往的随机试验和观察性队列研究得出了总体具有前景但存在矛盾的结果，因此迫切需要进行一项样本量足够的随机试验来检测利用 CPAP 治疗睡眠呼吸暂停能否改善转归，如卒中严重程度、功能状态和复发性血管事件，以及需要多大程度的治疗。国内学者也参考国内外指南制订了相应的共识与指南，如阻塞性睡眠呼吸暂停与卒中诊治专家共识。

预防和治疗策略主要包括以下两个方面：

（1）预防和治疗 OSAS：以预防卒中策略包括详细筛查卒中相关危险因素，仔细评估 OSAS 的程度和原因，针对 OSAS 进行治疗，并参照"中国脑血管病防治指南"针对卒中进行一级预防和二级预防。对 OSAS 的治疗包括改变生活方式、无创气道内正压通气治疗、口腔矫正器及手术治疗。根据患者具体情况选择治疗项目，实施个体化治疗方案。

（2）卒中患者发生 OSAS 时的干预：治疗策略应包括对并发症的预防和早期治疗，如窒息、呼吸系统感染、疼痛等。目前对卒中患者 OSAS 干预的研究主要集中在体位干预治疗（positional therapy，PT）及 CPAP 通气治疗上，两者已成为卒中后合并 OSAS 患者的一线治疗方法。有数项研究评估了自动调压 CPAP 装置在诊断睡眠呼吸暂停中的价值，并且发现其在卒中和 TIA 人群中具有令人满意的效度，为急性卒中患者不需要等待多导睡眠图（PSG）结果而即刻给予自动调压 CPAP 提供了最强的支持证据。

2. 中西医结合研究进展　西医的量表、实验室检查等，为中医的量化研究及总结提供了很好的借鉴和工具。

黄庆仪等采用中风辨证量表对 417 例卒中患者进行中医证候评分，以风证证候相关检测数据作统计指标，对研究资料进行临床回顾性分析。结果发现脑卒中中医证候及病类，不仅与风证神经内分泌免疫网络（neuro-endocrine-immunal network，NEIN）水平显著相关，而且与其在病程中发生的相关性睡眠障碍几率关系也密切。其中，卒中相关睡眠障碍与始发状态证候分布等密切相关。具体来说，失眠见于脑梗死和脑出血者各证之中，抑郁睡眠失调多见于风证、痰湿证、气虚证；焦虑睡眠失调多见于风证、火热证、阴虚阳亢证，脑出血焦虑性睡眠失调较脑梗死者为高，而抑郁睡眠失调则脑出血脑低于脑梗死组，日间过度睡眠、睡眠呼吸紊乱、尿失禁性睡眠紊乱、排汗异常性睡眠失调多发生于多种证候组合中，如风火痰、风痰瘀、风火痰瘀、风痰瘀气及风火痰瘀气等。原因可能是出血性卒中在发病的过程中，多有情感刺激、血压升高、起病急骤，故易使心神浮越、精神紧张，进而惊悸焦躁、神魂不宁，而缺血性卒中多为清醒患者，思虑太过，认知心理障碍表现较为突出所致。不仅如此，卒中相关睡眠障碍还与病灶范围和部位等密切相关。一般来说，梗死灶大面积组睡眠障碍远高于中、小病灶梗死组，此况与其血瘀证、风证、痰湿证、火热证为多有关；日间过度睡眠多发生在丘脑、半球脑叶重度出血或梗死者，而尿失禁性、排汗异常性睡眠紊乱多与丘脑病变相关。从中脏腑、中经络分析，发现前者睡眠障碍主要以夜间难以安睡、日间过度睡眠、睡眠呼吸紊乱、尿失禁及排汗异常性睡眠失调为主；后者则以失眠、多梦、易惊、早醒、疼痛性睡眠异常较多；其与 NEIN 相关指标水平也呈正相关。

有动物实验研究证实，针灸的治疗作用是多层次、多靶点的整体调节。通过针刺大鼠模型某些特定穴，能促使大鼠脑内与睡眠密切相关的 5-HT、γ- 氨基丁酸含量明显升高，去甲肾上腺素明显下降。基础研究的突破，预示着针灸对于卒中后睡眠障碍具有良好的治疗前景。

（二）帕金森病与睡眠障碍

PD 患者睡眠障碍的治疗需要医患共同努力，密切配合。首先要明确睡眠障碍的分类及影响因素，其次，重视睡眠卫生和良好睡眠习惯的作用，药物选择方面尤其要综合考虑原发病、共病、年龄等，要注意药物之间的相互作用等，强调个体化用药。

1. PD 睡眠障碍的西医诊疗进展

（1）PD 失眠的治疗：首先要弄清失眠的原因、特点和规律，调整和改善睡眠环境、培养良好的生活习惯，而控制抑郁焦虑情绪、生物反馈、自我催眠等都有助于缓解症状。如果与夜间的帕金森病症状相关，如震颤、夜间运动不能或夜尿增多所致，可加用左旋多巴控释剂、多巴胺受体（DR）激动剂或儿茶酚 -O- 甲基转移酶（COMT）抑制剂则会有效。如果正在服用司来吉兰或金刚烷胺，尤其在傍晚服用者，首先需纠正服药时间，司来吉兰需在早晨、中午服用，金刚烷胺需在下午 4 点前服用；若无明显改善，则需减量甚至停药，或选用短效的镇静安眠药。镇静催眠药的选择要非常慎重，定期评估。在无 SDB 的患者中，可以尝试小剂量氯硝西泮，而短期服用唑吡坦也有助于改善部分患者的睡眠。部分抗抑郁药的镇静作用比较强，如阿米替林（25～50mg）或米氮平（15mg）可以考虑使用于有失眠和抑郁焦虑等的患者。需要注意的是，认知缺损的患者服用具有抗胆碱能作用的三环类抗抑郁药可能会引起夜间精神错乱。

（2）EDS 和睡眠发作治疗：如果患者在每次服药后出现嗜睡，则提示药物过量，减少用药量有助于改善 EDS；也可予左旋多巴控释剂代替常释剂，可能会有助于避免或减轻服药后嗜睡。2010 年版美国神经病学协会（AAN）指南推荐应用药物莫达非尼（A 级推荐），因证据不足未予建议患者能否从事开车类活动。2011 年欧洲神经病协会联盟（EFNS）指南除了推荐莫达非尼（B 级推荐），还经验性建议"评估夜间睡眠障碍、优化夜间睡眠、不要开车、减少或停止其他情况使用的镇静剂、减少多巴胺能药物、换用其他多巴胺受体激动剂、加用其他促清醒药物如哌醋甲酯"。

（3）RBD 治疗：2010 年 EFNS 指南对 RBD 的建议包括应用防止睡眠相关损伤的保护措施（卧室防护设备）、减少或停止抗抑郁药（主要是选择性 5- 羟色胺再摄取抑制剂，SSRI）和睡前加服氯硝西泮（C 级推荐）等。2010 版 AAN 指南则认为证据不足，只是提出临床治疗中通常应用的药物为氯硝西泮和褪黑激素。

（4）RLS 和 PLMS 治疗：两者的治疗策略相同。左旋多巴治疗有效。2010 年版 AAN 指南单独提出了对睡眠中 PLMS 的治疗建议，即应用左旋多巴或卡比多巴（B 级推荐）。2010 年版 EFNS 指南对睡眠问题的治疗建议包括睡前加服一次标准或缓释的左旋多巴（B 级推荐），对有运动波动的晚期 PD 患者经皮给予罗替高汀、普拉克索和罗匹尼罗以改善睡眠质量（A 级推荐）。刺激丘脑底核（subthalamic nucleus，STN）可改善晚期 PD 患者除夜间运动症状之外的睡眠障碍等。

2. 中西医结合研究进展 国内有学者对全国 17 家三级甲等综合和专科医院 HIS 数据库中的数据进行分析，结果发现，应用频率前 10 位的中药为活血化瘀剂、通便药、清热解毒剂、止血药、补益剂、化痰止咳药、清热解表剂、健胃、抗酸药、益肝药、养心安神药。活血化瘀剂高居首位。研究提示在帕金森综合征诊疗中，原发病和合并疾病的治疗都非常重要。中医药更应关注非运动症状的改善，充分发挥中医药多靶点、整体调节的优势，中西医结合，改善患者的生存质量。PD 人群的合并疾病中，血管性因素占据了重要地位，这也为临床用药中活血化瘀剂的广泛使用提供了依据。中医药在辨证应用活血化瘀剂的同时，应结合患者综合情况，辨证论治，整体调节。

PD 合并抑郁的中西医结合治疗在临床上已经显现了较大的优势。如不同学者分别采用柴胡疏肝散、中药补肝汤加味、丹栀逍遥散等，联合舍曲林、氟西汀等西药治疗，取得了较好疗效。

（三）发作性睡病与睡眠障碍

目前发作性睡病的治疗尚无特效药，仍主要在于缓解症状。治疗策略至少应包括以下几点：

1. 改变生活方式，注意睡眠卫生。包括规律作息时间，定时就寝；避免夜班或倒班工作；睡前禁用含咖啡因或其他兴奋性饮料；白天需要保持清醒时可自服少量咖啡因或兴奋性饮料；大量糖类可加重困倦，但规律、小量的低糖饮食有助于缓解困倦；白天加强户外锻炼，但要避免过度劳累等。

2. 保证夜间睡眠和午睡。白天低于 1 小时的小睡有效，如可根据困倦高峰按时小睡 2～3 次，15～20 分钟。

3. 认知行为治疗有助于改善患者的认知、情绪与夜间睡眠质量，有助于患者康复。

西医药物治疗

（1）兴奋剂：莫达非尼（200～400mg qd，最大日剂量 400mg）、哌甲酯（10～30mg，bid 或 tid，最大日剂量 100mg）、盐酸哌甲酯控释片（最大日剂量 54mg），有助于白天保持觉醒状态。

（2）γ-羟基丁酸（GHB）：GHB 是 GABA 的自然代谢产物，无味，可迅速引起镇静和麻醉，足够剂量下可导致呼吸抑制乃至死亡。睡前服用液体剂型，睡后 4 小时左右再服。对耐药病例可能有效，可增加慢波睡眠、改善夜间睡眠、减少猝倒和白天困倦。缺点：药效持续时间短，可能被滥用。作用机制尚不清楚，可能主要作用于多巴胺递质传递，提高脑内 DA 的含量。

（3）抗抑郁药：大多数抗抑郁药对猝倒可能有效。抗抑郁药治疗发作性睡病犬，是通过抑制肾上腺素再摄取而起作用，普罗替林、去甲丙米嗪、维洛沙秦及阿托西汀，这四种选择性肾上腺素再摄取抑制剂对 5-HT 系统没有影响，可最大程度的改善犬的猝倒。氟西汀等 SSRI 药物需要大剂量才有效。文拉法辛是选择性 5-HT 和肾上腺素再摄取抑制剂，疗效好。猝倒治疗的同时幻觉通常会减少。

二、中西医结合难点分析

难点之一

由于原发病为涉及决定睡眠与觉醒调控的神经系统，与之相关的睡眠障碍复杂多变，认识不足的问题更为明显，故中西医结合治疗可谓难中之难。因此，有必要加强专科之间的沟通,有条件的可设立专门的交叉学科,有助于更深入全面地了解相关疾病,促进临床诊疗。从业人员必须不断关注基础研究和临床研究的进展,及时更新知识结构。

难点之二

中药治疗睡眠障碍成为当前医学研究的热点,也取得了一定进展,药理学研究提示无论是单方还是复方,对睡眠障碍都有治疗作用,单方药物虽然有多种有效成分,但疗效还是显得很单薄;复方制剂的作用效果明显,但是由于中医证型分型的不确定性、研究方法的不同、研究对象的不同等;中成药的剂型很多,但剂量和规格不统一,有些毒性药物的含量及应用尚缺乏统一的规范。所以有必要对其建立循证医学模式的诊疗规范,提高试验的可重复性和可信度,从而充分发掘和拓展中医药治疗睡眠障碍的优势,更好地服务于患者。

难点之三

诊疗标准的更新改版加大了临床实践的难度。如《精神障碍诊断与统计手册》第5版(DSM-Ⅴ)和《睡眠障碍国际分类》第3版(ICSD-3)与上一版均有较大改版,且发布时间短,目前尚无获得广泛认可的中文全套版本,而国际疾病分类(ICD)第11版也在改版进行中。另一方面,虽然国家中医药管理局与国家卫生部组织编写的《中医病证诊断疗效标准》和《中药新药临床研究指导原则》,提供了中医诊断与疗效评价标准的基本模式,这对睡眠障碍的研究奠定了基础,但是诊断与疗效评定标准仍不统一,且欠完善,致使一些临床报道未采用统一客观的分型,临床疗效很难得出客观的结论。因此,需要加强各种诊疗标准的培训与推广,建立本土的专家共识和诊疗规范,可尝试对单病种进行临床路径的制定与推广,有利于从事中医和西医的医务人员在各自的临床实践中加以应用、总结,真正促进中西医结合学科的发展。

三、中西医结合临证思路分析

中西医结合治疗睡眠障碍疗效优于单用西药治疗,但无论采取中医或是西医方法,无论是何种睡眠障碍类型,首先要明确的是,神经系统疾病与睡眠障碍必须同时治疗。其次,需对个体的情绪状况进行评估,早日识别不良情绪,及时予以处理,必要时转诊。最后,睡眠卫生不良的情况必须纠正。

西药的选取是根据睡眠障碍的种类按照相应的诊疗指南进行,值得注意的是,多数患者对药物比较敏感,应注意起始用药剂量,有的治疗用药甚至引发其他类型的睡眠障碍,如抗抑郁药的使用增加了不宁腿综合征和周期性腿动的发生,镇静催眠药的使用增加了睡眠呼吸疾病的风险等,应引起足够重视,密切观察,及时调整治疗方案。

中西医结合治疗多是根据睡眠障碍的具体类型在西药治疗的基础上进行辨证施治,如详辨虚实、寒热、脏腑及气血盛衰等,选方加减。很多抗抑郁药服用后会导致失眠加重、胃肠道不适等,在抗抑郁药的基础上增加对症处理的中药有助于缓解不良反应,提高患者的依从性和生活质量。

四、中西医结合典型病案

医案一

温某,女,69岁,退休医生,2013年9月25日就诊。1年余前因"脑梗死"入住我院。患者病后出现失眠,表现为入睡困难,每日睡眠时间不足4小时,睡后多梦易醒,伴情绪低落,悲伤易哭，纳差，二便可，舌偏红苔薄，脉弦细。予抑郁自评量表、焦虑自评量表、症状自评量表测量提示中度抑郁。

中医诊断：郁病；

西医诊断：抑郁状态、脑梗死后遗症期。

治疗上中药予"柴胡疏肝汤"加减，方药组成：陈皮 10g、柴胡 10g、川芎 10g、香附 5g、枳壳 10g、芍药各 10g、炙甘草 5g、女贞子 10g、墨旱莲 10g、合欢花 10g、丹参 10g。配合西药予盐酸氟西汀片 20mg 口服，嘱晨起早饭后服用。每次就诊予患者正性心理疏导。2 周后复诊诉睡眠好转，每日可睡 5～6 小时，仍多梦，烦躁不安、易哭等症状稍减轻，舌仍偏红，苔白，脉弦细略数。守方加酸枣仁 30g，继服，配合服用西药。2 周后再复诊患者精神状态已明显好转，睡眠质量明显改善，多梦减轻，情绪低落等症状明显减轻。随诊 13 个月，患者痊愈，再未复发，嘱患者遵医嘱规范停服盐酸氟西汀片，调饮食，畅情志。

按：患者年过半旬，阴气自半，肝肾阴虚，肝风内动，发为中风，中风后证见精神抑郁，重思多虑，入睡困难，烦躁易怒，易醒梦吃，半身不遂，舌偏红苔薄，脉弦；治法宜用疏肝理气，解郁安神的同时，并用滋补肝肾；方药可选柴胡疏肝汤加减。情志不遂，木失条达，则致肝气郁结，经气不利，肝失疏泄，则情志抑郁易怒，善太息；脉弦为肝郁不舒之征。遵《内经》"木郁达之"之旨，方中以柴胡功善疏肝解郁，用以为君。香附理气疏肝而止痛，川芎活血行气以止痛，二药相合，助柴胡以解肝经之郁滞，并增行气活血止痛之效，共为臣药。陈皮、枳壳理气行滞，芍药、甘草养血柔肝，缓急止痛，均为佐药。甘草调和诸药，为使药。

（案例来源于深圳市中医院脑病心理科虢周科教授）

医案二

戴某，男性，80 岁，因"四肢震颤 4 年余，加重 1 周"于 2011 年 7 月入住我科。当时表现为四肢静止性震颤，动作缓慢，言语含糊不清，面部表情减少，时有头晕，呈昏沉感发作。患者 2 年前开始出现情绪低落，愉快感下降，不愿言语，注意力不集中，对躯体不适过分紧张、担心，烦躁易怒，不敢独自出门，入睡困难，影响患者及家属的生活及工作，遂间断口服安定类药物，睡眠改善不佳。纳可，小便可，便秘。舌红苔薄，脉弦细。精神状况检查：可引出抑郁、焦虑症状，未引出幻觉、妄想等。

中医诊断：颤病；

西医诊断：帕金森病、抑郁焦虑状态。

治疗上首先针对原发病帕金森病治疗，西药予以卡左双多巴控释片 1 片 q8h、吡贝地尔缓释片 25mg q8h；配合抗抑郁、焦虑及助眠治疗，予以氢溴酸西酞普兰 20mg qd、奥氮平 1.25mg qn。中药汤剂予以"大定风珠"加减，方药组成：生白芍、干地黄 18g、麦冬（连心）18g、麻仁、五味子 6g、生龟板、生牡蛎、甘草（炙）、鳖甲 12g、阿胶 9g、鸡子黄（生）2 个。5 天后患者诉睡眠改善。住院治疗 2 周后患者诉发脾气的次数较前减少，愿意与家属更多地交流。出院后患者于我科门诊随诊，2 月后患者情绪明显好转，头晕较前改善，精神也较住院时好，减轻了患者家属照顾患者的负担，长期于我科门诊随诊。

按：本患者需从肝肾论治，缘于患者年近九旬，阴气自半，脏腑气血虚衰，尤以肝肾阴虚为甚，水不涵木，肝风内动，发为颤证；方中用药生地、麦冬、白芍滋阴柔肝，阿胶、鸡子黄滋养阴液，天麻、钩藤、全蝎、地龙镇痉息风，龟板滋阴潜阳，鳖甲平肝潜阳，风定则颤即止；患者配合使用西酞普兰后抑郁症状明显较前缓解，使患者的社会功能得以一定的恢复，提高了患者的生活质量。及早的发现帕金森病并发的情绪障碍,及早干预,能很大程度上提高患者的生活质量。目前帕金森病已成为老年人常见的神经变性疾病,其中伴发抑郁是最常见之一。对患者的社会功能、人格及行为有较大影响,而且增加社会经济负担。近期循证医学证据表明,西酞普兰可显著降低帕金森病相关抑郁症状评分。(案例来源于深圳市中医院脑病心理科虢周科教授)

五、经验与体会

神经系统疾病伴发的失眠,临床上多具有顽固性、迁延性的特点。这与神经系统疾病多引起退行性变、器质性损害较难修复及病变部位相关,且容易引起焦虑、抑郁等并发症,针对这一大类失眠患者,治疗时既要针对失眠本身,又要充分兼顾到原发病的治疗,更要防治焦虑、抑郁、躁狂、双相障碍等情绪障碍。

失眠症的治疗方法主要分为药物治疗、非药物治疗。药物主要包括苯二氮䓬类药物和传统中草药、中成药等。伴焦虑抑郁者,可兼用抗焦虑、抗抑郁药物,在选择治疗失眠药物时,既要考虑患者失眠的病因、失眠的特点,还要考虑所选药物的副作用。如艾司唑仑、阿普唑仑等苯二氮䓬类药物治疗失眠症具有起效快、耐受性较好,临床上广泛使用,但该类药物具有成瘾性、酒精样作用。长期应用苯二氮䓬类药物还可影响患者的日间功能,出现反应迟钝、动作协调性差等,会加重这些本来就存在神经系统损害患者的认知功能。因此这一类药物只能作为早期辅助治疗,最好勿长期使用。

中医辨证应用以汤剂为主,选用临床多有效验的经方,如黄连阿胶汤、枣仁安神汤、朱砂安神丸结合天王补心丹、归脾汤、血府逐瘀汤、丹栀逍遥散等,及部分医家自拟方,如深圳市中医院脑病科郁乐冲剂、脑髓康等,尤其是脑髓康治疗神经系统疾病伴发失眠效果较好;辨证运用中成药及中西医心理疗法为辅,目前市场上部分中成药具有镇静安神作用,且不良反应小,停药后不反弹,有较大的优势。临诊时常耐心倾听患者的各种烦恼,充分了解患者病情,耐心劝慰,鼓励患者解除思想压力,树立战胜病魔的自信心,常使患者豁然开朗。并告知患者家属认识本病,多与患者交流,转移患者注意力,鼓励患者树立对疾病的信心,有特殊情况及时告知医生。并运用中医心理疗法,着重于疏导患者的情绪。对于需长期服用苯二氮䓬类药物助眠的老年患者,要谨防引起共济失调、意识模糊、呼吸抑制及肌肉无力而出现意外。需要门诊医师监测肝、肾功能,日常中注意防跌倒等。

六、思考与展望

中医药治疗睡眠障碍是当前医学研究的热点,并取得了一定进展,药理学研究提示无论是单方还是复方,改善睡眠的作用都获得了试验论证。但是中药治疗失眠可能存在起效慢、疗效重复性差的问题,且汤剂熬制、携带不方便,导致患者服药依从性差,尽管颗粒剂在一定程度上有所改善,但总体上患者依从性仍然不容乐观;市面上大多中成药又难以起到辨证施治的个体化治疗效果,亦影响了患者对中医药治疗效果的信度。因此对中药剂型的革新尤为重要。

西药治疗睡眠障碍虽然具有见效快、效果明显等优势,但其不足之处是长期服用,易产生认知功能损害、药物残留效应及潜在成瘾性等不良反应。如苯二氮䓬类药物是虽然延长了总的睡眠时间,但同时也影响正常的睡眠生理结构,可导致日间嗜睡、认知功能和精神运动功能受损、反跳性失眠和戒断症状。长期大量使用会导致依赖。新型非苯二氮䓬类药物即选择性 GABA 受体复合物的激动剂，不影响健康人的正常睡眠生理结构，甚至可以改善失眠症患者的睡眠生理，已成为治疗原发性失眠的首选药物，但对有心肺或肝肾功能障碍的患者仍须谨慎使用。对于一些经过多种方法治疗均无效的原发性失眠，可以考虑使用具有镇静作用的抗抑郁药治疗，但存在治疗周期长，费用较高等问题。因此研发一些能快速诱导睡眠，对睡眠结构无影响，无次日残留作用，不影响记忆功能，无呼吸抑制作用，长期使用无依赖或戒断症状，对肝肾功能影响小，作用于新靶位、选择性强、作用专一理想的新型镇静催眠药物是解决这些问题的关键。

近年来有大量研究指出中西医结合治疗睡眠障碍疗效优于单用西药治疗，不良反应发生率明显降低，但是研究多为单盲随机对照试验，文献报道多是经验性的，小样本量的，所以有必要进行设计更为科学的临床试验，建立经过循证医学检验的诊疗规范，进一步完善中西医结合疗法治疗睡眠障碍的方法，从而充分发掘和拓展中医药治疗睡眠障碍的优势。

（江　帆　虢周科）

参 考 文 献

[1] 张秀华，韩芳，张悦等主译. 睡眠医学理论与实践. 第 4 版. [M]. 北京：人民卫生出版社，2010.

[2] 韩芳，吕长俊主译. 临床睡眠疾病 [M]. 北京：人民卫生出版社，2011.

[3] 洪道俊等译. 卒中和短暂性脑缺血发作患者的卒中预防指南（美国心脏协会/美国卒中协会为医疗卫生专业人员制定的指南）[J]. 国际脑血管病杂志，2014，22（11）：805-841.

[4] 阻塞性睡眠呼吸暂停与卒中诊治专家共识组. 阻塞性睡眠呼吸暂停与卒中诊治专家共识 [J]. 中华内科杂志，2014，53（8）：657-664.

[5] 中华医学会神经病学分会帕金森病及运动障碍学组. 中国帕金森病治疗指南（第三版）[J]. 中华神经科杂志，2014，47（6）：428-433.

[6] 李鑫，冯涛. 帕金森病非运动症状治疗国际指南解读和比较 [J]. 中国实用内科杂志，2011，31（11）：838-840.

[7] 张道龙等译. 精神障碍诊断与统计手册（DSM-V 案头参考书）[M]. 北京：北京大学医学出版社，2014.

[8] Gilhus, N.E., Barnes, M.P. and Brainin, M. in European Handbook of Neurological Management [M], Wiley-Blackwell, Oxford, UK, 2010, 2nd Edition.

[9] 中华医学会老年医学分会老年神经病学组/老年人认知障碍诊治专家共识撰写组. 中国老年人认知障碍诊治流程专家建议 [J]. 中华老年医学杂志，2014，33（8）：817-825.

[10] 彭丹涛. 解析国际阿尔茨海默病指南以指导临床治疗 [J]. 中国神经免疫学和神经病学杂志，2014，21（5）：305-307.

[11] 神经病理性疼痛诊疗专家组. 神经病理性疼痛诊疗专家共识 [J]. 中国疼痛医学杂志，2013，19（12）：705-710.

[12] 王松龄，崔应麟，刘伟. 常见睡眠障碍的中医诊疗思路与方法 [C]. 中华中医药学会脑病分会成立大会暨 2008 年全国中医脑病学术研讨会论文集，2008.

[13] 陈永莉. 睡眠呼吸暂停综合征的中医辨证分型 [J]. 实用中医内科杂志，2012，13：80-82.

[14] 曾永青，谌剑飞. 睡眠障碍中医现代病因病机探讨 [J]. 中西医结合心脑血管病杂志，2010，8（7）：851-852.

[15] 高治国，杨中高. 睡眠障碍的中西医结合研究进展 [J]. 中医研究，2013，7：14-17.

[16] 梁政亭,张星平,安艳丽. 原发性失眠中西医研究概述 [J]. 新疆中医药,2013,31(1):72-76.

[17] 许中权,张会堂. 中西医结合治疗失眠 62 例临床体会 [J]. 吉林医学,2013,34(35):7392-7393.

[18] 董薇,杨文明. 阿尔茨海默病合并睡眠障碍研究进展 [J]. 中医药临床杂志,2014,26(2):347-352.

[19] 龚洁芹,陈胜会. 慢性疼痛与失眠的研究进展 [J]. 中国实用神经疾病杂志,2014,17(14):141-142.

[20] 沈吉君,吴宇飞. 脑血管病与睡眠呼吸暂停综合病的关系 [J]. 现代实用医学,2012,24(4):403-404.

[21] 潘红霞,欧小益,何竟. 脑卒中后睡眠障碍的研究进展 [J]. 现代预防医学,2014,41(1):94-96.

[22] 朱晓莉,闵敏. 帕金森病患者睡眠障碍的临床特征分析 [J]. 临床研究,2013,11(31):482-483.

[23] 吴小丹,鲍爽,吕玉丹,等. 神经肌肉疾病睡眠障碍的危险因素及治疗方案 [J]. 中风与神经疾病,2013,30(12):1143-1144.

[24] 赵世春. 头痛与睡眠障碍的研究进展 [J]. 中国民康医学,2014,26(3):74-75.

[25] 郭晶晶. 针灸治疗中风后失眠概述 [J]. 河南中医,2013,33(11):1997-1998.

[26] 鲁燕,孙梅影,丁卫江. 肌萎缩侧索硬化睡眠障碍的研究进展 [J]. 临床神经病学杂志,2013,26(5):393-395.

[27] 唐晋,谢鹏. 睡眠剥夺在神经科学的研究现状 [J]. 重庆医科大学学报,2008,z1:113-114.

[28] 谌剑飞. 卒中相关性睡眠障碍现代中医病因病机与治疗探讨 [J]. 中西医结合心脑血管病杂志,2009,7(8):883-885.

[29] 刘中华,张启明,骆真,等. 发作性睡病的中医诊治进展 [J]. 中国中医基础医学杂志,2012,18(4):464-466.

[30] 秦春云,孙西庆. 中医治疗不宁腿综合征五法 [J]. 黑龙江中医药,2013,43(5):39.

[31] 刘泰,谌剑飞. 中西医结合睡眠障碍诊疗学 [M]. 北京:中国中医药出版社,2011.

[32] 陈成辉,潘艳琳,苏丽平,等. 失眠的治疗药物疗效与应用策略 [J]. 海峡药学,2014,26(8):111-114.

[33] 贾建平. 神经病学 [M]. 北京:人民卫生出版社,2008.

[34] 邓中甲. 方剂学 [M]. 北京:中国中医药出版社,2011.

[35] 周仲瑛. 中医内科学 [M]. 北京:中国中医药出版社,2007.

第六章

精神医学与睡眠

第一节　现代医学对精神医学与睡眠的认识

一、精神医学与睡眠的关系

临床上，精神疾病伴发睡眠障碍的比例很高，其发生率大概为 48.61%。很多精神障碍患者在发病期出现生物节律紊乱，产生睡眠障碍，而睡眠障碍又可使患者精神症状加剧，两者互为因果，恶性循环，拖延患者康复的脚步，给患者、家庭和社会带来十分消极的影响。对于精神疾病患者，有一些抗精神病药物治疗精神疾病的同时会干扰患者本身的正常睡眠，如舒必利、阿立哌唑、氨磺必利等，患者常会抱怨服药后失眠，多梦或者嗜睡，整日昏昏沉沉，影响患者日间的生活和工作能力。

二、精神分裂症与睡眠

精神分裂症伴发的睡眠障碍以失眠多见，是在具备充分睡眠机会和条件的前提下，精神分裂症患者发生的以失眠为主的睡眠质量不满意状况。包括入睡困难、睡眠轻浅（如易醒、多梦、缺乏熟睡的感觉等）、醒后不能再度入睡、早醒或自觉睡眠不足等。它可使患者的精神症状加重，阳性精神症状增多，同时由此导致的肥胖问题会使患者的健康状况进一步恶化，以致预后不良。

（一）临床表现

1. 症状表现　入睡困难为最常见的症状表现，有些患者还可表现为其他不典型的症状，如：贪睡、睡眠节律紊乱、昼夜颠倒等。有研究指出，首次患精神分裂症康复后，大约一半的患者可能在 1 年以内复发。而失眠是精神分裂症复发的重要前驱症状，因此必须高度重视。

2. 电生理研究　目前，国内外对精神分裂症伴发失眠的研究结果并不一致。有学者认为精神分裂症有原发性慢波睡眠（slow wave sleep，SWS）异常，并推测精神分裂症的快眼动睡眠潜伏期缩短及睡眠维持障碍是可逆的功能性改变，SWS 减少才是更持久的特征性改变。Kato 的研究认为精神分裂症阴性症状与睡眠 δ 波关系密切，非苯二氮䓬类镇静药佐匹克隆能增加额区的 δ 波波幅，同时降低简明精神症状量表（BPRS）阴性症状得分。还有报道显示，精神分裂症预后不良与睡眠障碍、尤其是 δ 睡眠减少有关，长期服用精神抑制剂加重了这种睡眠障碍。

另一种观点认为,精神分裂症的非快动眼睡眠(non-rapid eye movement sleep,NREMS)改变是抗精神病药物所致,而不是原发病所致。在 Hoffmamn 等研究中,初发未服药治疗的精神分裂症患者除睡眠潜伏期延长、觉醒时间延长、S2 减少外,其他指标未见异常。精神分裂症 NREMS 中慢波活动时程无异常。BPRS 各因子中也只有思维障碍与睡眠潜伏期正相关,而其他症状因子分别与 SWS、REMS 均未见相关性。

精神分裂症伴发失眠的另一研究热点是快速眼动睡眠(rapid eye movement sleep,REMS)插入假说,有学者认为精神分裂症 REMS 插入觉醒阶段的现象与中枢神经系统 DA 活动过度有关。在 REMS 异常的解剖学定位上,Braun 对健康人局部脑血流量(regional cerebral blood flow,rCBF)研究结果显示,颞叶外侧面的枕颞区和枕叶纹旁区、纹周区、枕叶后部,在 REMS 期较觉醒期 rCBF 增加。这使我们联想到临床上颞叶病损的患者更易出现精神症状,从而提示精神症状的产生与 REMS 调控紊乱会有部分共同的解剖学基础。此外,慢性精神分裂症有类似抑郁症患者的第一晚效应缺乏现象,褪黑素可以改善精神分裂症的睡眠适应性,并且使睡眠质量差的慢性精神分裂症患者缩短睡眠潜伏期,睡眠时间延长。另外,男性精神分裂症患者睡眠参数改变较女性突出,这提示男性患者睡眠进程及结构更易受影响,也许与男女内分泌差异对睡眠影响各异有关。

(二)病理机制

精神分裂症伴发失眠的病理机制目前结论并不一致。

有研究显示,选择性多巴胺 D2 受体激动剂吗啡、溴隐亭和培高利特会使实验室动物出现清醒程度提高,慢波睡眠和 REM 睡眠减少的表现。因此推测精神分裂症患者的睡眠障碍与多巴胺系统过度活跃有关。但之后的尸检和 PET 研究则发现约有 30% 的精神分裂症患者大脑纹状体 D2 受体的密度和正常人相比没有显著差异,这提示精神分裂症患者的失眠不仅与多巴胺系统有关,其他神经递质也可能参与其中。

哺乳动物大脑中缝背核 5- 羟色胺能细胞与 NREMS 的启动和 REMS 的抑制有关。精神分裂症患者存在中枢神经系统 5- 羟色胺功能异常,而 5- 羟色胺功能失调被认为是睡眠障碍的生物学基础,因此精神分裂症患者的失眠可能与 5- 羟色胺有密切的关系。

(三)临床评估

诊断前,临床医生需要对精神分裂症睡眠障碍患者进行详细的病史采集,包括常见的病因、临床表现等,并综合考虑适当的实验室检查结果。匹兹堡睡眠质量指数(PSQI)量表因其简单易行,信效度高,并与多导睡眠脑电图测试结果有较高的相关性,已成为目前研究和临床评定的常用量表。

(四)西药治疗

1. 前驱期 应注意尽早识别,早期进行干预时患者对药物的反应相对较好。如果患者的失眠症状较重,可直接选择镇静作用较强的抗精神病药物治疗,必要时可短期加用镇静安眠药物。

2. 急性期 尽早使用抗精神病药物控制病情,可使用镇静效果较强的抗精神病药物,如:氟哌啶醇、氯丙嗪、奥氮平、喹硫平、氯氮平等。临床上处于急性发作期的患者常存在严重的睡眠障碍,单用抗精神病药物效果往往不理想,此时可联合使用镇静安眠药物,如中长效的苯二氮䓬类药物控制失眠,如:阿普唑仑、艾司唑仑、氯硝西泮等;必要时可加用短效催眠药物,增加睡眠诱导作用,如:佐匹克隆、唑吡坦等。

3. 治疗巩固期 继续抗精神病药物维持治疗，加强对患者的支持治疗，尽量降低病情复发的风险，可尝试逐渐减低或停用镇静安眠的药物。

4. 维持期 继续抗精神病药物治疗，根据情况安排镇静安眠药物的应用。

5. 具有镇静作用的抗精神病药物

（1）氯丙嗪：常用典型抗精神病药物，能够增加患者总睡眠时间和睡眠功效，延长睡眠潜伏期时长，增加 SWS 时间。

（2）奋乃静：常用典型抗精神病药物，能够增加患者总睡眠时间和睡眠功效，缩短睡眠潜伏期和睡眠发作后醒来的时间。

（3）氟哌啶醇：常用典型抗精神病药物，能够增加患者总睡眠时间和睡眠功效，缩短睡眠潜伏期和睡眠发作后醒来的时间。

（4）氯氮平：常用于治疗难治性精神分裂症，因具有引起致命的粒细胞缺乏症的可能性，故目前推荐作为二线用药。定期血常规监测可降低致命的危险，若患者原有粒细胞缺乏或其他血液系统病史，或有氯氮平引起的粒细胞缺乏或减少的既往史，不可用氯氮平治疗。

（5）奥氮平：老年人清除半衰期延长，服用时应注意起始量和治疗量的适当降低。奥氮平可引起泌乳素增高，也可引起食欲与体重增加，很少引起癫痫发作，罕见粒细胞缺乏症。

（6）喹硫平：喹硫平经肝脏代谢，肝硬化时代谢率降低 1/4，故严重肝功能障碍者应减量服用。老年人的代谢仅为年轻人的 1/3～1/2，故起始剂量和治疗剂量均应降低。白细胞减少较少见。

三、情感障碍与睡眠

情感障碍伴发的睡眠障碍以失眠较常见，是在具备充分睡眠机会和条件的情况下，发生的以失眠为主的睡眠质量不满意或睡眠时间明显减少的状况，包括难以入睡、睡眠不实、多梦、早醒、少睡等。这种失眠可能是情感障碍直接导致的，也有可能是治疗药物所致的不良反应。

（一）临床表现

1. 症状表现 据报道，70% 的双相情感障碍患者存在睡眠障碍，90% 的抑郁发作患者主诉有失眠的表现，其常见症状包括：入睡困难、再次入睡困难、早醒、贪睡等。有 61.8% 的抑郁症患者首发症状是睡眠障碍，而缓解期的失眠表现则是抑郁复燃的重要危险因素。而对于躁狂发作，69%～99% 的患者睡眠需要减少，总认为自己睡的足够多了，醒来之后感觉精力充沛；43% 的患者在出现情绪症状之前先出现睡眠减少的症状。

2. 电生理研究

（1）抑郁发作患者的睡眠模式：抑郁发作患者的睡眠异常主要是睡眠的连续性和睡眠结构的不正常。目前研究较多的是快眼动睡眠（REMS）和慢波睡眠（SWS）。

睡眠脑电图（PSG）提示抑郁发作患者的睡眠连续性发生改变，但目前结论并不一致。有研究发现抑郁发作患者的睡眠潜伏期延长、觉醒次数增加、早醒、慢波睡眠减少和 REM 睡眠脱抑制（包括 REM 潜伏期延长、REM 睡眠数量增加、首个 REM 期延长和 REM 频次增加）等。但也有研究发现这些睡眠指标还与年龄、性别、疾病严重程度等有关。

最初，REM 潜伏期缩短曾被认为是原发性抑郁的生物标记，有研究发现，抑郁缓解期仍然存在部分 REM 睡眠障碍。Giles 等发现，在抑郁缓解期持续存在的 REM 潜伏期缩短与抑郁发作复发风险的增加有关。REM 频次的增加与重度抑郁发作患者不良疗效之间存在相关性，治疗前 REM 频次较高的患者对心理疗法反应较差，而心理治疗后 REM 频次减低的患者症状缓解率明显增加。通过荟萃分析发现 REM 潜伏期和 REM 频次可以将抑郁发作患者从没有情感障碍的人群中鉴别出来，而且抑郁发作期和缓解期的患者 REM 频次没有明显的区别。但是并非所有抑郁发作患者都存在 REM 睡眠的变化，这些变化仅出现于50%～70% 的重度抑郁发作患者中。因为 REM 睡眠本身在协调认知和情感方面发挥了重要作用，因此 REM 睡眠障碍可能在多个方面参与了抑郁发作的发生。

有研究发现，抑郁发作患者存在 NREMS 的 SWS 时程异常，第一个 NREMS 慢波波幅降低，SWS 高峰后移到了第二个睡眠周期，因而推测抑郁发作有 SWS 调控障碍，SWS 减少可能与脑室比率增高密切相关。抑郁发作中的"第一晚效应（FNE）"，指出抑郁发作患者的适应性睡眠改变缺乏，第一晚与第二晚的睡眠指标基本无差异，甚至出现第一晚 RL 比第二晚更短的反常现象，其睡眠模式的病理特征本身就限制了其睡眠适应性改变。此外在抑郁发作患者中，FNE 在正常范围者比 FNE 缺乏者 SWS 增加、短睡眠循环增多。

（2）躁狂发作患者的睡眠模式：目前对躁狂发作患者的睡眠脑电图研究资料不多，这与难以对躁狂发作患者进行有效测试有关。躁狂发作的睡眠障碍突出表现为早醒和实际睡眠时间减少。与正常对照相比，躁狂发作、抑郁发作患者的 SL 延长，整个睡眠时间减少；躁狂组比抑郁组实际睡眠时间减少，S2、S3、S4 减少，REMS 减少；抑郁组比躁狂组睡眠潜伏期更短，躁狂组比抑郁组实际睡眠时间更短。但与抑郁发作形成鲜明对比的是，躁狂发作患者自认为睡眠充足，醒后精力充沛。这提示睡眠指标与患者主观感受之间不存在必然因果关系，使患者精力旺盛的机制尚不明确。

Hudson 等的研究也显示躁狂发作患者常有睡眠连续性障碍，比抑郁发作患者实际睡眠时间更短，每一睡眠时相有减少，但 NREM 的 I、II 期睡眠及 REM 睡眠的百分比正常，REM 测量发现 3/4 患者的 REM 显示潜伏期缩短，而其余 1/4 却正常。研究还发现，躁狂发作患者的睡眠脑电图的最大特征是睡眠总时间减少，以及类似于单相抑郁发作和精神病性抑郁中所见到 REM 改变，所不同的是 δ 睡眠尚保持。关于躁狂发作与抑郁发作患者多导睡眠图出现相类似改变，可以解释为：肾上腺素能受体理论认为在躁狂发作与抑郁发作之间可表现出一些病理学的相似性，正如两个临床症状群有许多共同特征一样。研究还显示失眠的严重程度与躁狂发作的严重程度有关，实际睡眠时间、REM 睡眠的百分比与疾病严重程度呈负相关。

（二）病理机制

1. 5- 羟色胺功能失调 5- 羟色胺（5-HT）与抑郁发作的联系十分紧密，几乎所有抗抑郁剂均是通过它来介导发挥作用，同样 5-HT 对睡眠的作用也十分重要。5-HT 受体拮抗剂如利他舍林能显著增加健康个体的慢波睡眠。有研究显示慢波睡眠的启动与重性抑郁发作患者脑脊液中 5-HT 的主要代谢产物 5- 羟吲哚醋酸（5-HIAA）的水平有关。研究发现在许多抑郁发作患者的脑脊液中 5-HIAA 的浓度降低，对自杀有预测意义。另有研究显示 NREMS 由中缝背核 5-HT 能细胞开启；而 REMS 由脑桥网状结构胆碱能细胞所开启和维持，被中缝背核 5-HT 能细胞所抑制和关闭，5-HT 神经元可以间接阻断、抑制 REMS 的发生。研究显示哺乳动物生物钟下丘脑视交叉上核（SCN）作用于松果腺交感神经末梢，通过调节蓝斑的去甲肾上腺素（NE）调控中缝背核 5-HT 血清素能细胞和脑桥网状结构的胆碱能细胞，如：

降低动物脑内 NE 会出现 REMS 睡眠增加,提高 NE 会出现 REMS 睡眠减少,从而调整睡眠与觉醒节律。

2. 胆碱与单胺能神经失衡假说 经典的单胺能递质缺乏理论认为抑郁发作是由于中枢神经系统的 5-HT、NE、DA 缺乏所致,而胆碱与单胺能神经失衡假说是该理论的延伸和补充。临床可见,有机磷中毒的患者由于乙酰胆碱酯酶受到抑制,中枢和全身乙酰胆碱水平显著升高,患者随后出现类似抑郁的表现。而动物实验提示,激活中枢胆碱能神经元活性促进了猫的 REM 睡眠。另有一些研究者通过激动单胺能神经抑制了人的 REM 睡眠。

3. 昼夜节律异常和 REM 睡眠障碍 研究发现,情感障碍患者存在昼夜节律相位提前的现象,其中包括抑郁发作患者 REM 睡眠的特征性改变。随后的研究显示,在抑郁发作患者中,REM 睡眠、体温、皮质醇分泌的节律障碍与睡眠调节的弱化有关。抑郁发作患者的早醒和首个 REM 睡眠相的提前都对这一假说提供了支持。Wehr 和 Goodwin 认为,抑郁发作患者的节律提前了 1 个或者数个小时,但在随后的对照研究中却发现这种昼夜节律的变化并不恒定。

4. 睡眠障碍的神经影像研究 神经影像学的研究发现,抑郁发作患者在 REM 睡眠和 NREM 睡眠的大脑活动均与正常人存在差异。抑郁发作患者从觉醒过渡到首个 NREM 睡眠的过程中可以见到额顶叶、丘脑代谢水平的持续增高,在 NREM 睡眠期可见额叶代谢减低、边缘叶代谢异常激活、纹状体连接后部皮质脑区的代谢异常活跃;而在抑郁发作患者的 REM 睡眠期,边缘叶、旁边缘结构的前部、前额叶环路功能强化,这可能与情感调节障碍有关。

(三)临床评估

临床医生需要对患者进行详细的病史采集,然后做出临床评估。不少的躯体疾病可伴发情绪障碍,此时应首先考虑躯体疾病的诊断。

临床常用的症状评估量表,如汉密尔顿焦虑 / 抑郁量表、蒙哥马利抑郁量表、杨氏躁狂量表等把睡眠障碍作为重要的条目包含其中,是对患者病情评价的重要方面。匹兹堡睡眠质量指数(PSQI)量表是专用的睡眠质量评价工具。

(四)西药治疗

1. 重性抑郁障碍伴发失眠的治疗 常用的抗抑郁药物包括三环类抗抑郁药物、5- 羟色胺再摄取抑制剂(SSRI)、5- 羟色胺和去甲肾上腺素再摄取抑制剂(SNRI)、去甲肾上腺素能和特异性五羟色胺能抗抑郁药物(NaSSA)和 5- 羟色胺 2 受体拮抗和再摄取抑制剂(SARIs)。对抑郁症伴发失眠的患者,临床上治疗可选择具有镇静效果的抗抑郁药物,或者抗抑郁药物合并新型抗精神病药物和(或)苯二氮䓬类药物(或其镇静催眠药物)。

一些三环类抗抑郁药物具有镇静作用,比如多虑平和阿米替林,曾用于治疗继发于抑郁发作的失眠,能够增加抑郁发作患者的 NREM 睡眠,但此类药物安全性不高,目前多被选择性 SSRI 所替代。

非三环类的抗抑郁药物中,某些抗抑郁药物本身具有良好的镇静效果,对伴有焦虑、失眠的抑郁患者非常适用,如帕罗西汀、米氮平、文拉法辛、米安色林和曲唑酮等。如患者服药后仍得不到满意的睡眠效果,可加用镇静安眠药物,如劳拉西泮、艾司唑仑、阿普唑仑或氯硝西泮口服。如患者仅是有轻度失眠,如入睡困难,则可考虑服用作用于 α- 氨基丁酸(GABA)受体的非苯二氮䓬类催眠药,如唑吡坦、佐匹克隆、右佐匹克隆和扎来普隆。如患者存在严重的睡眠障碍,上述处理措施仍不能控制失眠,或患者存在一些精神病性症状,则可考虑合并新型抗精神病药物治疗,如喹硫平、奥氮平等。

当患者病情突然发生变化,出现失眠、易激惹等表现,既往药物治疗效果不佳或无效,则提示有可能出现躁狂发作或混合发作的可能,这时需要酌情停用抗抑郁药物,按照双相情感障碍原则处理。

2. 常用抗抑郁药物

(1)多虑平:常用三环类抗抑郁药物,美国 FDA 已经批准其用于治疗失眠,主要是增加患者总睡眠持续时间。

(2)帕罗西汀:帕罗西汀为 SSRI 类抗抑郁药物,其镇静效果弱于三环类,当大剂量用药时镇静效果明显,有报道称抑郁症患者服用帕罗西汀出现镇静作用的大概占 40%。

(3)文拉法辛:文拉法辛为 SNRI 类抗抑郁药,是 5-HT 和 NE 双回收抑制剂,NE 能激动脑干网状上行激活系统,引起失眠、激越、焦虑和震颤,但同时文拉法辛阻断 Na^+ 通道,抑制兴奋性神经递质谷氨酸释放,引起思睡。

(4)米氮平:米氮平为 NaSSA 类药物,能够阻断 $5-HT_{2A}$ 受体,增加慢波睡眠,缩短睡眠潜伏期,增高总的睡眠时间,增加睡眠效率。

(5)曲唑酮:曲唑酮为 SARI 药物,其通过阻断 α1 和 H1 受体来影响服用者的睡眠,主要是增加 S3、S4 期睡眠,对 REM 睡眠影响较少。

(6)米安色林:米安色林阻滞突触前膜上的 α2 受体和 5-HT 受体,起到镇静催眠、抗焦虑抑郁的效果。抗胆碱能作用和对心血管作用小,老年人和心脏病患者易于耐受。

(7)阿戈美拉汀:阿戈美拉汀具有褪黑素 MT1/MT2 受体激动作用和 $5-HT_{2c}$ 拮抗作用,通过调整昼夜节律来实现治疗失眠的作用。需要注意的是阿戈美拉汀可能导致肝损害。因此肝炎病毒携带者/患者和肝功能损害患者禁用。

3. 双相情感障碍发作伴发失眠的治疗 治疗双相情感障碍的药物包括心境稳定剂和新型抗精神病药物。常用心境稳定剂包括锂盐和某些抗惊厥药物如:丙戊酸盐、卡马西平、拉莫三嗪、托吡酯等。新型抗精神病药以氯氮平、奥氮平、利培酮、喹硫平、阿立哌唑和齐拉西酮等为常用。

心境稳定剂对失眠的效果不佳,对躁狂发作伴失眠患者,多采用联合抗精神病药和(或)苯二氮䓬类药物治疗。新型抗精神病药的镇静作用对控制兴奋躁动、改善睡眠有明显作用,如:奥氮平(10～20mg/d),喹硫平(200～400mg/d)。在苯二氮䓬类药物中,劳拉西泮和氯硝西泮在躁狂的治疗上具有起效快、作用时间短的特点,劳拉西泮或氯硝西泮 2～4mg 肌注或口服,1 天 3 次,常与心境稳定剂和(或)新型抗精神病药物联合使用,以控制躁狂急性发作症状,同时起到镇静、助眠的作用。

对躁狂发作伴轻度失眠患者也可联合应用作用于 α- 氨基丁酸(GABA)受体的非苯二氮䓬类催眠药。如唑吡坦、佐匹克隆、右佐匹克隆和扎来普隆。它们的特点是起效快,耐受性好,不良反应轻微。

双相情感障碍患者在缓解期和抑郁发作期时也会出现失眠的表现,除了使用抗精神病药物和苯二氮䓬类药物外,可谨慎使用一些抗抑郁药物治疗,如曲唑酮、米氮平等。有文献报道称低剂量的曲唑酮和米氮平在与心境稳定剂合并治疗时,对双相情感障碍的患者仍是安全的,尤其是在需要长期服药的情况下。

四、焦虑症与睡眠

焦虑症是一种以焦虑情绪为主要表现的神经症,包括急性(惊恐障碍)和慢性(广泛性焦虑)两种临床相,常伴有头晕、胸闷、心悸、呼吸困难、口干等表现。焦虑症伴发的睡眠障碍,常以失眠多见。

(一)临床表现

1. 症状表现　24% 的焦虑症患者存在失眠的表现。其睡眠障碍主要表现为入睡困难、夜间觉醒次数增多、多梦和睡眠时间减少。

2. 电生理研究　多导睡眠图研究显示焦虑症患者的深睡眠减少,REM 睡眠密度明显下降。

(二)病理机制

焦虑症的产生可能与大脑网状激活系统的活动失常有关,尤其是与脑干蓝斑有关。动物实验发现,电刺激蓝斑可引起明显的恐惧和焦虑反应,并有蓝斑神经冲动发放增加和中枢性 NE 加速更新的表现。而蓝斑中的 NE 能神经元的神经纤维投射到海马、杏仁核、边缘叶和额叶皮质,与睡眠皮质有一定重叠,因此可能出现失眠的情况。

(三)临床评估

临床医生需要对患者进行详细的临床评估,包括常见的病因、临床表现等,并综合考虑适当的实验室检查结果,了解相关的失眠潜在诱因,然后做出判断。不少的躯体疾病可伴发焦虑情绪,此时应首先考虑躯体疾病的诊断。

临床常用的症状评估量表,如汉密尔顿焦虑量表、焦虑自评量表等把睡眠障碍作为重要的条目包含其中,是对患者病情评价的重要方面。而匹兹堡睡眠质量指数(PSQI)量表,能较好地评估睡眠症状的严重程度。

(四)西药治疗

临床上常使用抗抑郁药物来治疗焦虑症,比如帕罗西汀、文拉法辛和度洛西汀等,但要在治疗后几周才能起效,并且由于抗抑郁药物对 5-HT$_2$ 的作用,常会引起焦虑、失眠等症状。因此,在治疗的初始阶段往往会合并使用小到中等剂量的苯二氮䓬类药物,它的特点是起效迅速,但长期使用会导致药物依赖。

焦虑症治疗中较常用的苯二氮䓬类药物包括中长效的阿普唑仑、地西泮、氯硝西泮等和短效的劳拉西泮、奥沙西泮等。当焦虑症患者伴发失眠时,可在晚间使用作用时间较长的中长效苯二氮䓬类药物,而在白天使用作用时间较短的,对患者日间活动影响较少。苯二氮䓬类药物可明显改善焦虑症患者的失眠,主要是延长 S3 期,当苯二氮䓬类药物和抗抑郁药同时使用时,在抗抑郁药物起效后,苯二氮䓬类药物可以逐渐减量,乃至停用。另一种抗焦虑药物丁螺环酮也可改善焦虑症患者的睡眠,据文献报道丁螺环酮可明显增加慢波睡眠,同时不影响 REM 睡眠。

新型抗精神病药物喹硫平经由美国 FDA 批准,具有治疗广泛性焦虑的适应证,而其具有的镇静作用可在临床用来治疗严重的失眠。但需要注意的是国内并没有此项适应证。

第二节 中医对精神医学与睡眠的认识

精神疾病经常出现睡眠障碍，如不寐、时寐时醒、多梦、梦魇、梦惊以及嗜寐、多寐、思睡等，患者常伴有妄闻、妄见、惊狂、烦躁、心情抑郁等表现。

一、病因病机

（一）脑神失调

《本草纲目》称"脑为元神之府"，各种神志疾病，如癫病、狂病、郁病、百合病等，皆能上扰脑神而致不寐，但各神志病引发睡眠问题的病因病机又各有特色。癫病始发于肝，肝火妄动，上扰脑神致妄闻妄见，因魂不能入舍于肝，主要表现为入睡困难。《素问·至真要大论》："诸躁狂越，皆属于火。"狂病因心火过亢，上扰脑神，出现情绪高涨、思如泉涌、行为轻浮、狂妄无边等；心火亢则阳气旺，主要表现为睡眠减少。郁病因阳郁不舒，脑神失养，出现情绪低落、悲伤自卑、思虑烦躁等；《素问·生气通天论》："阳气者，烦劳则张，精绝……阳气者，精则养神。"阳气烦张，郁而不舒，则主要表现为早醒。《金匮要略·百合狐惑阴阳毒病脉证并治》："百合病者，百脉一宗，悉致其病也。意欲食，复不能食，常默默，欲卧不能卧。"百合病常因肺肾阴虚，心肾不交，阳不入于阴，而致失眠。

（二）药物毒邪

精神药物也可以导致失眠或睡眠增加，药源性睡眠障碍病机多为药毒化热、药毒伤正或药毒瘀阻。在患者服用精神药物后，大多出现阳热反应，主要表现为心肝热盛、阳明燥热、痰热内阻、心肾不交、毒热瘀阻等，以致药物毒邪上扰脑神出现失眠。精神药物使用不当，除了表现为各种躯体不适的不良反应而影响睡眠，亦可出现药源性精神症状和焦虑抑郁等情绪障碍，进而引起睡眠障碍。

总之，精神疾病导致睡眠障碍的主要病机是机体的阴阳平衡失调，脏腑功能失常，致气、血、火、毒郁结或瘀阻，扰及脑神，或阴阳、气血不足，脑神失养。主要病位在脑，常涉及心、肝、胃、肾等脏腑。

二、辨证论治

精神疾病导致的睡眠障碍首辨虚实，在治疗中补虚泻实，调整气血阴阳，辅以安神。安神法的使用要结合临床，分别选用养脑安神、重镇安神、清热安神等方法。

（一）肝郁化火证

1. 主症 入睡困难，易惊醒，甚至彻夜不眠，妄见妄闻，急躁易怒，冲动，坐卧不安，胸闷胁痛，面红目赤，小便黄赤，大便秘结。

2. 治法 清肝泻火，安神宁魂。

3. 方药 龙胆泻肝汤加减。

龙胆草10g 泽泻10g 当归10g 生地黄20g

黄芩10g 柴胡6g 玄参30g 生石膏30g^(先煎)

珍珠母30g^(先煎) 栀子10g 丹皮10g 菊花15g

生大黄6g

（二）痰热内扰证

1. 主症 睡卧不宁，心烦懊恼，烦躁易怒，妄闻妄见，胸闷脘痞，惊悸不安，口黏痰多，头昏目眩，舌红苔黄腻，脉滑数。

2. 治法 化痰清热，和中安神。

3. 方药 温胆汤加减。

半夏 10g　陈皮 20g　茯苓 20g　枳实 15g　竹茹 10g

远志 10g　天竺黄 10g　郁金 15g　黄芩 10g　栀子 15g

（三）心火上炎证

1. 主症 入睡困难，急躁易怒，兴奋话多，滔滔不绝，言语夸大，声高气粗，时歌时咏，口苦咽干，渴喜冷饮，舌红苔黄腻，脉滑数。

2. 治法 清心泻火，醒脑安神。

3. 方药 泻心汤合竹叶石膏汤加减。

生石膏 30g^{（先煎）}　黄连 10g　黄芩 10g　栀子 10g

生石决明 30g^{（先煎）}　丹皮 10g　夜交藤 20g　竹叶 10g

礞石 30g^{（先煎）}

（四）心脾两虚证

1. 主症 多梦易醒，心悸健忘，梦多易惊，头晕目眩，不思饮食，神疲乏力，心情低落，易哭泣，面色无华。舌淡苔薄，脉细弱。

2. 治法 益气健脾，养心安神。

3. 方药 人参健脾丸加减。

党参 10g　炒白术 10g　当归 15g　山茱萸 30g

何首乌 30　陈皮 15g　炒枣仁 20g　远志 15g

龙眼肉 15g　茯神 10g

（五）心肾不交证

1. 主症 心烦失眠，多梦，入睡困难，辗转反侧，恐惧胆小，紧张不安，头晕耳鸣，潮热盗汗，男子梦遗阳痿，女子月经不调，舌红，少苔，脉细数。

2. 治法 交通心肾，益肾平虑。

3. 方药 酸枣仁汤合增液汤加减。

生地黄 30g　麦冬 20g　玄参 20g　丹参 20g

沙参 10g　知母 30g　炒枣仁 20g　夜交藤 20g

合欢皮 10g　泽泻 10g　黄连 10g

（六）脾肾阳虚证

1. 主症 神疲多寐，情绪低落，倦怠乏力，不想见人，反应迟钝，健忘呆滞，畏寒肢冷，腰膝酸软，舌淡苔白，脉细无力。

2. 治法 温补脾肾，养脑安神。

3. 方药 桂附地黄丸加减。

熟地 10g　山药 15g　山茱萸 10g　炮附子 3g

茯苓 20g　丹皮 10g　菟丝子 10g　枸杞子 15g

桑葚 10g　白术 10g　茯神 15g

（七）瘀血阻滞证

1. 主症 失眠日久，面色晦暗，心烦，夜间尤甚，表情淡漠，两目呆滞，自言自语，言语混乱，舌质暗有瘀斑，脉弦而涩。

2. 治法 理气化瘀，安神定志。

3. 方药 血府逐瘀汤加减。

桃仁 30g　红花 10g　香附 10g　青皮 10g

柴胡 10g　半夏 10g　木通 10g　陈皮 10g

丹皮 10g　赤芍 10g　甘草 10g

第三节　中西医结合诊治

睡眠障碍是一种常见病，包括睡眠数量、质量和节律的紊乱，睡眠障碍不仅可以单独发病，而且常伴发于各种疾病。睡眠障碍患者大多首诊于内科，其中被怀疑患有精神疾病或者难治性睡眠障碍才会被转诊精神科。精神疾病伴发睡眠障碍很常见，并且很多精神疾病患者常以睡眠异常为主诉或首发症状。

一、中西医结合最新研究

（一）精神疾病伴发睡眠障碍的病因病机

睡眠障碍中最常见的是失眠和嗜睡，中医称之为"不寐"和"多寐"。中医认为不寐的总病机为营卫不和，阳不入阴，如：《灵枢·邪客第七十一》以"半夏汤"治"目不瞑"，称"饮以半夏汤一剂，阴阳已通，其卧立至"。王彦恒认为"临床上癫病、狂病、郁病均可见不寐，……从发病、病性、病机转化规律等方面均有较大差异"，"多寐病在精神疾病中，多见于神经症及老年性脑病患者"，"主要病位在心、肝、脾、肾等脏腑，涉及脑神而为病"。而且精神药物也可以导致失眠或睡眠增加，药源性睡眠障碍病机多为药毒化热、药毒伤正或药毒瘀阻；临床上治疗失眠常用酸枣仁汤加减，治疗睡眠增加常用藿香、佩兰、石菖蒲等取得了良好疗效。虽然精神心理睡眠障碍的总病机多被认为是肝气、肝火、痰热、气血两虚以及阴虚火旺等，治疗以疏肝理气、清肝泻火、化痰涤痰，以及补养气血、滋阴降火为主；但是李艳认为从六经辨证看，属于少阴伏寒、元阳亏虚上浮为本，以痰饮、虚火、血瘀、气滞为标，治疗应以温潜阳气、散寒蠲饮为主。

（二）精神分裂症与睡眠障碍

精神分裂症患者中伴发睡眠障碍的比例很高，曾有报道超过 70%，而且失眠是精神分裂症复发的强预测因子；曹欣冬等选以舒必利为基础治疗的精神分裂症女性患者 80 例，应用安神汤（苦参、炒酸枣仁、丹参、远志、当归、茯神）与阿普唑仑片随机分组对照治疗伴发的失眠，结果示经 2 周治疗后在匹兹堡睡眠质量指数量表的总分、睡眠障碍、睡眠质量等项中，中药效果优于西药。孟彬等选 96 例经利培酮或喹硫平治疗的精神分裂症患者，应用舒眠胶囊（炒酸枣仁、柴胡、白芍、合欢花、合欢皮、僵蚕、蝉蜕、灯心草）与含氯硝西泮胶囊随机分组对照治疗伴发的睡眠障碍，治疗 4 周结果示中药与西药疗效相当，但西药不良反应多且停药有戒断症状，停药 1 周后中药疗效优于西药。

（三）情感障碍与睡眠障碍

多数情感障碍患者会伴发睡眠障碍，尤以抑郁发作时为甚，抑郁症患者诉睡眠问题比例高达 80% 以上，其中 80% 属于早醒。抑郁性失眠以白天小睡增多、夜间慢波睡眠减少、快动眼与非快动眼睡眠比例失常为特征，据此周琍等提出抑郁性失眠治疗由提振阳气、益阳和阴的思路着手，应可获得不错疗效。

1. 中药为主治疗情感障碍伴发睡眠障碍 吴宣祥对 60 例原发性失眠并发轻中度抑郁症患者采用健脑安神胶囊（酸枣仁、合欢花、桑椹、制何首乌、川芎、五味子、龙眼肉）与盐酸多塞平片随机非盲对照治疗，结果示经 30 天治疗后中药疗效明显优于西药。李鹏采用自拟疏郁安神方（柴胡、郁金、香附、合欢皮、酸枣仁、制首乌、茯苓、当归、白芍、夏枯草、素馨花）随症加减与帕罗西汀片联合阿普唑仑片随机单盲对照治疗 60 例抑郁症伴睡眠障碍患者 6 周，结果示中药治疗的疗效优于西药。焦歆益等对 112 例抑郁症睡眠障碍患者经帕罗西汀片治疗 1 周后仍有睡眠障碍的用舒眠胶囊与空白随机对照治疗 4 周，结果示中西药联合治疗优于单用西药，且未增加药物不良反应。陈俊逾等把 120 例肝阳上亢型抑郁症睡眠障碍患者随机分为汤药组（珍珠母、石决明、草决明、白芍、天麻、酸枣仁、茯神、首乌藤）、艾司唑仑组、舒眠胶囊组分别治疗 3 周，结果示不论疗效还是不良反应都是汤药组优于舒眠胶囊组，舒眠胶囊组优于艾司唑仑组。鲍洁琼等对 80 例抑郁症睡眠障碍患者采用滋阴宁神方（酸枣仁、夜交藤、柏子仁、党参、茯苓、琥珀、远志、栀子、生地黄、薏苡仁、佛手、甘草）与盐酸氟西汀联合艾司唑仑随机对照治疗 4 周，结果示中药在治疗入睡困难、睡眠较浅、早醒、绝望、迟缓、认知障碍等方面显著优于西药。

何军琴等以补肾调肝清心方（生熟地、炒白术芍、淫羊藿、仙茅、女贞子、旱莲草、生龙骨、生牡蛎、青龙齿、炙远志、石菖蒲、炒枣仁、茯苓、茯神、绿萼梅、八月札、桂枝、青陈皮、炒枳壳、炙甘草）对围绝经期抑郁症睡眠障碍模型大鼠进行实验研究，结果示汤药与戊酸雌二醇、米氮平等都可以改善强迫游泳不动时间与睡眠持续时间，提高 5-HT2AR 的表达水平与 IL-2、IL-6 水平。

2. 针灸为主治疗情感障碍伴发睡眠障碍 苏丽等治疗 177 例心脾两虚型抑郁症睡眠障碍患者，在氢溴酸西酞普兰片结合以人参、白术、黄芪、当归等为主的协定方治疗的基础上，随机分为毫针加耳豆、电针加耳豆、温针加耳豆、毫针、电针、温针等 6 组进行 3 周的对照研究。针刺主穴：印堂、四神聪、安眠、神门、照海、申脉；配穴：心俞、脾俞。耳穴：皮质下、心、肾、肝、神门、垂前、耳背心。结果示各组汉密尔顿抑郁量表及匹兹堡睡眠质量指数量表均有改善，且电针加耳豆组改善最为明显，临床有效率最高。洪永波治疗了 60 例非器质性失眠伴抑郁障碍的患者，随机分为电针组与曲唑酮组治疗 4 周，采用睡眠波形为主的电针疗法（百会、印堂），同时结合辨证配伍四肢的穴位，结果示两组总体疗效相当，而药物组对自觉抑郁症状的改善优于电针组，电针对于焦虑/躯体化的改善优于曲唑酮，且电针组副作用较少。

王俊等用督脉导气针法（神庭、百会、大椎、神道、至阳）合并抗抑郁药物与单纯抗抑郁药物（舍曲林、文拉法辛、米氮平）随机对照治疗 45 例抑郁症睡眠障碍患者 4 周，结果示在汉密尔顿抑郁量表及匹兹堡睡眠质量指数量表上针药结合均优于单纯西药治疗，而抗抑郁药对匹兹堡睡眠质量指数量表无改善。王熙等采用帕罗西汀加电针（百会、印堂、内关、神门、三阴交、足三里）与单纯帕罗西汀随机对照治疗 80 例抑郁症睡眠障碍患者 4 周，结果示在汉密尔顿抑郁量表及匹兹堡睡眠质量指数量表上两组均有改善，且针药结合优于单纯西药治疗。王欣君等采用针刺（百会、印堂、四神聪、内关、神门、三阴交）结合选择性 5- 羟色胺再摄取抑制剂（SSRIs）和促睡眠药治疗抑郁症睡眠障碍，并与 SSRIs 和促睡眠药进行随机对照，共治疗 91 例患者 4 周，结果示针药结合在汉密尔顿抑郁量表及匹兹堡睡眠质量指数量表上明显优于单纯西药治疗。

王天俊等治疗 71 例抑郁症睡眠障碍患者 6 周，随机分为埋针配合抗抑郁药物、针刺配合抗抑郁药（神庭、百会、大椎、命门）和单纯抗抑郁药物等 3 组，结果示第 1、2、4 周时埋针与针刺组对汉密尔顿抑郁量表睡眠积分改善优于单纯西药组，至第 6 周各组间无差异。甄君等采用针刺（百会、上星、神庭、风池、神门）联合耳穴贴压（心、神门、额、皮质下、脑点、交感、内分泌）与盐酸氟西汀分散片随机对照治疗 76 例抑郁症睡眠障碍患者 4 周，结果示汉密尔顿抑郁量表两组均改善，且针刺结合耳穴优于单纯西药治疗，匹兹堡睡眠质量指数量表只有针刺结合耳穴组有明显改善。吴凯恩采用针药结合（百会、印堂、大敦、太冲、太白、大都、少府、神门、少冲）与单纯中药（辨证选用柴胡疏肝散、逍遥散、半夏厚朴汤、归脾汤、滋水清肝饮等加减）随机对照治疗抑郁症患者 60 例共 6 周，结果示针药结合治疗优于单用中药治疗，在汉密尔顿抑郁量表上治疗组对焦虑 / 躯体化、睡眠障碍、阻滞等方面症状的改善优于对照组。

滕向东采用摩顶膏（白芷、木香、丁香、附子、冰片、干姜、石菖蒲）按摩与中药汤药（选归脾汤、心肾交泰丸、丹栀逍遥散合酸枣仁汤、温胆汤等辨证加减）对照治疗抑郁症失眠障碍患者共 60 例，4 周治疗后，膏摩组（90%）有效率优于汤药组（56.7%）。

3. 焦虑障碍伴发睡眠障碍

（1）焦虑障碍伴发睡眠障碍的病因病机：焦虑症常常伴发睡眠障碍，且临床上很多焦虑症患者以失眠为主诉来诊。但是睡眠障碍不是焦虑症的核心症状，其与焦虑症的关系较复杂，病因病机有关联，却又不尽相同。王颖辉对 78 例广泛性焦虑患者与 78 例非广泛性焦虑患者通过症状学调查发现中医症状中出现最多症状为性情急躁易怒（93.59%）和失眠（93.59%），但是与广泛性焦虑有非常显著性相关的症状为性情急躁易怒和心悸，病因为气滞、火盛和血虚，病位在肝和心，证型为气郁化火。耿东等统计分析焦虑症中医证候相关文献 36 篇，结果示证候类型最常见为肝气郁结、心胆气虚、阴虚火旺、痰热内扰、心脾两虚、气郁化火，病机证候要素主要为气滞、火热、气虚、阴虚，病位类证候要素主要为心、肝。

（2）中药为主治疗焦虑障碍伴发睡眠障碍：刘华等采用柴芩温胆汤加减（柴胡、黄芩、陈皮、半夏、云苓、枳实、竹茹、夜交藤、栀子、甘草）治疗失眠伴焦虑症 30 例，就诊前都服用安定类药物治疗，效果不佳，经 1~3 周治疗后，结果示总有效率达 90%。刘文娟等采用酸枣仁汤联合栀子豉汤（酸枣仁、茯苓、知母、川芎、栀子、淡豆豉、蝉衣、炙甘草）与劳拉西泮片随机对照治疗阴虚火旺型失眠患者 120 例 4 周，结果示中药在焦虑自评量表及总有效率方面优于西药，在增加快速眼动睡眠相时间、慢波睡眠时间、减少觉醒次数也占优势。

二、中西医结合难点分析

难点之一　中西医理论不统一

中、西医学属于两种不同的医学体系，两者的概念、范畴、观念、方法各不相同。中医学产生于中国传统文化背景下，对于失眠的认识多从阴阳、营卫运行、经络运行、气血盛衰等理论来探讨；西医学是实验科学，多从神经递质、电生理、神经影像等方面研究精神疾病及睡眠障碍发生的机理。

难点之二 中医证候分类多样，诊断及疗效评定标准不统一

中医历代睡眠医学的理论内容非常丰富，但是对于精神疾病伴发失眠的认识，各家从不同角度论述，体系相对较散乱。中医药综合治疗精神疾病伴发的失眠的报道较多，但是缺乏循证医学的证据，缺乏客观评价中医疗效的指标，给临床治疗带来一定的困难。在实验研究方面，睡眠行为虽然是人与动物所共有，但是还存在很多的差异，比如睡眠时的肢体活动、睡眠姿势、睡眠节律以及精神疾病对于睡眠的影响等，难以复制出相似的动物模型，实验研究仍处于探索阶段，中药及各种外治法的作用机制尚待研究。

难点之三 精神疾病伴发失眠的病机更为复杂

精神疾病伴发失眠不单是生理、心理因素的问题，更广泛牵涉到精神疾病、躯体疾病等因素。幻觉、妄想、抑郁、躁狂、焦虑等均有可能出现失眠，患者常常合并酒精、药物滥用，有些精神药物也有引起失眠的可能。长期服用苯二氮䓬类药物的患者在减药、停药过程中常常出现失眠、焦虑等戒断反应，有些难治性失眠症的患者治疗更为困难。因此精神疾病伴发失眠的影响因素很多，既包括精神上的疾病，也包括躯体上的疾病，以及精神药物的影响，病机复杂，涉及的脏腑多，因此中西医结合治疗更为困难。

三、中西医结合临证思路分析

对于精神疾病伴发失眠的中西医结合模式有辨证与辨病相结合的诊疗模式、中药与西药取长补短的联用模式、内治与外治相结合的整体治疗模式等。西医治疗失眠症主要是合理使用镇静催眠药物，催眠速度较快，但有一定副作用，如加重呼吸抑制、乏力、嗜睡等，还有耐药性、成瘾性等。中医运用整体观念和辨证论治调治失眠具有独特的优势，但是起效较慢。采用中西医结合的方法治疗失眠则可以很好的兼顾这两点，常用的中医治疗方法有汤药、中成药、针刺、电针、耳穴贴压、按摩等。

在临床中注意辨证与辨病相结合，抓住精神疾病的核心病机。如精神分裂症"始发于肝"，肝气郁结，郁久化火，火性炎上，上扰脑神，出现妄闻妄见；肝火扰动心神，出现失眠，治疗以镇肝泻火，清脑安神为主。情感性精神障碍躁狂发作以心火妄动较为常见，心在志为喜，心火妄动可见情感高涨，喜笑不休；心火扰神，出现失眠，治疗以清心泻火，镇静安神为主。焦虑患者常见肾阴不足，肾在志为恐，肾阴不足，脑神失养，故出现胆小恐惧等焦虑症状；肾阴不足，心火上炎，心肾不交，故见烦躁失眠，治疗以养阴安神，交通心肾为主。长期服用精神药物常常出现阳热性反应，导致心肝热盛，阳明燥热，热扰神明，导致失眠，治疗以清热解毒，清心安神为主。

四、中西医结合典型病案

刘某，男，76 岁，长期失眠，曾诊断为焦虑症，长期靠服用阿普唑仑每日 4 片维持睡眠。无高血压、糖尿病、冠心病的病史，生化指标均正常。乏力，消瘦，胃纳差，在西医精神科门诊就医多次尝试换用抗焦虑药物、抗抑郁药物、小剂量抗精神病药物均不满意，不能坚持。考虑到患者年迈，服用阿普唑仑量大，建议加用奥氮平 2.5mg、阿普唑仑逐渐减量。患者就诊当日晚服用奥氮平 2.5mg、阿普唑仑 1.2mg 后，一个小时后即醒来，感觉一阵冷一阵热，

烦躁，尿频，不能再入睡。第二天再次门诊，拒绝服用奥氮平，如此换用喹硫平 25mg 效果仍不满意。经劝说后，同意继续使用奥氮平 2.5mg、阿普唑仑 1.2mg 配合中药治疗。查患者失眠、烦躁、乏力、舌红苔少，失眠多年，每每苦苦哀求医生多开点阿普唑仑，拒绝其他同类药物。

诊断：①焦虑症；②睡眠障碍；③阿普唑仑依赖。

中医诊断：失眠（心肾不交）。

治法：交通心肾，养阴安神。

处方：生地黄 30g、麦冬 30g、玄参 30g、知母 10g、炒枣仁 60g、夜交藤 30g、合欢皮 30g、泽泻 30g、怀牛膝 30g、菊花 15g、川芎 10g、丹参 30g、黄连 6g、肉桂 3g、龟板 15g、鳖甲 12g、山萸肉 30g、何首乌 30g。水煎服。守方加减近百副后，睡眠改善，每日服用 0.8mg 阿普唑仑可以维持满意睡眠。

五、经验与体会

不同精神疾病伴发睡眠障碍的核心病机不同，但病机之间也有一定的相关性。肾与人体精神活动关系十分密切，肾主骨生髓，髓充为脑，肾脏的功能与脑神功能息息相关。肾阳不足，气机伸展无力，全身气机动力不足，影响到脑神的功能，神机疲弱，不得伸展，表现为情绪低下，活动减少，失眠（少数患者是睡眠过多）等抑郁症症状。常用"温阳开郁法"，可以选用巴戟天、仙灵脾、肉苁蓉这样温而不燥之品，可以合用酸枣仁和茯苓等安神药物，酸枣仁养肝安神，茯苓健脾安神，分别是肝肾阴虚和肝郁脾虚证型的抑郁症的常用药。针刺、电针或者针药结合等有较好疗效常用穴位是百会穴、印堂穴和神门穴等。

焦虑症的精神症状主要为恐惧和担忧，躯体症状虽然复杂多样，但可按五脏和脑神归类，肾在志为恐，肾阴亏损，肾不主志，故紧张不安；肝肾精血同源，肾阴不足，不能濡养肝阴而致肝阴血不足，阴虚不能舍魂，魂浮荡漾，夜不入阴，因而表现为入睡困难，易做噩梦，易惊醒，临床多采用"益肾平虑"之法，重用熟地黄或生地黄、山茱萸等滋肾养阴，合用炒酸枣仁、合欢皮等治疗焦虑症失眠多梦。

精神分裂症初期经常可见有以下有两组症状群，一是情绪偏高，心烦易怒，情绪暴躁为主的症状群；二是情绪偏低，少语发呆，喜静少动，兴趣低下为主的症状群。这两组症状皆由肝气郁滞所致。肝气不疏的各种因素均可导致胆气郁阻，临床常见恐惧、胆小、害怕、紧张、如人将捕之状、失眠等，肝气郁结日久，肝火上炎，采用疏肝解郁、清热安神之法，治疗精神分裂症伴发失眠要注意疏肝而不可伐肝，镇肝不忘清热平肝。

六、思考与展望

虽然在精神疾病伴发睡眠障碍的中西医结合治疗领域中存在很多不足，但是也对我们今后的临床及实验研究有一定提示，如：

1. 经过文献检索发现，失眠最常用中药分别是精神分裂症用酸枣仁，抑郁症用酸枣仁和茯苓，焦虑症用茯苓、栀子、甘草。这些中药可能既对精神疾病有效，也对伴发的睡眠障碍有效，值得进一步研究其作用机理；

2. 针刺或电针是抑郁症伴发睡眠障碍的有效方法，常用穴位是百会穴、印堂穴和神门穴；有些报道提示效果优于中药和西药，而且副作用很少，针药结合的研究也不少；我们应

发挥针灸的独特优势,并探讨其作用机制,推广临床有效易用的针刺手法,研究治疗其他精神疾病伴发睡眠障碍的适宜技术;

3. 目前文献报道的循证证据等级不高,可以有针对性地开展双盲研究,并尽可能加大样本量;

4. 文献报道研究抑郁症、精神分裂症、焦虑症的多,其他精神疾病伴发睡眠障碍的研究较少;研究失眠、不寐的多,很少有研究睡眠增多、多寐的;这些属于本类文献的空白区,有待广大临床医师和研究人员进一步探索。

(贾竑晓　朱　虹　张晓钢　刘　杰)

参 考 文 献

[1] 雷声. 精神疾病睡眠障碍研究的近况 [J]. 临床精神医学杂志, 1998, 8(1): 38-39.

[2] 杨甫德, 陈彦方. 中国失眠防治指南 [M]. 北京: 人民卫生出版社, 2012: 257-258.

[3] Fred Holston. Sleep disturbances in schizophrenia [J]. Drug Discovery Today: Therapeutic Strategies. 2011, 8(1-2): 49-52.

[4] 段慧君, 白培深. 精神分裂症与抑郁症睡眠障碍的研究进展 [J]. 山西医科大学学报, 2002, 33(5): 482-484.

[5] 陈燕梅. 精神疾病中的睡眠障碍 [J]. 青海医药杂志, 2006, 36(6): 78-80.

[6] 段慧君, 白培深. 精神疾病中的睡眠障碍 [J]. 国外医学精神病学分册. 2003, 30(2): 107-111.

[7] Jaime M.M., Daniel M. Sleep in schizophrenia patients and the effects of antipsychotic drugs [J]. Sleep Medicine Reviews, 2004, 8(2): 133-148.

[8] 喻东山. 氯氮平造成粒细胞缺乏的预防和血液检测 [J]. 临床精神医学杂志, 1995; 5(4): 251.

[9] Adriane M. Soehner, Katherine A. Kaplan, Allison G. Harvey. Prevalence and clinical correlates of co-occurring insomnia and hypersomnia symptoms in depression [J]. Journal of Affective Disorders, 2014, 167: 93-97.

[10] Yin-Chieh Lai, Ming-Chyi Huang, Hsi-Chung Chen, et al. Familiality and clinical outcomes of sleep disturbances in major depressive and bipolar disorders [J]. Journal of Psychosomatic Research, 2014, 76(1): 61-67.

[11] Paulo Marcos Brasil Rocha, Fernando Silva Neves, Humberto Corrêa. Significant sleep disturbances in euthymic bipolar patients [J]. Comprehensive Psychiatry, 2013, 54(7): 1003-1008.

[12] Julie St-Amand, Martin D. Provenchern, Lynda Bélanger, et al. Sleep disturbances in bipolar disorder during remission [J]. Journal of Affective Disorders, 2013, 146(1): 112-119.

[13] 王莹. 抑郁症相关睡眠障碍的研究进展 [J]. 四川精神卫生, 2010, 23(3): 188-191.

[14] 管锦群, 孙鹏, 吴卫平. 抑郁症睡眠异常研究进展 [J]. 中华保健医学杂志, 2014, 16(1): 64-66.

[15] McEwen BS, Gianaros PJ. Stress- and allostasis-induced brainplasticity [J]. Annu Rev Med, 2011, 62(1): 431-445.

[16] Luc Staner. Comorbidity of insomnia and depression [J]. Sleep Medicine Reviews, 2010, 14(1): 35-46.

[17] Wichniak A, Jarkiewicz M, Okruszek L, et al. Low Risk for Switch to Mania during Treatment with Sleep Promoting Antidepressants [J]. Pharmacopsychiatry, 2015, 48(3): 83-88.

[18] Allison G. Harvey. Insomnia: Symptom or diagnosis? [J]. Clinical Psychology Review, 2001, 21(7): 1037-1059.

[19] 王文昭，赵忠新. 痴呆相关性睡眠障碍的发生机制和处理 [J]. 中华神经医学杂志，2004，3（4）：310-314.

[20] 李东旭，刘兴洲，焦劲松，等. 阿尔茨海默病的睡眠神经生理研究 [J]. 中华神经科杂志，2003，36（3）：210-213.

[21] 王晓松，曾慧. 阿尔茨海默病睡眠障碍的研究进展 [J]. 医学综述，2013，19（8）：1438-1440.

[22] Hoogendijk WJ，van Someren EJ，Mirmiran M，et al. Circadian rhythm-related behavioral disturbances and structural hypothalamic changes in Alzheimer's disease [J]. Int Psychogeriatr，1996，8（S3）：245-252.

[23] Song HR，Woo YS，Wang HR，et al. EfFect of the timing of acetylcholinesterase inhibitor ingestion on sleep [J]. International clinical psychopharmacology. 2013，28（6）：346-348.

[24] Rogers SL，Doody RS，Mohs RC，et al. Donepezil improves cognition and global function in Alzheimer disease：a 15-week，double-blind，placebo-controlled study [J]. Archives of Internal Medicine. 1998，158（9）：1021-1031.

[25] 王文昭，赵忠新. 痴呆相关性睡眠障碍的发生机制和处理 [J]. 中华神经医学杂志，2004，3（4）：310-314.

[26] McCleery J，Cohen DA，Sharpley AL. Pharmacotherapies for sleep disturbances in Alzheimer's disease [J]. Cochrane Database Syst Rev. 2014 Mar 21.

[27] 王彦恒. 实用中医精神病学 [M]. 北京：人民卫生出版社，2000：73-107.

[28] 贾竑晓，康玉春. 中医论治精神药物不良反应 [M]. 北京：人民卫生出版社，2014：254-266.

[29] 李艳. 从少阴证辨治精神心理睡眠障碍 [J]. 上海中医药杂志，2009，43（11）：21-24.

[30] 曹欣冬，范吉平，王伟. 神安汤治疗精神分裂症失眠 50 例疗效观察 [J]. 新中医，2003，35（11）：25-27.

[31] 孟彬，王跃升，龚毅，等. 舒眠胶囊与氯硝西畔治疗住院精神分裂症睡眠障碍的对照研究 [J]. 云南中医中药杂志，2009，30（2）：14-15.

[32] 周琍，蒋有倩. 抑郁性失眠的特征及中医辨证论治 [J]. 按摩与康复医学，2012，3（7）（下）：7-9.

[33] 吴宣祥. 健脑安神胶囊对原发性失眠并发轻中度抑郁症患者的 PSQI、HAMD 的临床观察 [D]. 贵阳中医学院，2010.

[34] 李鹏. 疏郁安神方治疗抑郁症伴睡眠障碍的疗效观察 [J]. 四川中医，2013，31（12）：102-104.

[35] 焦歆益，杨小龙，张亚丽，等. 舒眠胶囊辅助治疗抑郁症睡眠障碍的临床研究 [J]. 世界睡眠医学杂志，2014，1（6）：347-350.

[36] 陈俊逾，阿依努尔，肖春霞. 平肝潜阳法干预肝阳上亢型抑郁症睡眠障碍临床疗效观察 [J]. 四川中医，2014，32（5）：125-127.

[37] 鲍洁琼，刘纪猛，华玖州. 滋阴宁神方治疗抑郁症睡眠障碍临床观察 [J]. 新中医，2015，47（3）：48-49.

[38] 何军琴，尹晓丹，辛明蔚. 补肾调肝清心方对围绝经期抑郁症睡眠障碍模型大鼠行为学的影响 [J]. 北京中医药，2014，33（12）：957-959.

[39] 何军琴，尹晓丹，辛明蔚. 补肾调肝清心方对围绝经期抑郁症睡眠障碍大鼠模型海马 5- 羟色胺 1A 受体、5- 羟色胺 2A 受体的影响 [J]. 环球中医药，2014，7（6）：411-414.

[40] 何军琴，尹晓丹，辛明蔚. 补肾调肝清心方对围绝经期抑郁症睡眠障碍模型大鼠血清性激素以及 IL-1β、IL-2、IL-6 水平的影响 [J]. 标记免疫分析与临床，2014，21（3）：251-254.

[41] 苏丽，刘智艳. 不同针刺方法治疗心脾两虚型抑郁症睡眠障碍随机对照试验 [J]. 中医杂志，2013，54（11）：942-945.

[42] 洪永波. 电针治疗失眠症伴抑郁障碍的临床观察 [D]. 北京中医药大学，2003.

[43] 王俊，姜劲峰. 督脉导气法治疗抑郁症睡眠障碍临床观察 [J]. 中国针灸，2006，26（5）：328-330.

[44] 王熙, 艾春启. 电针治疗抑郁症睡眠障碍 45 例 [J]. 山东中医杂志, 2012, 31 (11): 809-811.

[45] 王欣君, 王玲玲, 乔慧芬, 等. 针药结合治疗抑郁症睡眠障碍临床疗效观察 [J]. 针灸临床杂志, 2008, 24 (12): 1-2.

[46] 王天俊, 王玲玲, 陶文剑, 等. 埋针配合药物治疗抑郁症睡眠障碍的临床观察 [J]. 上海针灸杂志, 2008, 27 (5): 5-7.

[47] ZHEN Jun, YAO Xiao-li, CHEN Tao, et al. Acupuncture combined with ear point embedding for sleep disorder in depression [J]. World Journal of Acupuncture-Moxibustion, 2011, 21 (3): 30-34.

[48] 吴凯恩. 针刺五输穴补母泻子法结合中药治疗抑郁症的临床研究 [D]. 广州中医药大学, 2013.

[49] 滕向东. 膏摩治疗抑郁症睡眠障碍的临床研究 [D]. 山东中医药大学, 2006.

[50] 王颖辉. 广泛性焦虑的中医症状学调研 [D]. 北京中医药大学, 2005.

[51] 耿东, 郭蓉娟. 基于现代文献的焦虑症中医证候研究 [J]. 北京中医药大学学报, 2013, 36 (7): 484-487.

[52] 刘华, 刘鹏, 段晓晶. 柴芩温胆汤加减治疗失眠症伴焦虑 30 例 [J]. 中国医药科学, 2011, 1 (5): 69-89.

[53] 刘文娟, 胡霖霖, 张永华. 酸枣仁汤联合栀子豉汤治疗焦虑性失眠临床研究 [J]. 浙江中西医结合杂志, 2014, 24 (9): 794-795.

[54] 康玉春, 贾竑晓, 尹冬青, 等. 对王彦恒老中医温阳开郁法治疗抑郁障碍实践的几点思考 [J]. 中华中医药学刊. 2014, 32 (8): 1949-1951.

[55] 贾竑晓, 康玉春, 尹冬青. 王彦恒益肾平虑法治疗焦虑症的临床经验探讨 [J]. 中华中医药杂志. 2014, 29 (7): 2243-2246.

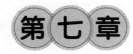

心血管系统与睡眠

第一节　现代医学对心血管系统与睡眠的认识

一、心血管系统与睡眠的关系

睡眠通过各种不同的方式影响着心血管的功能与病理。睡眠过程中，自主神经系统和血流动力学会发生改变，例如快速动眼睡眠期交感神经活跃、非快速动眼期血压下降，这些无论在睡眠期或刚刚入睡都可以影响心血管疾病的表现。睡眠剥夺伴随着血压增高及心血管风险增加。大部分急性心血管事件，包括急性心肌梗死及猝死，都是清晨即将从睡眠中醒来的几小时中高发，这一点再次提示睡眠、清醒及心血管事件之间存在相互作用。

睡眠障碍和心血管疾病共病率较高，近年来，心血管病理生理学的发展指出了更多睡眠在心血管疾病发病机制中可能起作用的因素。睡眠障碍的识别及治疗为心血管疾病患者创造了提高生活质量及改善预后的机会。

（一）心血管系统疾病出现睡眠障碍的原因

心血管系统疾病的常见症状如心痛、心悸、呼吸困难、咳嗽、头痛、头昏、眩晕会引起患者失眠，如患者入睡后因突然憋气而惊醒，采取坐位而影响睡眠。

1. 当肺循环回流受阻出现肺瘀血、心脏排血量降低时，患者会出现不同程度的呼吸困难、咳嗽、咳痰、咯血、心慌等症状，导致失眠。

2. 若冠状动脉血流量不能满足心肌代谢的需要，引起心肌急剧、暂时的缺血缺氧时，便会发生心前区的发作性胸痛，患者因为疼痛刺激而觉醒，通常伴有心悸、紧张、不安等情绪，导致失眠。

3. 血压升高引起的头痛、头昏可伴有恶心呕吐的症状，直接影响睡眠，导致失眠，患者也可能因为头痛变得烦躁、心绪不宁加重失眠。

4. 某些心血管疾病用药也会影响患者的睡眠质量导致失眠、多梦等。根据报道等，有2%～4.3%的患者使用β受体拮抗剂后会发生睡眠紊乱。

（二）睡眠期间心电变化规律研究进展

睡眠期间ECG变化规律的研究主要分为两方面：一是心电图（electrocardiograph，ECG）的节律变化，主要是心率变异性（heart rate variability，HRV）研究；二是ECG信号波形特征的变化，包括形态特征和变换域特征。

1. 睡眠期间 ECG 波形变化　当前关于睡眠心电的研究主要关注 HRV，而忽视了连续 ECG 信号的形态变化。事实上，HRV 仅包含 ECG 在时间轴上的节律信息，ECG 的更多信息则蕴含在连续信号的波形特征（包括形态特征和变换域特征）中。目前，关于睡眠期间 ECG 波形特征的研究尚且不多，Ozer 等将睡眠期间的 ECG 数据分为每 30 秒一段，对每段 ECG 数据的变换域特征和形态特征进行归一化、差分、主成分分析和线性多元回归分析，并将各阶段主特征的线性组合作为最终特征。结果显示，睡眠/觉醒状态的转换会造成 ECG 波形的重要变化。在 REM 期间及前后若干个时间段内，ECG 的变异性较强。

2. 睡眠过程心率变异性的研究进展　江朝晖等采用典型的心率变异分析方法以及计算 RR 序列的平均频率、搏间自相关系数、LZ 复杂度，将结果与数据库中睡眠分期标注进行比对。结果显示时域频域及非线性分析从不同角度、不同程度上反映了心率变异与睡眠分期之间的联系。吴锋等用心动周期的谱分析方法，充分挖掘了心动周期变异性中与脑电睡眠分期信息相关的特征参数，并利用主成分分析法去除掉了特征之间的相关性，最后利用基于 FISher 分类准则的决策树分别建立了健康人和睡眠呼吸暂停低通气综合征患者的睡眠分期全自动识别模型。杨军等提出利用较易获得的心动周期、呼吸等基本生理参数，提取其中与睡眠过程及其变化有关的规律和信息，建立知识规则库，采用不确定推理的证据理论进行多参数睡眠信息融合计算，实现睡眠结构分期。

二、冠心病与睡眠

冠状动脉性心脏病简称冠心病，亦称缺血性心脏病。冠心病最典型的症状就是心绞痛和心肌梗死发作时的胸痛，平时要坚持长期服药，注意预防冠心病的发生。

心肌梗死患者若是发生心绞痛，症状及持续时间较心绞痛严重得多，且硝酸甘油舌下含服的作用较差或无效，若有呼吸困难更容易造成患者失眠。急性期患者应卧床休息，有呼吸困难者和血氧饱和度降低者立即予吸氧改善症状，疼痛刺激会使患者精神紧张，情绪激动，加重心肌缺血，因此要尽快解除疼痛，如使用哌替啶、吗啡、可待因、罂粟碱、硝酸甘油、硝酸异山梨酯等。采用介入或溶栓治疗及时抢救心肌，使闭塞的冠状动脉再通，心肌得到灌注，可能使濒临坏死的心肌得以存活，减轻心肌梗死后心肌重塑，改善预后。

若是心肌梗死患者同时出现心律失常，如室颤、心动过速、房室传导阻滞等，必须要及时消除，以免演变成严重心律失常甚至猝死。据研究，没有动脉粥样硬化危险因素存在时，OSAHS 患者也显示出动脉粥样硬化的早期征象。OSAHS 促使动脉粥样硬化形成的慢性过程，可能包括系统性炎症、氧化应激、血管平滑肌细胞活化、淋巴细胞激活、脂质在巨噬细胞沉积增多、脂质过氧化、高密度脂蛋白功能障碍以及血管内皮功能障碍等。OSAHS 的急性作用可能触发动脉粥样硬化斑块破裂引起心脏缺血，导致急性心血管事件发生。这些急性作用包括严重的间歇性低氧血症、酸中毒、血压升高、交感神经缩血管作用增强以及同时发生的胸内压、心脏跨壁压的变化。

OSAHS 患者出现心血管疾病的概率提高了 5 倍，并独立于传统危险因素如年龄、体重指数、高血压和吸烟。颈动脉粥样硬化被认为是全身粥样硬化的标志，这也与 OSAHS 有关。动脉粥样硬化形成过程与患者夜间血流动力学和神经激素交替有关，这如同将心肌置于严重缺血的危险中。冠状动脉事件如急性心肌梗死和心源性猝死常有明显夜间模式，OSAHS 影响着这种夜间模式，在不伴有 OSAHS 的患者，猝死常发于 6 时至 10 时，伴有 OSAHS 的患者超过 50% 的心性猝死发生于 22 时至 6 时。OSAHS 患者急性心肌梗死发生在 22 时至 6 时是发生在其余 18 小时的 6 倍。

对 OSAHS 合并冠心病的患者，治疗 OSAHS 可使新发心血管疾病减少，Doherty 等观察表明，与不能耐受 CPAP 治疗的患者比较，CPAP 治疗的患者心血管疾病总病死率更低。

三、高血压与睡眠

（一）高血压与睡眠的关系

国外流行病学研究表明，约 30% 原发性高血压患者合并 OSAHS，45%～48% 患者存在高血压；而一般人群中睡眠呼吸障碍的患病率为 2%～10%，原发性高血压的患病率约为 20%，两者之间极高的共存率使人们联想到它们是否存在某种因果关系。近年来众多研究认为 OSAHS 是独立于年龄、肥胖、饮食、吸烟、遗传等因素的高血压发病因素之一，是高血压发生和发展的重要危险因素。

交感神经兴奋性异常增强是睡眠呼吸障碍患者心血管疾病发病的核心病理生理学过程。睡眠中，反复低氧和高二氧化碳通过刺激化学感受器反射性增强交感神经的驱动作用。呼吸暂停发生时，睡眠中正常的交感神经中枢抑制作用减弱或消除，因此交感神经的反应性增高。高的交感神经兴奋性在日间清醒状态依然存在，其程度至少是正常对照组的 2 倍。因此，上述研究表明 OSAHS 时血压急性升高的机制可能主要与低氧血症和觉醒反应刺激引起交感神经活动增强和一些体液因子改变有关，胸内负压波动也可能起一定的作用。

（二）高血压对睡眠的影响

1. 高血压患者的性格特征对睡眠的影响 高血压患者多为 A 型性格的人，易激动、易怒、多愁善感、易出现失眠。睡眠不好又可促发高血压。

2. 高血压的直接作用 血压升高后可出现头胀、头痛，使患者难以入睡，睡不深、易醒。

3. 高血压并发症的影响 血压严重升高或突然升高可引起高血压危象、高血压脑病、高血压性心力衰竭和高血压肾功能不全。当出现这些情况时睡眠均会受其影响，导致有效睡眠减少。

4. 某些降压药物的影响 有些高血压患者服用钙离子拮抗剂可出现头胀痛影响睡眠；某些患者服用血管紧张素转换酶抑制剂可引起夜间咳嗽也可影响睡眠；某些降压药白天服用后易打瞌睡，晚上药效减弱后反而难以入睡或早醒，如复方降压片；有些药物本身又具有引起失眠的副作用。

5. 降压药过量使用引起的低血压对睡眠的影响 高血压患者血压突然下降过快过多，或用降压药过量致低血压均可导致不良反应。也可以对睡眠产生不利影响，使睡眠质量下降。

（三）高血压伴发睡眠障碍的治疗

1. 合理、有效、平稳和及时降压是保证良好睡眠的前提。

2. 对有失眠的高血压患者应给予适当的镇静催眠药物治疗。

3. 及时发现或了解降压药物的副作用，及时调换降压药的品种。

4. 调节情绪，如白天可以练习八段锦、太极拳等，或者进行必要的心理治疗。中老年人应当缓慢降压，以避免脑卒中的发生。

5. 高血压患者约有 40% 合并存在睡眠呼吸暂停综合征（sleep apnea syndrome，SAS）。

虽然看起来患者睡眠很好，睡得好，睡得快，容易打瞌睡，睡的时间长，但他的睡眠质量下降，有效睡眠减少。应及时治疗 SAS，既可改善睡眠质量，减少白天打瞌睡，又可降低血压。

四、其他心血管系统疾病与睡眠

（一）心力衰竭与睡眠

1. 心力衰竭与睡眠障碍的关系 观察发现，心衰患者睡眠记录中经常出现异常情况，粗略估计约 1/3 左室功能障碍的慢性心衰患者合并 OSAHS，另 2/3 合并陈 - 施呼吸。

近年来的研究表明，在慢性心衰患者中，睡眠呼吸暂停低通气综合征不仅有很高的患病率，而且可以诱发慢性心力衰竭（chronic heart failure，CHF），加剧 CHF 的病理生理过程。如 Oldenburg 等对 700 名 CHF（心功能 NYHA > 二级，左室射血分数 LVEF < 40%）研究结果显示：CHF 患者合并有睡眠呼吸紊乱，其中 40% 为中枢型，30% 为阻塞型。CHF 患者夜间平卧位时静脉回流增多，上气道由于组织液积聚变窄，另外低氧对神经的抑制作用及肌肉自身反应性的降低，咽部扩张肌的收缩作用可能减低甚至消失致上气道塌陷，从而引起 OSAHS；另外由于 CHF 患者的病理特点是引起动脉血 PCO_2 的波动，导致呼吸调控系统功能不稳定或处于短暂的波动状态，从而引起 OSAHS。

2. 心衰伴失眠的表现 心衰患者的睡眠紊乱，容易被唤醒，而且睡眠阶段的变化也增加，在睡眠中，其呼吸被显著抑制，由于呼吸中枢的供血不足，通常表现为陈 - 施呼吸，这些改变导致心脏功能受损。

睡眠过程中反复发生的呼吸暂停，患者由于强烈的窒息憋醒，可伴有大汗淋漓，胸闷心慌等不适感，醒后可因为害怕再次体验到窒息的感觉而不敢重新入睡。

3. 心衰伴有失眠的治疗 患者可采取侧卧位睡眠，在一般治疗的基础上，选用持续气道正压通气治疗，可使患者在睡眠期间上气道保持通畅。此种方法已被公认，不仅可以改善患者白天嗜睡、乏力等症状，更可以降低交感神经兴奋性，有助于患者夜间休息，改善心功能。茶碱是磷酸二酯酶抑制剂，能兴奋呼吸中枢，促进中枢性呼吸运动，增强膈肌收缩，增强低氧的换气反应而治疗呼吸暂停，尤其是对中枢型和混合型有效。有研究表明茶碱能减少呼吸暂停次数，缩短呼吸暂停时间，提高血氧饱和度、降低 OSAHS 的严重程度，但也有研究显示茶碱能增加 CHF 患者心律失常和心源性猝死的发生，或因它会进一步降低胃食管反流下括约肌的压力而加重、诱发咳嗽或哮喘，故目前茶碱在 CHF 合并 OSAHS 患者中的应用受到限制。

若是治疗药物导致的失眠难以纠正时，可考虑换用等疗效的同类药物，既能治疗原发病，又尽量不影响患者睡眠。如心衰患者若不能耐受血管紧张素转换酶抑制剂（ACEI）引起的干咳，可以用血管紧张素受体阻滞剂（ARBs）。

（二）心律失常与睡眠

一般的失眠不会引起心律失常，但有心脏基础疾病的患者往往会影响睡眠。心律失常大多数是由于心脏疾病引起的。比如有左心功能不全的患者，常在夜间熟睡后，突发胸闷、心慌、气急等，从而影响夜间睡眠。这是因为夜间迷走神经张力增加，可影响心脏节律，加重心脏负担，使冠状动脉供血不足，心率减慢而致。另外，一部分患者患有心脏病，情绪很不稳定，尤其初次患病者，思想负担较重，易引起失眠等。失眠还可导致迷走神经张力减低，交感神经张力增加，增加冠状病患者发生心源性猝死及恶性心律失常的危险。

OSAHS 所致的心律失常既可以作为一个简单的并发症,也可以是引起或加重其他心脏疾病的一个危险因素。OSAHS 患者窦性心动过缓或房室传导阻滞的发生率因 OSAHS 病情的严重程度不同而不同。OSAHS 患者一度和二度房室传导阻滞较无 OSAHS 患者稍有增高,可能是与不同患者其心率对呼吸暂停引起的迷走张力改变及低通气引起的交感兴奋的混合作用反应不同有关。OSAHS 导致的窦性心动过缓或心脏传导阻滞,心内电生理检查时窦房结和房室结的功能可只有轻微的降低或正常,经过持续呼吸道正压通气治疗后,大部分患者的窦性心动过缓或心脏传导阻滞会明显减少或消失。Mehra 等对 566 名行多导睡眠监测的患者进行持续心电监测,发现重度睡眠呼吸暂停患者房颤发生率约为 5%,而无呼吸暂停的患者房颤发生率仅为 1%。OSAHS 致房颤的机制除了与自主神经系统相关外,还有其自身特有的机制,就是 OSAHS 与左房直径增大相关。

尽管 OSAHS 相关的夜间室上性心律失常(多数是非持续性的)明显比缓慢性心律失常少见,但也有一些研究发现 CPAP 治疗可以显著降低 OSAHS 患者发生此类事件的频率。在一项基于社区人群的研究中,评价了 OSAHS 和室性心律失常的关系:OSAHS 患者比无OSAHS 患者更容易发生非持续性室性心动过速以及复杂性室性期前收缩(二联律、三联律或四联律),而且在校正了高血压、心力衰竭、糖尿病、血脂异常等因素后,也不会影响此结论。据报道,在心律失常和左室射血分数降低的高危患者中,与睡眠呼吸紊乱相关的室性心律失常的发生率也在增加。另外,许多植入除颤器的患者中,未经治疗的 OSAHS 患者和心力衰竭患者都是心源性死亡的高危人群,而且至少 1/3 心力衰竭患者合并 OSAHS。

第二节 中医对心血管系统与睡眠的认识

一、病因病机

心为不寐之关键在病因病机主要体现在四个方面:

(一) 心气的鼓动与心阳的温运

神志的活动需要靠心气的鼓动与心阳的温运。阳气充沛时,则人昼时神清气爽,夜晚神安入眠。阳气不足时,神志活动随之减弱,人则精神萎靡不振,昏沉多睡,惊悸不安。

(二) 心神的宁静

心神的活动有其规律,神动于外寤,神归其所则寐。寐本于阴,阴主夜,夜主卧,心静神安则人能入寐。

(三) 心阴的滋养与制约

阴血是人体活动的营养源泉之一,也是心神的物质基础。阴血生成不足或丢失过多,都会使心神失于滋养,神思衰弱,疲乏欲寐;或因血虚阴不敛阳,阳浮于外扰动心神,神明不静而产生失眠心惊、多梦易醒等睡眠障碍。

(四) 心血的畅通

血的运行虽与心、肝、脾、肺诸脏有关,但以心的作用为主导。血在脉管中流行,脉舍神,心神依附于血而活动,心气充,血脉和利,血运通畅,则神游行有序。若寒凝、气滞、血瘀痰浊凝聚均可致血脉运行不畅,心血瘀阻,从而影响心神的潜藏,使神不守舍而影响睡眠。"瘀血……烦梦不宁……"(《血证论•疲血》)。

二、辨证论治

不寐的辨证论治，传统医学中多从八纲辨证论治，不寐有虚实之分，辨证首先要分清虚实。虚证多属气血阴阳不足，心脑失其所养，多因脾失化源，肝失藏血，肾失藏精，脑海空虚所致，治疗宜补益心脾，滋养肝肾等；实证多属火盛扰心，或瘀血阻滞，多因心火亢盛，肝郁化火，胃火亢盛，痰热郁滞，气血阻滞所致，治疗宜疏肝泻火，和胃降逆，活血化瘀等。

（一）心脾两虚证
治法：补益心脾，养心安神。
方药：归脾汤加减。

（二）心胆气虚证
治法：益气镇惊，安神定志。
方药：安神定志丸加减。

（三）心阴亏虚证
治法：滋阴降火，养心安神。
方药：黄连阿胶汤、朱砂安神丸随证选用。

（四）心肾不交证
治法：滋阴降火，交通心肾。
方药：交泰丸加酸枣仁、夜交藤为基本方。

（五）肝火扰心证
治法：疏肝泻热，佐以安神。
方药：龙胆泻肝汤加减。

（六）痰热扰心证
治法：化痰清热，和中安神。
方药：黄连温胆汤加减。

第三节　中西医结合诊治

一、中西医结合最新研究

（一）冠心病合并失眠

1. 柴胡陷胸汤加味治疗冠心病失眠　冠心病失眠患者以痰浊瘀血阻滞气机为主要病机。柴胡陷胸汤加味对冠心病失眠患者的临床疗效显著一般认为，柴胡陷胸汤取自《伤寒论》小柴胡汤和小陷胸汤两方化裁。药由柴胡、法半夏、黄芩、黄连、瓜蒌、桔梗、生姜、枳实组成。临床用此方清热化痰、理气活血通络，治疗高血压、高脂血症、胃肠炎、脂肪肝、动脉硬化收效满意。翁旭亮等通过总结1995—2005年十年中柴胡陷胸汤治愈病例的文献报道，提出柴胡陷胸汤的主要用药指征是苔黄、脉弦滑、口苦（或口干）和舌红，并认为柴胡胸汤证为热证为主，兼有水湿为患。若邪犯胸胁则胸胁满、胸闷、心烦；如有邪犯胃脘则呕恶纳差；兼有表证则发热恶寒。

柴胡根部含有柴胡皂苷及挥发油；地上部分含有黄酮类等化学成分。现代药理实验证实其挥发油（丁香酚、己酸、γ-十一酸内酯和对甲氧基苯二酮）和柴胡皂苷（皂苷元 A）有解热作用可用于伤寒、副伤寒疫苗、大肠杆菌液、发酵牛奶、酵母等所致发热；其皂苷对多种踝关节肿和结缔组织增生性炎症有抑制作用；柴胡多糖可促进机体免疫功能提高皮肤迟发型过敏反应；此外，柴胡注射液有明显抗肝损害作用。

余园媛将近年黄连的研究应用文献加以总结，认为黄连有如下药理作用：抗菌和抗内毒素作用、抗病毒作用、对糖尿病症状的改善作用、对心脑血管疾病的改善作用、抗癌作用、免疫调节作用、抗血小板聚集作用等。单靖珊认为半夏有十一种药理作用：调节胃肠功能、保护胃黏膜、调节免疫、抗缺氧作用、抗炎作用、抗心肌缺血作用、抗肿瘤作用、抗幽门螺旋杆菌作用、止血作用、抗早孕作用、致突变作用。冀兰鑫等认为赤芍的药效成分主要是以芍药苷为主的单萜及其苷类成分、没食子酸及其衍生物等药理功能多样化，主要作用于心血管系统。

2. 加减血府逐瘀汤治疗冠心病合并失眠 "胸痹"的发病原因主要为血瘀，治法偏于活血化瘀，血府逐瘀汤临床疗效一直较好。关于"不寐"，随着近年来国内许多中医学者从瘀血立论，使用血府逐瘀汤治疗顽固性失眠，取得了较好的效果。加减血府逐瘀汤由桃仁、红花、当归、川芎、生地黄、赤芍、柴胡、牛膝、桔梗、酸枣仁、龙骨、牡蛎、甘草组成。由血府逐瘀汤合柴胡龙骨牡蛎汤而来，血府逐瘀汤又由桃红四物汤合四逆散加桔梗、牛膝而成。桃红四物汤活血化瘀兼养血，四逆散行气疏肝，配以桔梗开肺气载药上行，合牛膝通利血脉，引血下行，互相配合，活血行气使气血调畅。并且血府逐瘀汤针对失眠患者思虑暗耗心脾阴血，机体、清窍、心神失养有行气活血功效，从王清任以此方治疗失眠开始被后世医家在临床上反复验证功效卓著。柴胡龙骨牡蛎汤主要能调和阴阳，宣畅化郁，助阳入阴，加枣仁养心阴、益精血而宁心安神。有研究显示柴胡龙骨牡蛎汤对促肾上腺皮质激素（ATCH）及皮质酮（CORT）具有抑制作用，同时提升丘脑、纹状体、边缘区大脑皮质的 NE、DA 含量及纹状体、边缘区 5-HT 含量。而人体出现丘脑-肾上腺-垂体轴的激活会导致失眠大脑的觉醒-睡眠周期又与 5-HT、NE、DA 等密切相关。

（二）高血压合并失眠

近年来对于高血压合并失眠症的研究主要集中在治疗方面。西医主要采用对症治疗，多为降压药加用镇静催眠类药物。如苯二氮䓬类等，其不良反应及并发症包括：日间困倦、头晕、疲乏无力、食欲不振、认知和精神运动损害、失眠反弹，及成瘾、药物依赖、戒断综合征等。药物过量存在中枢抑制、肝肾毒性等危害，不良事件风险率增加。

因此，中西医结合治疗的优势凸显出来。胡琪祥等采用二夏汤，以夏枯草降血压，改善动脉内皮功能；半夏治失眠，两者合用治疗高血压合并失眠临床有效率高于对照组及西药治疗组。韩晶运用整体疗法通过调节机体阴阳平衡，镇静安神、祛痰化瘀、通络息风，降低血压，在钩藤汤的基础上加味，并针刺以百会、风池、三阴交为主穴，配合食疗及锻炼，收到满意的疗效，并发现这一综合作用不但能起到各类西药所拥有的降压药理作用，而且具有安神镇静作用。姜明全等采用艾司唑仑及卡托普利配合化痰活血安神为主中药治疗原发性高血压伴失眠症，发现中西医结合疗法能有效改善患者睡眠及血压，并且可以减少安眠药及降压西药的用量。付革新用黄芪凌霄胶囊治疗失眠患者 100 例，经治疗 30 天后，总有效率达 94.0%，认为黄芪凌霄胶囊治疗失眠有一定疗效。

（三）中西医治疗心房扑动合并失眠

中医认为心房扑动型心律失常的发病的病位在心，而心为君主之官，主血脉，藏于胸中，其华在面。从面、唇、脉、胸部的病态症状皆可透现心的病变；在病理状态下，心经及其所属脏腑的病变，有虚实的改变，而虚又有心阴、心阳、心气、心血亏虚的不同但在辨治时应注重心阴血、心阳气的补益，体得补则能用，治疗用药的生脉饮就是固本虚从心论治。房扑亦当注重调补肾脏，房扑为心脏的病变，若心经及其所属脏腑的病变久之、或病重往往及肾，心肾同病。在治疗时补肾精、利水气至为重要，配用中药如熟地、山萸肉、巴戟天、山药等。这是临床常见的用药法则，也是必须应顾及的。房扑治疗始终活血通脉是主轴，心藏为病，不论脏器虚实，皆可致使血脉为病。房扑的心律失常，必然使血脉的运行急速、涩滞，血脉瘀凝、血运失常，或血滞脉络，或血失滋养。在固本补益心气、心血或滋补肾阴、温补肾阳的同时，活血通脉的药物当必不可少，治标之策，即活血通脉治标而固本，本标同治。

现代医学治疗首先治疗原发病——心房扑动，探索了许多有效的治疗方法，如药物治疗、物理治疗等，一直被临床广泛地运用着。射频消融术是当前器质性心脏病引起或非器质性心脏病引起的心房扑动心律失常的主要的治疗方法，针对其传导障碍区采用导管射频消融治疗，其安全有效、痛苦小并发症少、治愈率高，已成为特别的首选治疗方法。其次，药物治疗房扑的转复。临床常用的药物有富马酸伊布利特、普罗帕酮、胺碘酮等。如富马酸伊布利特是一种新型离子通道活性的Ⅲ类抗心律失常药物，临床用其主要用于房颤和房扑的转复，可以延长心房、心室的不应期，对心房不应期影响更明显，可以延长 AH 间期、房室文氏周期长度，可以使 QT 间期延长。

二、中西医结合难点分析

难点之一　睡眠障碍对冠心病影响缺乏临床研究

目前睡眠障碍对冠心病的影响缺乏大规模的随机对照临床研究，现有的临床研究样本量少，证据级别不高，中医药治疗的机制研究也稍显滞后，因此迫切需要大规模的临床研究及机制的实验研究。睡眠障碍对冠心病患者的影响需要全面深入的研究，针对自主神经功能异常、激素代谢的研究需要进一步加强，以阐明心血管的神经内分泌变化。睡眠障碍产生的各影响因素之间的联系及药物干预的可逆性需要进一步研究，药物治疗的机制需要进一步阐明。在动物模型的生理学水平和流行病学研究中，睡眠障碍损伤和个体差异需要用综合学科研究法来研究，以便从整体水平上认识睡眠障碍产生的心血管危险因素，根据个体差异而采取预防性措施以减少风险因子，更好地为中药治疗冠心病提供依据。

难点之二　中西医结合治疗心衰失眠患者存在不足

现代医学对于心衰患者失眠的治疗一般是通过常规治疗使得患者的心功能得到改善，从而缓解临床症状，进而达到消除失眠的目的。然而大部分患者在心功能改善的基础上仍然伴有失眠的症状，此时临床医生往往会用促睡眠的药物以根除失眠，该类药物具有起效快，效果明显等优势，可以显著改善患者的睡眠质量。然而随着安定类药物的长期使用，由此造成的不良反应也越来越多。研究发现长期服用苯二氮䓬类药物容易导致精神运动损害、记忆障碍，药物成瘾性及撤药后反跳性失眠等不良反应，患者长期服用易导致药物依赖性。由于针对特定心衰患者失眠的中医药治疗研究较少，而中医治疗操作简单易行，对患者损伤、刺激小更易被患者接受，特别是老年心衰患者对中医学有深厚的感情，为了很好的继承与发展中医药文化深化中医护理研究，运用中医治疗方法治疗心衰患者的失眠值得进一步研究。

三、中西医结合临证思路分析

中西医治疗失眠，辨病治疗是西医学的治疗原则，辨证论治是中医学的诊疗点，是中医理论体系的精髓。中医辨证和西医辨病的有机结合，且以辨病为纲，辨证为目，以病统证，应是中西医结合临床诊断的一大特色。因此，在中西医结合治疗失眠的研究中，首先应以西医学失眠的标准明确诊断，在确诊为原发性失眠的基础上，再运用中医学理论作出证的诊断，使临床治疗更具有针对性。

西医学认为，失眠主要是由于中枢神经系统紊乱，大脑兴奋性提高，抑制失去平衡所造成的；其病因主要与心理因素、生理因素、环境因素及躯体疾患、精神障碍等有关。参照中国精神疾病分类方案与诊断标准（CCMD-2-R）凡以睡眠障碍为主诉，其他症状如难以入睡、睡眠不深、易醒、多梦、早醒、醒后不易再睡、醒后不适、疲乏或白天困倦等均继发于失眠，且睡眠障碍每周至少发生3次，并1个月以上者，即可确诊为失眠。

中医学认为，失眠的病因主要与情志过激，思虑过度，或饮食不节、痰湿阻滞，或房劳久病、年迈体虚，或心胆虚怯、暴受惊恐等因素有关；失眠的病机可总括为脏腑功能失调，气血阴阳失和，以致心神被扰，神不守舍；失眠的病发部位主要与心、肝、脾、肾有关，尤其是心肝两脏。因心藏神，神安则寐，神不安则不寐；肝藏魂，魂安则寐，魂不安则不寐。失眠病机虽然复杂，但归纳起来不外虚、实两类。虚者，多属阴血不足；实者，多为痰、瘀、湿、火、郁。根据失眠发生的病因病机，可将其一分为心脾两虚、心肾不交、阴虚火旺、心胆气虚、痰热扰心、瘀血内阻、脾虚湿困、心火炽盛、肝郁化火等证型。

四、中西医结合典型病案

医案一

患者李某，女，49岁，会计。患高血压8年，2010年11月就诊，表现为失眠，头晕，月经不调。曾服用卡托普利、寿比山、美托洛尔等药物，血压波动较大，收缩压135～160mmHg，舒张压处正常范围。近两年来出现失眠症状，加服谷维素、维生素B、多塞平等药物，疗效欠佳。就诊时查血压150/80mmHg，肾功能正常，尿常规示：尿蛋白（±），心电图正常，既往相关检查排除继发性高血压。刻诊：心烦，心悸，入睡困难，腰膝酸软，五心烦热，口干，月经不调，舌红，苔少，脉细数。

中医诊断：不寐，证属心肾不交。治以滋阴降火，交通心肾，兼以调肝。方用天王补心丸（改汤剂）加减，组成：党参15g，玄参15g，丹参10g，天冬10g，麦冬15g，茯神20g，炒酸枣仁30g，郁金10g，合欢皮10g，龙骨30g，牡蛎30g，7剂，水煎服，同时服用贝那普利，10mg，口服，3次/d，7d后复查血压140/80mmHg，睡眠时间可达6小时，头晕、腰酸症状改善，续服前方10剂，诸症消失，血压130/75mmHg。患者自述"同病前一样"，精神状态良好，即改服丸剂继服，降压西药不变，随访2个月，患者睡眠状况较好，血压正常。

按：高血压是一种由多种因素引起以动脉血压持续升高为主要表现的慢性疾病，常引起心、脑、肾等重要器官的病变，产生严重后果。高血压是目前最常见的疾病，本研究所收集病例中合并失眠者表现为入睡困难、早醒、睡眠不踏实、多梦、易惊醒。西医治疗高血压常用药物有利尿剂、血管紧张素转换酶抑制剂、β受体阻滞剂、血管紧张素Ⅱ抑制剂、钙离子拮抗剂等，合并失眠服用安眠药的患者因多种因素可能会产生各样的不良反应。现代药理研究，安神药均具有镇静催眠作用，如酸枣仁、远志、磁石、龙骨等均可减少小鼠自发活动，协同巴比妥类的中枢抑制作用，拮抗苯丙胺等中枢兴奋的作用，显示出明显的镇静催眠作用；酸枣仁、远志、灵芝对心血管系统可抗心律失常、抗心肌缺血，并有一定的降压作用。（病案出自《中医学报》宋汴京，吴利平《中西医结合治疗高血压合并失眠临床观察》）

医案二

朱卫红，女，38岁。2005年11月8日初诊。

主诉：易担心、紧张，夜间入眠困难2月余。

现病史：因为家庭不良事件，导致患者近2月来，易担心紧张，时悲观，夜梦多，易醒，日2～3次，两侧太阳穴痛，发紧，巅顶重压感，头昏沉，腿沉酸软无力。其他正常。

中医体征：颈肩紧，舌淡红，苔薄白，脉弦紧。

治法：理气养血，安神定志。

处方：白芍30g，川芎12g，当归15g，半夏9g，朱砂0.5g，云苓30g，苍术20g，厚朴15g，甘草6g，陈皮12g，荆芥15g，络石藤20g，水煎服，日一剂。

2005年11月15日复诊：服药后，担心紧张的情绪改善，头部仍有沉重感，伴恶心，大便稀，泡沫多，舌红，苔薄白，脉紧数。处方：上方加黄芩12g，知母9g。6剂，水煎服。

2005年11月22日复诊：服药后头痛减轻，失眠和情绪时有反复，纳可，夜梦多。舌红苔薄白，脉数躁。处方：上方加竹叶12g，莲子心3g，生地20g。

2005年11月29日复诊：睡眠明显改善，担心容易紧张消失，头痛减轻，腿沉，怕冷，纳可，大便稀，时有腹痛，小便少，舌淡红，苔薄白，脉滑。处方：上方加浙贝20g，滑石30g，半夏9g。水煎服，巩固疗效。

按：这是一则典型的惊悸不安状态的失眠，患者因为担心心情紧张而导致了失眠，心情的紧张和担心是失眠发生的根本原因，因此若要治愈该患者的失眠，改善其担心和紧张的心理状态是治疗的关键。患者属"金形人"体质，平素心底不宽，生活或工作中谨慎小心，仔细认真，因此具有惊悸不安状态的发病基础，一旦遇到一些不良事件则更突出表现出其个性的特点来。再者该类患者的善思，也造成了患者素体心血不足，血不养心也是容易产生心悸不安的重要因素；因此，该患者治疗用养血理气，安神定志之法，初次服药后，结气得开，积滞得下，故出现大便的泻下；随着结滞得以开泻，内蕴之热，显现于外，从服药后舌色由淡变红，脉象由弦变躁数可证；至此再适当加用清热和凉血滋阴之类，以清解其内蕴之热。初诊没有应用清热和滋阴之品的原因是，已经判断出患者存在结滞在内，服用调理药物后要出现腹泻，恐应用此类药物加重患者的腹泻，临床实践证明，失眠患者尤其是长期失眠者的较之常人多心理脆弱，身体的一些大的变化都会导致患者心理的巨大变化，恐其接受不了，而放弃治疗。

五、经验与体会

（一）西药治病治证联用，优势互补

西医治疗失眠，主要是针对失眠这一症状，采用镇静催眠作用的药物对中枢神经系统

进行抑制，以达到镇静催眠效果。目前，可治失眠的西药主要有：巴比妥类：如巴比妥、戊巴比妥；苯二氮䓬类：如硝基安定、艾司唑仑；抗抑郁药：如阿米替林、多虑平；抗精神病药：如氯丙嗪、氯氮平、泰尔登；抗组织胺类：如安泰乐。其中，常用的药物是苯二氮䓬类，其对肝、肾、血液、心、肺等内脏毒副作用相对较小，安全性较高，但也常有过度镇静、记忆损害、肌力软弱、精神异常头痛眩晕及妊娠早期服用可引起胎儿生长延迟畸形等不良反应。镇静催眠药物治疗失眠虽方便、快捷，疗效确切，但其不良反应使许多患者难以接受，治疗依从性不佳。非苯二氮䓬类代表药物有佐吡坦、佐匹克隆、扎来普隆。这一类药物没有抗焦虑、肌松和抗惊厥作用，不影响健康人的正常睡眠生理结构。其可以改善失眠症患者的睡眠生理，还具有醒后无宿醉感，不易产生耐药性和依赖性，停药后失眠复发率低等特点，已成为治疗失眠症的首选药物，可针对患者情况选择服用。非苯二氮䓬类这类药物在治疗失眠的时候是作为首选药来用的，所以大家要好好的来了解一下，当然药物都是有一定的副作用的尤其是对于西药来说，因此有一些特殊情况的患者要在医生的指导下用药。

中医从失眠产生的病因病机出发，依据辨证论治的原则，运用我国传统中药治疗失眠已有悠久的历史，并且创制了屡用不衰的治失眠名方。如《伤寒论·辨少阴病脉证并治》曰："少阴病，得之二、三日以上，心中烦，不得卧，黄连阿胶汤主之。"《金匮要略·血痹虚劳病脉证并治》云："虚劳虚烦不得眠，酸枣仁汤主之。"

由于中医药治疗失眠可标本同治，疗效确切，副作用小，深得患者的推崇，但也存在着疗效缓慢，用药时间较长的缺点。临床实践证明，采用中西药治病治证联用，综合遣方用药，可优势互补，既减少了西药的毒副作用，缩短了用药时间，使患者睡眠迅速改善，又可达到平衡阴阳，根治失眠的目的。有报道，以纯中药制剂百乐眠胶囊（百合、刺五加、首乌藤、合欢花、珍珠母、酸枣仁等）联合阿普唑仑治疗重度失眠 85 例，结果总有效率为 94.2%，且无明显不良反应，以丙泊酚联合刺五加注射液治疗 102 例原发失眠患者，结果丙泊酚联合刺五加组有效率为 96.6%，而单用丙泊酚组、刺五加组分别为 30% 和 53.3%，丙泊酚联合刺五加组明显高于其他两组，治疗期间各组均未出现明显的副作用和不良反应。

（二）发挥中药药理的桥梁作用，寻找中西医结合切入点

中药药理是利用现代科学技术手段对传统中药的化学成分进行分析，并结合疾病的病理生理指标进行动物实验，研究中药的传统药性理论。中药的传统药性，主要包括四气五味、升降浮沉、归经、毒性等，是揭示中药功效的理论依据，是长期医疗实践的经验总结，并指导着中医临床实践。在中药药理指导下应用的中药，具有安全性、有效性、针对性及可定性定量的特点，使中药逐步朝着标准化、规范化、科学化的方向发展。以中药传统药性为指导应用的中药，始终贯穿着中医学整体观念和辨证论治的思想，药效上体现了宏观性，使中药继承了博大精深的中医药文化内涵而独具特色。

因此，在中西医结合治疗高血压、冠心病合并失眠的研究中，我们要充分发挥中药药理的桥梁作用，并以中药传统药性理论为基础，以研究中药药理和中药传统药性之间的相关性为切入点，深入探讨中药对失眠不同证型的针对性和多样性的治疗作用。现代药理研究表明，许多单味中药的多种成分具有多靶点、多途径及适应多样性的镇静催眠作用。酸枣仁具有镇静、催眠、镇痛、抗惊厥作用，可降低多巴胺和 1, 2- 羟基苯乙酸的含量；酸枣仁、龙齿通过降低单胺类神经递质起到使中枢镇静作用；夜交藤有明显的镇静催眠作用，对睡眠时的影响与地西泮基本相似，连续服用催眠作用更强；地黄对中枢神经系统有明显的抑制

作用,其镇静作用部位在大脑皮质;五味子有广泛的中枢抑制作用,并有安定类药的特点;附子有中枢抑制作用;但在中医临床应用时,并不能盲从。

（三）探索标本缓急共图的方药,建立规范的临床诊疗标准

中西药联用治疗心血管系统疾病合并失眠,是建立在正确的西医辨病和中医辨证的基础之上,并从临床实际和病情的标本缓急出发,或以中药为主,或以西药为主,或中西药两者并重。充分体现了择优而从、取长补短的中西医有机结合的治疗原则,追求对患者的最佳治疗方案,从而达到快速催眠、不破坏睡眠结构、对记忆力无损害以及无不良反应、无耐药性、依赖性、戒断性等最优治疗效果。失眠作为主症,相对于引起失眠的病因病机来说,失眠为"标",病机本质为"本"。当失眠主症突出时,可采用治"标"之法,应重用西药,或中西药并重,以图快捷速效,减少患者的病痛之苦;当失眠主症缓解时,可采用治"本"之法,应以中药辨证论治为主,西药为辅,以图稳定病情,根除失眠。切忌无原则的中西药两类多种药物联合使用,或者不进行辨证,不分寒热温凉,且可能由于药物相互间的拮抗和配伍禁忌,削弱药物原有的治疗作用,甚至导致预后不良。

近年来,在中西医结合治疗冠心病合并失眠的研究中,还存在着诊断标准不统一、疗效标准自拟、治疗缺乏对照标准等问题,从而使得出的研究结论临床意义不大。因此,建立规范、科学、统一的失眠症证候诊疗标准及疗效评价标准,对提高研究水平具有重要的临床意义。

六、思考与展望

睡眠障碍对冠心病有显著的影响,已成为冠心病风险的独立预测因子,与冠心病的发病率和死亡率密切相关,通过影响多种心血管的危险因素而诱发或加重冠心病。目前研究涉及自主神经功能,血压血脂,激素代谢,内皮功能,炎症反应等,这些病理变化相互影响构成冠心病危险因素网络,机制复杂多样,尚未完全阐明。中医"双心"同调通过多靶点多途径作用于睡眠剥夺产生的心血管危险因素。通过回顾,发现多种单味中药、中成药、经典方剂、经验方药等可通过运用安神方药而调节自主神经功能,减少心律失常,抗氧化损伤,减少自由基,改善内皮功能,抑制炎症反应,降血脂抗动脉粥样硬化等多途径达到防治冠心病的目的,在改善患者临床症状,延缓病情进展,提高远期生存率上具有明显的优势,中医药防治冠心病有良好的发展前景。

现代中医对心血管系统疾病并失眠的治疗尽管有平肝潜阳、活血安神、补养肝肾法,调肝宁心法等多种方法,但也有明显不足。缺乏明确的辨证分型标准;发病机制的研究思路局限,古代医家对失眠证发病机制的论述非常丰富,但对心血管系统疾病并失眠这一现代概念并无类似描述,而现代研究也并未对其进行相应补充论述;由于缺少规范统一的辨证分型标准,治疗方法各执己见,且多限于单个单位的数十例的研究或个案报道,疗效缺乏、双盲对照、随机分组、多中心观察等科学实验数据说明,临床疗效判定缺乏较为公认、可靠的统一标准。以上种种,都为对其发病机制及临床治疗的研究带来了困难。因此,在今后的研究中,不仅要进行大量的临床验证,同时运用现代流行病学方法进行大样本、多中心调查研究,开展心血管系统疾病并失眠中医证候特点与病机演变规律研究,对于指导临床治疗及拓宽其研究思路有着重要意义。

（滕 晶 陈聪聪）

参 考 文 献

[1] Morin CM，LeBlanc M，Daley M，et al. Epidemiology of insomnia：prevalence，self-help treatments，consultations，and determinants of help——seeking behaviors [J]. Sleep Med，2006，7（2）：123-130.

[2] Ohayon MM. Epidemiology of insomnia：what we know and what we still need to learn [J]. Sleep Med Rev，2002，6（2）：97-11l.

[3] Roth T，Coulouvrat C，Hajak G，et al. Prevalence and perceived health associated with insomnia based on DSM-Ⅳ-TR；International Statistical Classification of Diseases and Related Health Problems，Tenth Revision；and Research Diagnostic Criteria/International Classification of Sleep Disorders，Second Edition criteria：results from the America Insomnia Survey [J]. Biol Psychiatry，2011，69（6）：592-600.

[4] Espie CA，Kyle SD，Hames P，et al. The daytime impact of DSM——5 insomnia disorder：comparative analysis of insomnia subtypes from the Great British Sleep Survey [J]. J Clin Psychiatry，2012，73（12）：1478-1484.

[5] 赵忠新. 临床睡眠障碍学 [M]. 上海：第二军医大学出版社，2003.

[6] 李绍旦，杨明会，王振福，等. 亚健康失眠人群脑内神经递质水平分析 [J]. 中国全科医学，2008，11（1）：24-26.

[7] 孙阳，杨志杰，古雅兰，等. 失眠症患者睡眠质量、心理健康状况及其多导睡眠图研究 [J]. 中国行为医学科学，2006，15（6）：498-500.

[8] 周云峰. 失眠症影响因素的研究进展 [J]. 河南中医学院学报，2008，23（1）：82-83.

[9] 失眠定义、诊断及药物治疗共识专家组. 失眠定义、诊断及药物治疗专家共识（草案）[J]，中华神经科杂志，2006，39（2）：141-143.

[10] Michael Perlis，张斌主译. 失眠的认知行为治疗逐次访谈指南 [M]，北京：人民卫生出版社，2012：1-2.

[11] 方哲，陈素红，吕圭源. 黄芪"入脾经"功效相关的药理研究 [J]. 现代医药卫生，2010，26（9）：112-114.

[12] 王杰超，宋霄. 黄芪注射液治疗心脑血管病合并失眠症的作用机理 [J]. 中国全科医学杂志，2005，1（2），146.

[13] 孙兵，郝洪谦. 柴胡皂甙对猫睡眠节律电活动调制的实验研究 [J]. 中草药杂志，1994，1（2）：82-83.

[14] 高学敏. 中药学 [M]. 北京：中国中医药出版社，2007.

[15] 马伯艳，张福利，周景华，等. 温胆汤的睡眠改善作用与失眠大鼠脑中胆囊收缩素8表达的关系 [J]. 中国临床康复，2006，10（35）：45-47.

[16] 贺娟. 调治脾胃方药干预精神神经活动的理论与实验研究 [D]. 博士学位论文，2004.

[17] 汪卫东. 低阻抗意念导入疗法——"TIP技术"的理论与实践 [M]. 北京：人民卫生出版社，2011.

[18] Dauvilliers Y，Mofin C，Cervena K，et al. Family studies ininsomnia [J]. J Psychosom Res，2005，58：271-278.

[19] Jaussent I，Dauvilliers Y，Ancelin ML，et al. Insomnia symptoms in older adults：associated factors and gender differences [J]. Am J Geriatr Psychiatry，2011，19（1）：88-97.

[20] 内山真，谭新译. 睡眠障碍诊疗指南 [M]. 西安：第四军医大学出版社，2004，2，110-154.

[21] 张秀华，谢于鹏，何金彩. 睡眠障碍诊疗手册 [M]. 北京：人民卫生出版社，2012，11（2）：154-158.

[22] 汪卫东，刘娇艳，慈书平. 睡眠障碍的中西医结合诊疗基础与临床 [M]. 北京：中国中医药出版社，2011，14（7）：251-256.

第八章

消化系统与睡眠

第一节　现代医学对消化系统与睡眠的认识

一、消化系统与睡眠的关系

胃肠道是体内组织器官中唯一一个由中枢神经、肠神经和自主神经共同支配的系统。大脑（中枢神经系统）与胃肠道（肠神经系统和自主神经系统）之间的这种双向神经连接即被称为脑肠轴。正是在这种复杂而精细的调控下使得胃肠道能正常地进行对内外环境的适应性活动，以完成其生理功能，而其中任何一个环节出现异常，都会引起胃肠功能或结构的损害而产生疾病。

睡眠期间，大脑处于相对安静状态，胃肠道功能也会发生显著改变，进而对正常的消化过程及消化系统疾病产生诸多影响，这已得到消化病专家的共识。

（一）睡眠对消化系统的生理性影响

生理状态下，睡眠期间食管蠕动幅度下降，吞咽频率也会大大减小。每分钟3次的正常胃电周期在非快速眼动（NREM）睡眠时期会发生明显改变；基础胃酸分泌也在两餐之间达到最小值，且在零点至凌晨两点间达到峰值。夜间的肠道运动会通过一系列周期为90分钟的收缩得到大幅调整。其中，结肠的收缩性运动及电活动在睡眠时有所减少，与排便相关的结肠剧烈蠕动性收缩减少更为显著，而在早晨清醒觉醒时加强。在睡眠中肛管静息压力大大降低，睡眠改变了肛管的感觉运动功能，导致了直肠扩张感觉阈值的增加，也维持了正常的肛门内括约肌的松弛反应。但是包括逆行扩布在内的自发性循环运动似乎可以防止在睡眠中无意识的排出直肠内容物。

（二）睡眠对消化系统的病理性影响

睡眠障碍对消化系统的影响机制较为复杂，其主要原因是刺激自主神经，影响体内激素水平，从而影响消化器官功能，最终造成损伤。有研究表明，各种不良情绪以及睡眠障碍会导致大脑皮质功能失调，迷走神经兴奋，肾上腺皮质激素分泌亢进，从而引起壁细胞与G细胞大量分泌胃酸，胃酸及胃蛋白增多会减少胃部的血流量，致使胃的自我修复能力下降，胃黏膜变薄，从而发生溃疡及浅表性胃炎，甚至使得细胞发生恶变。另外，由于长期情绪障碍可致下丘脑功能紊乱，胃肠黏膜防御功能降低，进而发生缺血与瘀血，使得胃肠黏膜内产生大量自由基、白三烯等，最终造成胃黏膜损伤。有实验研究显示，睡眠障碍会致使大鼠胃黏膜中的胃泌素含量明显升高，生长抑素水平增加，胃动素含量下降。因胃泌素可抑制胃底、胃体运动，降低胃内压，从而延缓胃的排空，生长抑素可抑制胃肠道运动和胆囊收缩，胃动素则可诱发消化间期移行性运动综合波，加速胃的固体和液体排空。因此，三种激素水平的改变可影响胃的功能，且随着时间的延长，排空时间逐渐降低，最终导致胃肠道消化吸收功能下降，如果此前已存在胃黏膜损伤，则会使损伤不断加重。而良好睡眠对消化系统疾病的恢复有促进作用，可使得体内产生一种 TFF2 蛋白质，这种蛋白质在睡眠期间达到最高点，可对消化道破裂处进行修复。

（三）消化系统疾病对睡眠的影响

消化系统疾病如十二指肠溃疡（duodenal ulcer，DU）、胃食管反流病（gastroesophageal reflux disease，GERD）肠易激综合征（irritable bowel syndrome，IBS）等的症状如腹痛、腹泻、大便失禁、烧心、胸痛导致睡眠觉醒。另外消化系统疾病患者常伴有焦虑、抑郁等情绪问题也易造成睡眠困扰。

二、消化道炎症、消化性溃疡与睡眠

两者均为消化系统的常见多发病，与睡眠有着密切的关系，一方面炎症、溃疡可以影响睡眠，另一方面，睡眠障碍也可以导致或加重炎症和溃疡。

（一）消化道炎症、消化性溃疡对睡眠的影响

消化道炎症、消化性溃疡患者所出现的腹痛常于深夜发作，致使患者觉醒，是其影响睡眠的主因。

胃酸和胃蛋白酶在消化道炎症、消化性溃疡的发病中占有重要地位，特别是溃疡被认为是胃酸和胃蛋白酶作用的结果。胃酸和胃蛋白酶的作用增强，持续酸负荷的增加，会导致黏膜损害产生炎症，进而出现溃疡，其中胃酸的分泌增多更为重要。研究表明消化道炎症、消化性溃疡患者的胃酸分泌仍然保持昼夜节律，只是分泌水平较正常有较大增高。其基础胃酸分泌的高峰约出现在午夜，较正常人超出 3～20 倍，低谷则出现于白天没有进食的时候。夜间睡眠时，迷走神经张力增强，胃酸分泌过多，加上夜间胃内容物多已排空，不能稀释中和胃酸，所以炎症、溃疡患者夜间易发生腹痛，午夜常被痛醒，影响睡眠。

因此，对于消化道炎症、消化性溃疡患者，为了减少其对睡眠的影响，首先应避免夜间睡前进食。夜间进食虽能暂时中和胃酸，缓解疼痛，但摄入的食物能刺激胃泌素分泌，导致胃酸分泌增加，反而加重夜间疼痛。另外，合理使用药物也有利于消除消化道炎症、消化性溃疡对睡眠的影响。有研究表明，睡前服用制酸剂、抗胆碱能药物或 H_2 受体拮抗剂等较传统的一日多次给药更具优势，夜间抑酸在愈合溃疡方面更是必需的。

另外，情绪障碍在消化道炎症、消化性溃疡的发病过程中起着重要作用，这些患者常常伴有慢性隐匿性抑郁，所以说合并情绪障碍也是消化道炎症、消化性溃疡影响睡眠的重要因素之一。睡眠障碍和情绪障碍常常伴随存在，因此在治疗中应用抗抑郁药物，一方面可以改善患者情绪，从而改善睡眠，同时也从病因角度治疗了消化道炎症、消化性溃疡。

此外，有研究显示，阻塞性睡眠呼吸暂停综合征（OSAS）患者幽门螺杆菌血清抗体阳性率显著高于正常人，这也提示了与消化道炎症、消化性溃疡发病密切相关的幽门螺杆菌感染与睡眠之间存在着某种联系。

（二）睡眠对消化道炎症、消化性溃疡的影响

TFF2（trefoil factor family 2）被认为是人体胃肠道的保护性蛋白质，能修复胃肠道的损伤，在人体的消化道受损后的数分钟之内即可产生。实验表明，TFF2 在胃液中的含量受胃蛋白酶的抑制，在食物消化过程中，TFF2 的水平降低。TFF2 在胃液中的含量还有明显的昼夜节律，一般在 18：00 左右降至最低，19：00—23：00 期间逐渐上升，凌晨 1：00 之后迅速上升，凌晨 5：00 时达到最高峰。TFF2 在睡眠过程最为活跃，TFF2 对消化道的保护作用也主要发生在夜间。另外，生理状态下，胃黏膜上皮细胞的寿命很短，2～3 天就要更新一次，这一再生修复过程，一般是在夜间胃肠道休息时进行的。因此，充足、规律的睡眠有利于消化道的黏液分泌、黏膜血流供应及屏障完整性，并有利于溃疡的预防和恢复。

有临床试验证实，夜班工作人群消化性溃疡的发生率要明显高于非夜班工作人群。另外，实验研究也显示，睡眠剥夺在短时间内作为一种应激反应，可降低胃黏膜的屏障作用，并通过诱导热休克蛋白表达实现对胃黏膜的保护作用，但持续剥夺睡眠则会使得消化性溃疡的发生率大幅升高。因此，长期睡眠不足、睡眠紊乱，特别是彻夜不眠、睡眠剥夺，会削弱消化道的保护机制，增强攻击因子，增加发生消化性溃疡的可能性。

三、肠易激综合征与睡眠

肠易激综合征（irritable bowel syndrome，IBS）是指一组包括排便习惯改变（腹泻／便秘）、粪便性状异常（稀便、黏液便／硬结便）和腹痛及腹胀等临床表现的症候群，持续存在或间歇发作，无形态学、细菌学及生化代谢等异常器质性疾病的证据，是与肠道动力学及内脏感觉异常有关的功能性胃肠病。近年来研究表明，IBS 是生物 - 心理 - 社会等多种发病因素综合作用的结果，这些发病因素通过中枢神经系统（CNS）及肠神经系统（ENS）的共同作用而引起 IBS 的一系列症状和体征，常伴有睡眠行为障碍。

肠易激综合征对睡眠的影响包括很多因素。首先，IBS 患者的结肠症状如腹痛、腹泻、便秘、腹胀、排便未尽感、排便窘迫感等以及非特异性的全身症状如头昏、头痛等都可干扰患者睡眠。其次，IBS 患者常伴发抑郁、焦虑等，这些精神心理因素对睡眠有很大影响。再次，IBS 患者自主神经功能异常及神经 - 内分泌 - 免疫网络调控异常对睡眠有较大干扰。IBS 患者的心率变异性（HRV）与健康人有差异可能也是干扰睡眠的一个因素。此外，相关研究提示 IBS 患者的咽部塌陷模式与健康人有差异也有可能干扰睡眠。

反之，睡眠障碍对肠道也有很大影响。研究表明，睡眠方式或周期的改变可影响人体下丘脑 - 垂体 - 肾上腺（HPA）轴依次释放促肾上腺皮质素释放因子（CRF）、促肾上腺皮质激素（ACTH）及皮质醇，而这些内分泌激素释放的紊乱在胃肠道可引起胃酸分泌、胃肠部血流量、胃肠运动及黏膜防御功能等多方面损害。IBS 患者睡眠结构改变如睡眠觉醒次数增加可致腹胀腹痛、排便习惯改变、胃肠反流、焦虑及抑郁等多种症状的产生，睡眠生理过程中下丘脑的节律性和反馈机制受到干扰以及脑 - 肠轴系统失调可能导致一系列与睡眠相关的胃肠功能紊乱。此外，肠易激综合征患者中存在自主神经功能失衡，特别是在 REM 睡眠期。自主神经功能失衡在睡眠障碍和肠易激综合征之间起着一个介导途径的作用。

四、肝胆疾病与睡眠

肝胆疾病是多种肝脏、胆囊相关疾病的总称，以慢性疾病居多，包括病毒性肝炎、脂肪

肝、胆囊炎、胆石症等。在肝胆疾病中肝性脑病与睡眠关系最密切,其标志性症状之一即为睡眠习惯改变。作为一种由严重肝病引起的、以代谢紊乱为基础的中枢神经系统功能失调的综合病征,患者常出现睡眠倒错,其机制与患者血清褪黑激素分泌时相紊乱有关,提示患者中枢神经系统的兴奋与抑制处于紊乱状态。

影响肝胆疾病患者睡眠的因素有很多,首先肝胆疾病患者的临床症状如腹痛、胁痛、腹胀、腹泻、便秘等以及非特异性的全身症状如头昏、头痛等是干扰患者睡眠的病理因素。其次,心理、社会因素也是对睡眠影响的重要方面。研究发现肝胆疾病患者存在焦虑、抑郁及睡眠障碍较正常人多见,焦虑、抑郁等负性情绪体验通过自主神经功能失衡表现为迷走神经的活性减弱而交感神经活性相对增强,影响 5-HT、DA 等神经递质的合成及分泌,引起或强化躯体反应从而影响患者的睡眠。另外,肝胆疾病患者对疾病的负性认知、担心病情变化、经济负担加重、社会角色改变、社会支持度降低以及家庭状况等可形成心理社会压力,从而导致网状内皮系统活动增强,交感神经系统兴奋,血浆中去甲肾上腺素(NE)水平升高,从而影响患者睡眠的启动和维持,导致睡眠结构的改变,一般表现为浅睡眠(S1)增多、深睡眠(S3+4)减少,REM 睡眠潜伏期延长,反复觉醒,睡眠阶段频繁更换,睡眠效率下降等。并且研究还提示心理社会因素与睡眠质量之间这种相互作用特别是在女性及中年患者表现较为突出。

五、其他消化科疾病与睡眠

(一)胃食管反流病

胃食管反流病(gastroesophageal reflux disease,GERD)是一种常见的胃肠道疾病,是由于胃内容物反流入食管而引起的一系列不适症状及并发症。反流既可发生在白天也可发生于夜间。一般认为白天反流更加频繁,但持续时间较短;夜间反流次数相对较少,但持续时间更长,与标志性的酸清除时间延长相关联。白天反流通常在餐后发生,但很快能被清除。夜间反流,胃酸清除时间延长,常伴有更严重的食管黏膜的损伤,而且有证据显示夜间胃食管反流会显著影响睡眠质量。

GERD 主要从两个方面影响睡眠。一是由于疼痛导致觉醒,GERD 患者常伴有内脏高敏状态,由此产生腹痛是导致睡眠障碍的重要原因。二是由于反流对睡眠呼吸的影响,其中尤以夜间咳嗽、哮喘为甚。其发病机制主要是被吸入的少量反流物直接刺激到呼吸道黏膜上的咳嗽受体及迷走神经感受器出现支气管痉挛,从而导致咳嗽及哮喘。此外,GERD和阻塞性睡眠呼吸暂停综合征(OSAS)常伴随发生。临床报道显示持续的气道正压通气(CPAP)不仅能成功减少阻塞性呼吸暂停,而且对降低这类患者经常出现的胃食管反流也有帮助;反之,使用抑酸方法治疗 GERD 也能减轻 OSAS 的发作。这些都说明了 GERD 和OSAS 的潜在联系。

同样,睡眠对 GERD 也具影响作用。首先表现在睡眠延长了食管酸清除的时间。食管酸清除过程包括容量清除和酸中和 2 个步骤,在这一过程中,大多数反流的胃酸通过吞咽和食管反流物诱发产生的食管自发及继发性蠕动而被清除,剩余部分则由唾液的中和作用完成。但睡眠时吞咽的频率明显降低,在深睡眠期吞咽几乎完全消失,同时唾液也停止了分泌,使得这一生理过程不能顺利进行。其次,睡眠时气管吸入发生率增加。胃食管反流的第一道防线是下食管括约肌(lower esophageal sphincter,LES),而气管吸入的两道防线则分别为上食管括约肌（upper esophageal sphincter，UES）和会厌。研究证实睡眠对 LES 压力及其屏障功能的作用影响甚微，而 UES 压力及其屏障功能在睡眠时则明显降低，尤其是在慢波睡眠时，因而削弱了 UES 抗咽 - 食管反流的能力，所以在睡眠时气管吸入的风险会明显增加。此外，睡眠体位与反流也有一定关系。最新研究发现，在左侧卧位时上食管括约肌压力最低而下食管括约肌压力不受睡姿的影响，因此左侧卧位时咽 - 食管反流的危险性更大。

（二）功能性消化不良

功能性消化不良（functional dyspepsia，FD）是指具有由胃和十二指肠功能紊乱引起的症状，经检查排除引起这些症状的器质性疾病的一组临床综合征，主要症状包括上腹痛、上腹灼热感、餐后饱胀和早饱症状之一种或多种。FD 属于胃肠功能障碍性疾病中较常见的分型之一，患者常反复发作，消化道症状复杂多样。临床流行病学资料显示这些患者经常出现多种胃肠外症状，包括心理情绪表现（焦虑、抑郁等），其中睡眠障碍是其最常见的胃肠外表现，而且这些患者的症状恶化常与睡眠异常有关。

FD 的病因学研究认为，其主要生理病理基础为胃肠动力异常和内脏高敏感性。促肾上腺皮质激素释放因子（corticotropin-relrasing factor，CRF）、促肾上腺皮质激素（adreno-cortico-tropic-hormone，ACTH）、5- 羟色胺（5-hydroxy tryptamine，5-HT）与内脏高敏感性有关，并参与睡眠、痛觉、精神情感、心血管活动及神经内分泌活动的调节。CRF 及 5-HT 分布于中枢丘脑及松果体中，在一些物理及心理应激刺激下，可能影响下丘脑 - 垂体 - 肾上腺（hypotha-lamic-pituitary-adrenal，HPA）轴及交感神经系统（sympathetic nervous system，SNS），导致 CRF、ACTH、皮质醇及儿茶酚胺水平异常，从而进一步影响肠道动力及内脏敏感性。睡眠方式及周期的改变影响这些激素释放，进而腹痛、排便习惯改变、胃肠反流、焦虑及抑郁等症状产生，从而加重 FD 病情。这些都说明了 FD 不是单纯的胃动力障碍性疾病，而是与神经系统密切相关，其病因的关键启动因素可能是精神睡眠心理障碍。

第二节 中医对消化系统与睡眠的认识

一、病因病机

《素问·逆调论》指出"胃不和则卧不安"，是中医理论中关于睡眠障碍共病消化系统疾病病因病机的总则。简而言之，饮食不节（洁）、情志失常、劳逸失度等因素一方面导致中焦气机升降不利，浊气上泛以扰神；另一方面影响脾胃运化而气血生化乏源，不能上养心神而不安。

二、辨证论治

（一）胃热炽盛证

素喜食辛辣，湿热内生；或情志不遂，肝郁化火；热扰心神。
治则：清胃泻火，镇惊安神。
方剂：清胃散合泻心汤加减。

（二）痰湿中阻证

脏腑失调，津液输泄失常，痰湿内生，阻滞气机，气机升降失常，痰浊上扰心神。

治则：燥湿化痰，和中安神。

方剂：二陈汤加减。

（三）宿食停滞证

饮食不节，食积内停，则胃腑不通，气机阻滞，浊气上泛扰乱心神。

治则：消食导滞，和胃安神。

方剂：保和丸加减。

（四）肝郁犯胃证

情志不舒，肝郁犯胃，胃失和降，则胃气上逆扰乱心神。

治则：疏肝解郁，理气安神。

方剂：柴胡疏肝散加减。

（五）脾胃气虚证

饮食不节，或劳倦伤中，或久病体虚，脾胃气虚，纳运不足，气血生化乏源，心神失养。

治则：益气补中，养心安神。

方剂：归脾汤加减。

（六）胃阴不足证

素体胃阴不足，虚热内生，或过食辛辣，胃阴受损，胃纳失权，失于和降，虚热上扰或阴不敛神。

治则：益胃养阴。

方剂：益胃汤加减。

（七）胃阳虚衰证

素体中阳不足或过食生冷伐伤中阳，阳虚阴盛，寒邪凌心，神失温煦。

治则：温中补虚，益气安神。

方剂：黄芪建中汤加减。

第三节 中西医结合诊治

一、中西医结合最新研究

随着现代睡眠医学的发展，以消化性溃疡为代表的胃肠疾病与睡眠障碍的关系渐受重视，相关机制和诊疗方法、疗效、副作用、适应证、禁忌证等得到深入探究。但以苯二氮䓬类和抗精神病药物为代表的现代治疗手段因其耐药性、依赖性、副作用、患者依从性差以及疗效的局限性而广受诟病。虽中医从整体出发，调整气血阴阳，补虚泻实，法以"和胃安神"，治疗消化道疾病相关性睡眠障碍优势明显，但其诊疗思路的主观性及疗效的不确定性而推广受阻。基于此，在生物 - 心理 - 社会医学模式的潮流下，从理论构建和临床诊疗两方面中西医结合前景广阔。

（一）基础研究

肖倩倩研究发现和胃安神胶囊能够使消化性溃疡相关性睡眠障碍大鼠脑组织和血清的 5-HT、5-HIAA、ChE 含量均提高，NE 含量均降低。证实和胃安神胶囊能够多靶点、多方位、多层次的作用于模型大鼠的神经系统和消化系统，整体调节内环境，可能通过对与神经 - 内分泌网络相关的脑组织和外周血清中递质 5-HT、5-HIAA、NE、ChE 的调节实现其促眠、抗溃疡作用。

许宏连研究发现加味温胆汤对模型大鼠胃黏膜损伤有拮抗作用，能显著抑制溃疡产生，能够明显增强消化性溃疡相关性睡眠障碍大鼠胃黏膜超氧化物歧化酶（SOD）、溃疡灶表皮生长因子（EGF）含量，提高 5-HT 含量与对照组相比有极显著性差异（$P < 0.01$），可以使失眠大鼠脑内降低的 CCK-8 的活性增强，与对照组相比有极显著性差异（$P < 0.01$）。认为加味温胆汤能够整体调节内环境多靶点、多方位、多层次的作用于消化系统、神经 - 内分泌网络实现其促进溃疡愈合，进而改善睡眠障碍。

冯俏研究发现加味温胆汤可以降低脑垂体中 NE 的含量，抑制胃黏膜分泌细胞产生胃肠道刺激因子 P 物质，降低脑组织、胃组织 P 物质含量，并可增加胃黏膜表皮生长因子（EGF）含量较造模组明显升高，其结论与许宏连保持一致。

（二）临床研究

庄建华认为半夏泻心汤可有效治疗消化性溃疡相关性睡眠障碍。将 64 例消化性溃疡伴失眠症患者随机平均分为两组，观察 2 周，治疗组采用半夏泻心汤加味治疗；对照组采用艾司唑仑治疗。采用 PSQI 评定疗效。结果两组治疗后 PSQI 睡眠指标均较治疗前改善，治疗组的有效率、睡眠质量满意率均高于对照组。

二、中西医结合难点分析

难点之一

现代医学已认识到消化道疾病和失眠之间是双向、互为因果的胶着关系，但目前在临床处理方式上，还停留在仅把"失眠"当做一个继发症状处理的阶段，对双向因果关系造成的复杂性、综合性失眠及复发性消化道疾病，均不能取得满意疗效。而且，包括戊巴比妥类和苯二氮䓬类等现代镇静催眠药物，虽然能够迅速诱导睡眠，其耐药性、依赖性、后遗效应以及不同程度干扰睡眠结构副作用仍然难以避免。我们亟需一种可以针对复合症状、互为因果的胶着症状而进行广谱和双向治疗、副作用小的治疗模式和药物。

难点之二

虽然中医在治疗消化道疾病相关性睡眠障碍具有临床优势，但存在着辨证分型不一致，疗效标准不一，可重复性不高等问题，特别在辨证方面，目前尚无相关辨证分型标准，或仅依据消化道疾病或失眠某一单一疾病进行辨证，这显然是不符合临床实际的。对消化性疾病相关性睡眠障碍的临床特征规律的掌握成为中西医治疗的前提，在探讨临床特征时，中西医双管齐下、相互参照，将是一个崭新且有实用价值的尝试。因此，恰当、合理地运用各种现代医学客观指标，有助于对中医病因病机及治则理论的创新性探讨，是中医辨证客观化的有力工具，也是现代中医临床研究的主要标志之一。

三、中西医结合临证思路分析

消化性溃疡和睡眠障碍呈现的是双向的互为因果的胶着关系，而不是从消化性溃疡到睡眠障碍的单向因果关系，或单纯的原发同继发之间的关系。故在临床处理方式上，不能仅把消化性溃疡相关性失眠的"失眠"当做一个继发症状处理，而应中西医结合，不仅要考虑整体观，还要注重个体化治疗。

中医长于整体调节，从《素问·逆调论》提出"胃不和则卧不安"，到现代中医临床对"胃不和则卧不安"古训赋予新的内涵，据临床实践予以拓展，在理、法、方、药等方面应有全新的认识。以"和胃安神"法治疗消化道疾病相关性失眠是建立在中医理论的整体观优势和临床诊疗中辨证施治特点的基础上的，决定了中医睡眠医学善于从五脏相关、阴阳互根的整体角度去认识和把握有关睡眠的生理、病理，长于从调和五脏、平衡阴阳的辨证思维中展开对睡眠障碍的诊疗及实施睡眠养生。和胃之法，又有多种，诸如疏肝和胃、化痰和胃、消导和胃、益阴和胃等均是临床常用之法，实际运用时须明辨虚实，随症加减。因此，它既和现代医学从生物医学向生物 - 心理 - 社会医学模式演进的发展方向相吻合，又能在理论建构和临床诊疗两方面给予有益的启示、补充和完善。

四、中西医结合典型病案

医案一

许某，女，21 岁，湖南籍。2015 年 2 月 3 日就诊。

长年在外求学，嗜食辛辣刺激食物，半年前出现胃痛、胃胀、脾气急躁、睡眠不佳，父母带其多处求医，均疗效不佳。现患者诉纳呆，胃胀，大便不通，睡眠欠佳，多梦，月经先期，痛经。舌尖红苔黄，脉弦细。

辨证：胃热炽盛，扰动心神。

治法：清泻胃火，安神利眠。

方药：清胃散合泻心汤加味（生地黄 10g，当归 15g，牡丹皮 10g，黄连 10g，升麻 10g，大黄 10g，黄芩 5g，酸枣仁 15g，百合 15g）。

针灸治疗

针刺疗法：四神针、智三针，神门、内关、公孙、足三里、三阴交、太冲、内庭（均双）。耳穴贴压：神门、脾、胃、心、皮质下。背部走罐，大椎、心俞、胃俞留罐 10 分钟。

嘱其忌辛辣刺激食物，忌熬夜，睡前按压耳穴 3～5 分钟。

复诊：服用中药 3 剂，针刺 3 次后，睡眠、胃口转佳，仍多梦，胃胀减轻，大便干结，舌红苔黄，脉弦。守原方 3 剂，续针灸治疗 3 次后，诸症改善。

按：本案例患者因过食辛辣、焦烤、温燥之品，则化热生火，胃火炽盛，阻碍气机，胃失和降，浊气上逆则夜卧不安。正如《医学心悟》所云："不得眠，阴阳皆有之，其狂乱不得眠者，阳明胃热故也……胃受热邪，故不和，不和故不眠也。"此乃"胃热炽盛"之"胃不和"。临床当以清胃散合泻心汤加味安神药物，清胃泻火而"和胃"，则胃热得除，胃气乃和而卧自安。配合针刺疗法、耳穴疗法、走罐疗法以增强疗法。

医案二

杜某，女，50 岁，2014 年 12 月 5 日就诊。

半年前因家庭原因情绪波动而眠差，入睡困难，情绪低落，心烦，服用西药后稍有改善，但仍情绪易波动，心烦，胃脘不适，嗳气，月经紊乱，量少，舌淡苔薄白，脉弦细。

辨证：肝郁犯胃。

治法：疏肝解郁，行气和胃。

方药：柴胡疏肝散加减（陈皮 15g、柴胡 30g、川芎 15g、香附 10g、枳壳 10g、芍药 10g、甘草 5g、茯神 30g、酸枣仁 30g、红枣 5 枚）。

针灸治疗

处方：五味子、朱砂、吴茱萸按 15：15：1 的比例配制，将上述药物碾末过筛，适量混匀，每次取 3g 加适量食醋调成糊状，均分两份，集中涂于 5cm×5cm 大小的医用胶布上。

取穴：涌泉。

操作：每晚 20：00 用温水泡脚 15～20 分钟后擦干，用自制中药贴 2 枚分别贴敷于双侧涌泉穴，次日 8：00 揭除，10 次为一个疗程。

复诊：一周后胃脘不适、嗳气等症状减轻，仍眠差，心烦易怒，于处方中加远志 15g，木香 10g，白芍 30g，再进 5 剂。

三诊：睡眠较前明显改善，再进 7 剂，继续针灸治疗。

按：本案例患者为中年女性，围绝经期，因情志不舒，肝气郁滞，疏泄失职，横逆犯胃，气机郁滞，胃失和降，则胃气上逆而致不寐。《症因脉治》云："因恼怒伤肝，肝气怫郁……则夜卧不宁矣。"此乃"肝郁犯胃"之"胃不和"。临床当以柴胡疏肝散加减，疏肝解郁、行气化滞而"和胃"，则气机通畅，胃气得和，夜卧乃安。针灸疗法采用穴位敷贴法，中医认为"寐本于阴"，失眠与阴虚阳亢、阳不入阴有关，采用滋阴安神的中药贴敷具有滋补肝肾功效的涌泉穴，对肝郁肾虚之围绝经期妇女尤为适宜。

五、经验与体会

以和胃为总则，辨证用药，结合针灸等其他方法。

1. 分清虚证和实证。

2. 重视五脏功能的调理。首重脾胃，次之是肝胆，再次之是心肾。

3. 重视气、阴、血精微物质的顾护。

4. 选药精细，注意炮制。

5. 适时采取胃肠镜、抗炎、杀菌、抑酸、护胃及对症治疗等西医检测和治疗手段。

六、思考与展望

（一）和胃安神法

通过对近年来的文献研究可看出，"和胃安神法"论治消化道疾病相关睡眠障碍有着疗法安全，无毒副作用，且疗效显著等较多的优势，已广泛应用于临床，广大患者容易接受。但也存在不少问题，如：缺乏规范的诊断标准，无统一的疗效评定标准，缺乏统一的时效性和量效性标准化研究，疗程多长、多少疗程的治疗临床效果最优，缺乏统一标准，机理研究不足。总的来说，"和胃安神法"论治消化道疾病相关睡眠障碍，目前仍处在探索阶段。如何评价从脾胃论治失眠的科学性，以及将其在临床中推广，是一项系统工程。

（二）前瞻性随机临床试验

近年不乏关于中医治疗失眠的随机对照临床研究及系统回顾发表。虽然当中大部分研究结果都指出中医疗法比安慰对照、西药或其他治疗更能有效地治疗失眠，但综观这些随机对照临床研究的研究方法都有一定问题，包括未有清楚报告随机方法或使用错误的随机方法（如就诊编号、先后轮流编组等）；未有使用盲法（不论是对病者或对评估者）及未有清楚报告退出人数及原因等。

（三）诊断方法

研究中所使用对失眠的诊断及评估方法亦可参考国际对睡眠医学研究的建议，包括：①使用标准化的失眠诊断标准，例如 DSM-5 的失眠症诊断标准；②使用睡眠日记来记录各项睡眠指针如入睡所需时间、睡后醒来时间、总睡眠时间及睡眠效率等；③用客观的量度睡眠方法，如腕动计或多导睡眠监测。比较以辨证论治中医治疗与常规化中医治疗的研究可以展示中医疗法治疗失眠的价值。若要确定中医治疗失眠的疗效，尚需更多大型及高质量的随机对照临床研究。

（张东淑　杨　路　曹明满）

参 考 文 献

[1] Talley NJ, Howell S, Poulton R. The irritable bowel syndrome and psychiatric disorders in the community: is there a link? [J]. Am J gastroenterol, 2001, 96(4): 1072-1079.

[2] 张洪领. 功能性消化不良的脑肠轴机制研究进展 [J]. 实用医学杂志, 2010, 26(17): 3265-3266.

[3] Meir H. Kryger, Thomas Roth, William C. Dement, 等. 睡眠医学理论与实践 [M]. 北京：人民卫生出版社, 2010: 1252.

[4] 慈书平. 睡眠与睡眠疾病 [M]. 北京：军事医学科学出版社, 2005: 118.

[5] 张秀华, 谢于鹏. 睡眠障碍诊疗手册：各科睡眠问题及对策 [M]. 北京：人民卫生出版社, 2012: 162.

[6] 张超. 睡眠障碍与功能性胃肠疾病 [J]. 胃肠病学和肝病学杂志, 2008, 17(2): 167-169.

[7] 任海燕, 李守国, 刘义兰. 胃肠疾病与睡眠的关系 [J]. 护理学杂志, 2006, 21(15): 78-80.

[8] 孙晓娜, 赵长普, 陈玉龙. 功能性消化不良患者的睡眠行为及睡眠生理学特征分析 [J]. 中国全科医学, 2007, 10(23): 1955-1957.

[9] 雒芳. 功能性消化不良发病机制研究进展 [J]. 现代医药卫生, 2014, 30(11): 1662-1665.

[10] 贾佳, 吴万春. 肠易激综合征与心理因素及睡眠障碍的关系 [J]. 国际消化病杂志, 2014, 34(1): 15-17.

[11] 陈惠新, 余志金, 罗程, 等. 肠易激综合征与睡眠障碍相关性研究 [J]. 胃肠病学和肝病学杂志, 2012, 21(5): 444-446.

[12] 王晓青, 戈之铮. 胃食管反流病与睡眠障碍 [J]. 国际消化病杂志, 2008, 28(2): 127-129.

[13] 肖倩倩. 和胃安神胶囊促眠、抗溃疡作用机制研究 [D]. 黑龙江中医药大学, 2011.

[14] 许宏连. 加味温胆汤治疗消化性溃疡相关性睡眠障碍的实验研究 [D]. 黑龙江中医药大学, 2008.

[15] 冯俏. 加味温胆汤治疗应激性消化性溃疡相关性睡眠障碍的实验研究 [D]. 黑龙江中医药大学, 2008.

[16] 庄建华. 半夏泻心汤治疗消化性溃疡相关性睡眠障碍的临床研究 [D]. 世界睡眠医学杂志, 2014, 1(2): 93-95.

[17] 张东淑. 针灸百日通 [M]. 北京：化学工业出版社, 2012.

第九章

妇科及内分泌系统与睡眠

第一节　现代医学对妇科与睡眠的认识

现代医学认为女性是睡眠障碍的易感人群之一，且女性患者社会功能受损的严重程度也高于男性。临床常见的女性睡眠问题有失眠、嗜睡、多梦等，40～64 岁年龄阶段的女性中约有 5.2% 的人患有睡眠呼吸障碍。Moline 等的研究表明，经济状况、照顾孩子、婚姻问题等社会心理因素与妇女的睡眠状况有相关性。

女性不同生理期的睡眠特点及影响因素

（一）月经期

青春期后，在下丘脑 - 垂体 - 性腺轴对女性生殖器官结构和功能的协同调节下，女性出现月经周期。其中，将月经出血的第 1 天作为月经周期第 1 天，排卵是在周期的第 14 天左右，并由此将月经周期分为排卵前的卵泡期和排卵之后的黄体期。卵泡期开始，血浆雌二醇水平逐渐升高，排卵前达到峰值，黄体期优势卵泡排卵后形成黄体并分泌孕激素和雌激素。如果卵子未受孕，则激素水平下降，月经来潮。美国国家睡眠基金会组织的一项问卷调查结果显示，71% 的月经期美国女性抱怨其睡眠每月平均有 2.5 天受到月经期症状（比如乳房胀痛）的影响。有月经的女性，无论有无经前期症状，其黄体后期的主观睡眠障碍比卵泡中期都要明显。月经周期影响睡眠的主要因素在于包括性腺激素、垂体后叶素、褪黑激素、皮质醇等激素水平和体温出现明显的波动。如有研究发现，正常健康妇女卵泡期和黄体期的睡眠结构不同，黄体期日间的主观嗜睡程度和慢波睡眠（slow wave sleep，SWS）出现频率显著增加；与卵泡期相比，黄体期的睡眠时间减少，睡眠潜伏期延长，睡眠效率下降，主观睡眠质量下降，但也有研究结果显示女性月经期的夜间多导睡眠图未发现客观的睡眠结构改变。

（二）妊娠期

妊娠期睡眠障碍的发生率及其类型尚不明确，可能涉及的包括失眠、睡眠呼吸暂停、嗜睡、昼夜节律紊乱、不宁腿综合征（restless legs syndrome，RLS）以及与情绪相关的睡眠问题等。与非孕健康妇女比较，妊娠期睡眠问题主要表现为孕妇夜间醒来的次数增多、REM 睡眠期减少、主观睡眠质量较差、睡眠节律改变等，且睡眠质量差对白天的工作和活动有影响。不同时期妊娠妇女的睡眠模式有所不同。Franklin 等发现，妊娠早期妇女白天嗜睡现象严重,夜间睡眠时间增多,但睡眠效率和慢波睡眠却减少。Hedman 等发现,芬兰孕妇的睡眠质量从孕中期开始下降,到孕晚期越来越明显,主要表现为入睡困难、频繁夜醒、睡眠不足等。与妊娠早、中期相比,妊娠晚期妇女的睡眠质量更差,以主观睡眠质量下降、打鼾频率增多、夜间觉醒次数增多、白天严重嗜睡和清醒度下降为主要特征。如果妊娠期间的烧心感发展为夜间食管反流、腿痛性痉挛与 RLS 混合出现的话,会进一步加重夜间的睡眠问题。围产期尤其需要特别注意过度嗜睡者要排除睡眠呼吸紊乱(SBD)和严重 RLS 等干扰睡眠的因素,这些疾病对孕妇及胎儿都有潜在危险,与不良妊娠结局相关。

导致妊娠妇女睡眠质量下降的可能原因包括多方面,如妊娠早期发生的激素改变,妊娠晚期胎儿明显长大后,自身的生理改变及胎动对睡眠的干扰,孕妇对于分娩及胎儿的担忧,产后新生儿的睡眠模式影响及哺乳等。周俊英等对 110 例孕妇进行 PSQI 量表评定和 PSG 监测,结果发现 93.3% 的伴有抑郁症状的孕妇存在睡眠质量问题,而无抑郁症状孕妇中仅有 26.7% 存在睡眠质量问题;伴有抑郁症状孕妇每晚睡眠 5～6 小时,睡眠质量较差至非常差,睡眠效率为 65% 左右,而无抑郁症状孕妇每晚睡眠 6～7 小时,睡眠质量较好至较差,睡眠效率为 75% 左右;伴有抑郁症状孕妇睡眠障碍、入睡时间延长、日间功能 3 个因子均比无抑郁症状孕妇差。

妊娠期睡眠的影响因素主要包括以下几个方面:

1. 生理因素 妊娠期尤其是妊娠晚期妇女,身体各系统发生巨大变化,如体型变得笨重、回心血量减少、膈肌上移、膀胱受压、内分泌变化等,这些因素都会影响孕妇睡眠质量。妊娠期间的皮肤瘙痒、胃肠道、呼吸困难和头痛、背痛、腰酸、腹痛、夜间尿频等躯体症状,均可在一定程度上影响孕妇的睡眠质量。

2. 心理因素 妊娠过程中,孕妇常会出现特殊的心理和情绪改变,如孕妇对即将分娩的恐惧、对孩子健康状况及顺利生产的担忧与期待等,而经济条件、孕妇自身生活和事业的改变以及家庭支持度等因素也会对孕妇的心理产生一定影响。Heron 等(2004 年)对社区8323 名女性的随访资料显示,孕 18 周个体的焦虑发生率为 14.6%,抑郁发生率为 11.4%。潘颖丽等对妇产科门诊及病房的 167 例孕妇及其配偶的调查表明,孕妇在孕期会有"为确保母子健康和安全而引发的压力感""为身体外形改变而引发的压力感""为身体活动的改变而引发的压力感"3 个主要方面的心理压力。这些压力与抑郁焦虑的发生密切相关,进而可能影响孕妇的睡眠状况。妊娠期间孕妇的愉快、生活满意和幸福感是维持睡眠质量的正性因素,而情绪紧张、家庭不和睦、抑郁、焦虑等均是影响孕妇睡眠质量的负性因素。Olsson 等报道,孕妇睡前的精神心理状态决定着她们的睡眠质量,睡前的焦虑和抑郁程度愈高,睡眠质量愈差。国内也有学者发现妊娠末期孕妇睡眠质量、睡眠紊乱、日间功能评分,以及紧张 - 焦虑、抑郁 - 沮丧、疲乏 - 迟钝得分均明显高于正常非孕女性,精力 - 活力得分明显低于正常非孕女性;PSQI 各维度及总分与情绪状况总分存在正相关,与精力存在负相关。

在妊娠期及哺乳期选用针对睡眠障碍的药物需慎重,这不仅因为药物可能影响胎儿及新生儿发育,而且更需特别提出的是,催眠、麻醉药物对妊娠期内源性高孕酮水平具有增效作用且与所用剂量相关。

(三)产褥期

产褥期妇女经历了自然分娩的疼痛或者剖宫产术的痛苦,睡眠常常被干扰,导致睡眠质量下降。身体不适或疼痛是影响产褥期妇女睡眠的直接因素,而担忧孩子健康、孩子喂养及产褥期的生理变化，更容易导致产妇出现焦虑抑郁情绪，继而引发和加重睡眠问题。李晓丽对 360 例住院产褥期妇女睡眠状况的调查结果提示 81.94% 出现睡眠维持困难，43.33% 出现睡眠昼夜倒置，22.50% 出现入睡困难，10.83% 出现早醒。

产后抑郁障碍（postpartum depression/puerperal depression，PPD 或 postnatal depression，PND）的概念最早由 Roland M（1950）提出。目前认为 PDD 并不是一个独立的疾病，而是特发于女性产后这一特殊时段的抑郁症，有时也包括延续到产后或在产后复发的重症抑郁障碍（major depressive disorder，MDD）。国内文献报道产后抑郁的发生率为 10%～18%。美国精神障碍分类与第四版诊断标准（DSM-Ⅳ）将 PPD 的起病时间定为产后 4 周内；但在 DSM-Ⅴ中，已取消 PDD 的概念，取而代之的是围生期抑郁（peripartum depression），特指从妊娠开始至产后 4 周内发生的 MDD。

（四）围绝经期

围绝经期（perimenopausal period）旧称更年期（climacteric period），是指女性从卵巢功能开始衰退至老年前期的一个过渡时期。是指女性在绝经前后由于性激素减少所致的一系列躯体及精神心理症状，如：潮热、汗出、失眠、烦躁、月经失调等。这一时期，卵巢功能逐渐衰退，雌激素水平下降，下丘脑 - 垂体失去雌激素的反馈调节作用，使促性腺激素分泌亢进，神经递质分泌紊乱，神经 - 内分泌 - 免疫功能失调而产生的一组症候群，主要表现为潮热汗出、烦躁易怒、失眠多虑等。睡眠质量差是围绝经期和绝经后妇女常见的问题，主要表现在入睡时间、睡眠效率、日间功能等方面的紊乱，其中以入睡时间延长最为明显，其次为日间功能、睡眠质量的下降。睡眠紊乱很有可能在暗示我们身体健康状况的恶化，或是生理功能的不足。

除生理变化的影响外，更年期妇女的自身健康状况、家人健康状况、生活工作压力、体育锻炼与休息时间以及围绝经期的认知和精神因素等与其睡眠状况之间存在相关关系。但也有学者认为，尽管与绝经前相比，围绝经期和绝经后女性对睡眠的满意度低，但绝经状态并非一种有意义的、特异性的睡眠问题预测因素，且对没有睡眠问题主诉的健康中年女性而言，绝经状态对睡眠质量的影响很小。因此，中年妇女睡眠异常症状不应首先归因于绝经。关于围绝经期及绝经后妇女的睡眠失调与性激素、5-HT、躯体症状以及某些社会心理因素间的关系的研究尚无最后定论，需进一步深入研究，以利于有效治疗，改善其睡眠质量，进而提高女性的心身健康水平和生活质量。围绝经期睡眠的影响因素主要包括以下几个方面：

1. 性激素 研究表明，雌激素（estrogen）有缩短睡眠潜伏期、入睡后觉醒次数减少、增加总睡眠时间的倾向。围绝经期及绝经后女性的雌激素（estrogen）和孕激素（progesterone）水平下降，可能会引起一系列的睡眠问题，包括入睡困难、觉醒增加、睡眠质量差等，且睡眠呼吸紊乱（sleep-disordered breathing，SDB）的发生率也有所增加。确切机制尚不清楚，可能的解释包括参与睡眠调节的下丘脑、视叶前区、海马等区域存在不同浓度的雌激素，更年期雌激素的改变可能直接影响某些神经递质，进而影响睡眠调节；激素替代治疗（hormone replacement therapy，HRT）还可能通过减少围绝经期症状特别是血管舒缩症状，来减少睡眠干扰因素，改善睡眠质量。

绝经后采用 HRT 对睡眠的影响结果不一。有研究表明 HRT 不仅可能使个体的觉醒时间减少、慢波睡眠增加、客观睡眠质量得到改善，还可有效改善其主观睡眠质量。HRT 对睡眠的改善存在一定的剂量 - 效应关系，且雌孕激素联合用药疗效要优于单纯应用雌二醇（E2）组和安慰剂组。但 Manber 等发现绝经后妇女应用雌激素替代治疗（estrogen replacement therapy，ERT）后，总睡眠时间、入睡时间、入睡后觉醒时间等指标都没有明显改善。ERT 对于绝经后 SDB 有改善作用，而加用孕激素后并没有发现雌激素这种有效作用得到加强。Saaresranta 等观察应用安宫黄体酮（MPA）对绝经后妇女睡眠时血氧不足和部分上呼吸道阻塞的作用，研究发现，MPA 可以增加初始吸气流量，这主要是由于 MPA 可以缩短吸气，延长呼气，可以使吸气量增加，可见孕激素具有呼吸兴奋剂的作用，但 MPA 对于睡眠没有影响。

2. 5-羟色胺（5-HT） 脑内 5-羟色胺（5-HT）可作用于脑干中的乙酰胆碱神经元和蓝斑核神经元，触发 REM 睡眠。Slopien 等证实绝经后女性 5-HT 浓度与更年期症状的严重性存在相关。Stearns 等对 30 例既往患有乳腺癌、目前至少每天有 2 次潮热症状的女性应用选择性 5-HT 再摄取抑制剂（SSRIs）盐酸帕罗西汀，结果发现服用帕罗西汀后，不仅平均潮热严重程度评分减少 75%，睡眠也明显改善。Kloppel 等提出虽然睡眠失调随着年龄而增加，且多数研究认为 5-HT 系统与睡眠的调节有关，但其应用免疫组化的方法检测老年人和年轻人的大脑中分泌血清素（5-HT）的中缝核（中缝背核、中缝中央上核、中缝隐核）中的 5-HT 合成酶和色氨酸羟化酶。结果发现，能够合成 5-HT 的神经元的比例在这两个年龄组中没有显著性差别，故认为中老年人的睡眠失调可能与其他影响睡眠的因素变化有关。

3. 躯体症状 躯体症状如疲劳、潮热、出汗、心悸等常发生于绝经前后的妇女。Kloss 等研究发现，围绝经期及绝经后妇女睡眠质量与夜间血管舒缩症状如夜间潮热、出汗的发生存在一定的相关性。Polo 等通过逐步回归分析证实，32% 的主观睡眠质量差是由于血管舒缩症状引起，14% 是由于心悸所造成。Regestein 等的研究证实躯体症状（如疲倦）评分得分越高，绝经后妇女主观睡眠质量越差。另外，雌激素是骨吸收的抑制剂，女性围绝经期的低雌激素水平状态，影响骨代谢，使钙过多的从骨骼中游离出来，导致骨量丢失，造成骨密度下降，出现骨质疏松症状，夜间常因腰椎、四肢关节疼痛影响睡眠。高血压、脑卒中等心脑血管疾病也会对患者的睡眠产生不良影响，降低患者的生活质量。但 Miller 等应用 PSG 对睡眠进行客观评估，结果并未发现绝经后睡眠失调与潮热相关。也有研究表明，雌激素替代治疗（ERT）能明显减少血管舒缩症状，却不能明显减少绝经后妇女失眠。提示失眠可能由于夜间出汗以外的其他因素所引起，或者睡眠失调开始是由于夜间出汗等症状而引起。因此，躯体症状对睡眠质量尤其是客观睡眠指标是否有影响，还有待进一步研究。

4. 心理因素 Miller 和 Kloss 等研究证实，抑郁和焦虑与妇女失眠的发生有很强的正相关性，而精力旺盛和心理健康与妇女失眠的发生呈负相关性。Parry 等研究发现，围绝经期及绝经后抑郁的女性，无论是主观睡眠质量还是客观睡眠质量均较围绝经期及绝经后正常对照组差。可见，社会心理因素是围绝经期及绝经后妇女睡眠质量差的影响因素之一。

附：

DSM-5 关于经前期烦躁障碍的诊断标准：

A. 在大多数的月经周期中，下列症状中至少有 5 个在月经开始前 1 周出现，在月经开始后几天内症状开始改善，在月经 1 周后症状变得轻微或不存在。

B. 必须存在下列 1 个（或更多）症状。

1. 明显的情绪不稳定（例如，情绪波动、突然感到悲伤或流泪，或对拒绝的敏感性增强）。

2. 明显的易激惹或愤怒或人际冲突增多。

3．明显的抑郁，心境、无望感或自我贬低的想法。

4．明显的焦虑、紧张和／或感到烦躁或有站在悬崖边的感觉。

C．必须另外存在下列1个（或更多）症状，结合诊断标准B的症状累计符合5个症状。

1．对日常活动的兴趣下降（例如，工作、学校、朋友、爱好）。

2．主观感觉注意力难以集中。

3．嗜睡、易疲劳或精力明显不足。

4．明显的食欲改变，进食过多或对特定食物的渴求。

5．睡眠过多或失眠。

6．感到被压垮或失去控制。

7．躯体症状，例如乳房疼痛和肿胀，关节或肌肉疼痛，感觉"肿胀"或体重增加。

注：在过去1年绝大多数的月经周期中，必须符合诊断标准A-C的症状。

D．这些症状与临床上明显的痛苦有关，或干扰了工作、学习、平常的社交活动或与他人的关系（例如，回避社交活动，在工作、学校或家庭中的效率下降）。

E．这种障碍不仅仅是其他障碍症状的加重，例如重性抑郁障碍、惊恐障碍、持续性抑郁障碍（心境恶劣），或某种人格障碍（尽管它可以与这些障碍中的任一种共同出现）。

F．诊断标准A应该在未来至少2个症状周期的每日评估中得以确认（注：在确认之前可以临时作出诊断）。

G．这些症状不能归因于某种物质（例如，滥用的毒品、药物，或其他治疗）的生理效应或其他躯体疾病（例如，甲状腺功能亢进）。

记录步骤

如果症状不能在未来至少2个症状周期的每日评估中得以确认，则应在诊断的名称后备注"临时"（即："经前期烦躁障碍，临时"）。

DSM-5 关于抑郁障碍的标注中：

伴围产期发生：

如果心境症状的发生出现在孕期或产后4周，此标注可适用于目前的重性抑郁发作，或者如果当前不符合重性抑郁发作的全部诊断标准，但最近的发作是重性抑郁，亦可适用此标注。

注：心境发作可以发生于孕期或产后。根据产后跟踪时间，尽管估算有所不同，约3%～6%的女性在孕期或在产后的数周或数月会经历次重性抑郁发作的发生。一半左右的"产后"重性抑郁发作实际上发生于产前。因此，这些发作被统称为围产期发作。伴围产期重性抑郁发作的女性经常有重度焦虑甚至惊恐发作。前瞻性研究已经证明，孕期的心境、焦虑症状和"产后忧郁"增加了产后重性抑郁发作的风险。

围产期发生的心境发作可以伴有或没有精神病性特征。杀婴现象最常与产后精神病性发作有关，其特征性表现是通过命令性幻觉杀死婴儿或妄想这个婴儿着魔了，但精神病性症状也可发生于没有这种特定的幻觉或妄想的重度产后心境发作中。

伴精神病性特征的产后心境（重性抑郁或躁狂）约每500～1000例产妇中会出现1例，更常见于初产妇。有先前产后心境发作，有抑郁或双相障碍（尤其是双相Ⅰ型障碍）的既往史，有双相障碍家族史的女性，其产后伴有精神病性特征的发作的风险会明显增加。

一旦一个女性有产后伴精神病性特征的发作，其每一次后续分娩的复发风险为30%～50%。产后发作必须与产后期发生的伴有意识或注意水平波动的谵妄鉴别。考虑到神经内分泌改变的程度和社会心理的适应，母乳喂养对于治疗计划的潜在影响，产后心境障碍史对于后续生育的长期影响，所以，围产期是独一无二的。

第二节 中医对妇科与睡眠的认识

一、病因病机

（一）概述

失眠属于中医学的不寐范畴，中医神主睡眠学说认为，人的睡眠与觉醒由神的活动来主宰，五志过极，七情内伤都可导致脏腑功能、气血、阴阳失调，而发生不寐病证。女性由于其独特的脏器-胞宫，以及经、带、胎、产、孕、乳等特点，有其独有的睡眠生理和病理特点。若胞宫失常，冲任失和，影响心肝诸脏，也会导致睡眠障碍，常见如失眠、梦呓等。古代医学文献中对女性患病后睡眠特点的描述最早见于汉代张仲景《金匮要略》中"妇人病，饮食如故，烦热不得卧，而反倚息者，何也？师曰：此名转胞不得溺也"。况且妇人心思多细腻易郁，常常由于忧思过度或暴受惊恐而出现神不守舍的现象。

（二）不同生理周期的睡眠障碍

1. 月经期 中医学认为经期睡眠障碍的发生与素体因素及经期、经期前后特殊的生理环境有关。经期时血室正开，邪气易侵，如不注意调护，常易致病。经行期间，阴血下注，阳气偏盛易浮，心神被扰，情志常易不畅。

女子以肝为先天，肝主情志，经期若不注意调节心情，或遭受情感刺激，易致情志内伤，使肝郁气滞，胞宫气血紊乱，影响神魂的潜藏，出现经期精神紧张。若胞宫空虚，外邪内陷，热入血室，则引起夜间神识昏蒙、谵语、睡卧不宁、易于惊醒，或如见鬼神等病状。此时应保证充足的睡眠以养心安神，并应调畅情志以舒肝气，调摄饮食，减少对睡眠的影响。女子以血为主，若因血虚、气滞、血瘀、血寒、血热等因素，导致胞宫行血涩滞，可见崩漏、痛经、癥瘕等病变，引起身体种种不适，影响正常睡眠。另外，女性经期还易出现嗜睡，经期嗜睡是指女性每遇经行前后或经期时，不分昼夜，时时欲睡，呼之能醒，醒后复又欲睡的病证。又称"经行多寐""周期性睡眠过多症"等。从临床来看，其与女性的体质禀赋有一定关系，多见于平素体胖、痰湿水肿、气血不足或脾肾阳虚的女性。

2. 妊娠期（孕期） 女性妊娠期间，阴血下注冲任以养胎，出现阴血聚于下，阳气浮于上，甚则气机逆乱，阳气偏亢的状态。《产孕集》中有"凡妊娠，起居饮食，惟以和平为上，不可太逸，逸则气滞，不可太劳，劳则气衰"的告诫。妊娠期间睡眠要充足，但亦不宜过于贪睡，以免气滞难产。孕初期，由于气滞湿郁等原因，气血运行不畅，孕妇常会出现嗜睡、倦怠等状况；而孕后期，由于胎体渐长，压迫膀胱，孕妇夜间出现尿频等，也会影响睡眠。亦由于胎体渐长，致使气机升降失调，又易形成气滞湿郁、痰湿内停；若停郁过重，使胞宫不能正常养护胎儿，就会出现子烦、子肿、子悬、子满等病变，使孕妇胸腹肿满或胀痛，喘息不能卧，胸闷躁扰，夜卧不宁。

3. 产褥期 妇人产后多瘀多虚，气血亏虚，阳不入阴，血不养神，营卫不和，可导致失眠现象，应着重补虚或化瘀。同时应该保证充足睡眠，优化生活方式，如《胎产心法》说："凡新产骤虚，最忌着寒，寒则血气凝滞，诸变冗生。"又云："凡产逢暑月，切不可当风睡卧，最忌贪凉用扇。"另外，妇人如产育过多，失于调养，易致气陷，易疲劳而喜眠，应当益气养血，升阳举陷。

4. 围绝经期　《素问·上古天真论》云："女子……七七任脉虚，太冲脉衰少，天癸竭，地道不通，故形坏而无子也。"即处于更年期生理阶段，女性的冲任功能逐渐减退，天癸将竭，肾中元阴元阳减少，阴阳失调，这是女性更年期综合征发生的内在原因。

《灵枢·五音五味》："今妇人之生，有余于气，不足于血，以其数脱血也。"阴血亏虚所在之脏，主要在肾。此时女性因肾气渐衰，冲任脉虚，或见心火上炎，心肾不交，难以维持人体水火之平衡，常易出现心悸失眠、烦躁易怒、烘热汗出等症。女性由于体质、疾病、精神及社会家庭环境等因素的影响，体内阴阳在低水平位上失调，阴虚不能纳阳，阳盛不能入阴，阳盛阴衰，阴阳失交而致失眠。素体虚弱、七情、劳倦、饮食所伤、久病及外伤等均可作为病因引发围绝经期失眠，其病位以肝、肾为主，本病其本为肝肾阴亏，其标为肝阳、心阳亢奋。阴虚阳亢、心肾不交为其主要病机，临床多从肝肾不足、阴虚内热、湿热内阻进行辨证和治疗，多有效验。

5. 其他　临床上可引起睡眠障碍的妇科疾病还有很多，如妇科肿瘤伴发失眠、带下病、产后身痛等。肿瘤初期邪胜以扰神，与体内正气交争，气血失调，濡养不及，中后期，邪不减，正气虚，脾胃功能明显减退，气血生化不足，其余脏器及肢体均失于濡养，且不荣则痛，故癌肿患者往往疼痛难忍，睡眠较差，同产后身痛患者。带下疾病多以下焦瘙痒为主症，轻则坐立不安，甚则寝食难安，彻夜不眠。

二、辨证论治

（一）月经期

1. 气滞血瘀

症状：胸胁胀满、善太息，或乳房胀痛，睡眠不宁，经前或经期下腹胀痛，经量少，色紫暗有块，块下痛减，舌质暗或边有瘀点，脉弦或弦滑。

治法：理气行滞，逐瘀止痛。

用药：膈下逐瘀汤加减。

2. 寒湿凝滞

症状：时时欲睡，呼之能醒，醒后复又欲睡，经前或经期小腹冷痛，得热痛减，经量少，色暗有块，畏寒身痛，恶心呕吐；舌淡暗，苔白腻，脉沉紧。

治法：温经驱寒，活血止痛。

用药：少腹逐瘀汤加减。

3. 湿热瘀阻

症状：经前或经期小腹胀痛或疼痛，灼热感，或痛连腰骶，或平时小腹疼痛，经前加剧，睡眠不宁，经血量多或经期延长，色暗红，质稠或夹较多黏液；带下量多，色黄质黏有臭味，或伴低热起伏，小便黄赤；舌红，苔黄腻，脉滑数。

治法：清热除湿，化瘀止痛。

用药：清热调血汤加减。

4. 气血虚弱

症状：眠浅易醒，神疲乏力，面色萎黄，心悸，食欲不振；经期或经净后小腹隐隐作痛，喜揉喜按，月经量少，色淡，质薄，舌淡，苔薄，脉细弱。

治法：益气养血，调经安神。

方药：八珍汤加减。

5. 肝肾亏虚

症状：心神不宁，睡眠易醒，经后小腹隐痛，经来色淡，量少，腰膝酸软，头晕耳鸣；舌质淡红，脉沉细。

治法：滋肾养肝。

用药：调肝汤加减。

（二）妊娠期

1. 脾胃虚弱

症状：眠浅或嗜睡，梦呓，阴道少量出血或小腹不适，神疲肢倦，面色㿠白，心悸气短；舌质淡，苔薄白，脉细滑无力。

治法：健脾益气，养血安胎。

方药：胎元饮加味。

2. 肝热扰心

症状：妊娠早期，呕吐酸水或苦水，寝食难安，嗳气叹息，胸胁满闷，口苦咽干，渴喜冷饮，便秘溲赤，舌红，苔黄燥，脉弦细数。

治法：清肝和胃，降逆止呕。

方药：橘皮竹茹汤或苏叶黄连汤。

（三）产前焦虑所致失眠

心脾两虚

症状：心神不宁，神疲力弱，眠差，多梦，舌淡，苔薄白，脉细弱。

治法：益气补血，健脾养心。

用药：归脾汤加减。

（四）产褥期

1. 血虚寒凝

症状：易疲劳，嗜睡，小腹冷痛，恶露排出伴血块，舌淡胖，苔白，脉细涩。

治法：养血祛瘀，温经止痛。

用药：生化汤加减。

2. 气血亏虚

症状：心神不宁，眠差，梦呓，倦怠力弱，白日自汗，面色苍白，舌淡，苔薄白，脉细弱无力。

治法：益气补血，养心安神。

方药：养荣汤加减。

3. 心肾不交

症状：心悸，烦躁不安，入睡困难，易醒，舌红，苔燥，脉细数。

治法：交通心肾、滋阴降火。

方药：黄连阿胶汤加减。

（五）产后身痛

1. 血虚

症状：产后遍身关节酸楚、疼痛，肢体麻木；面色萎黄，头晕心悸，或眠多易睡；舌淡苔薄，脉细弱。

治法：养血益气，温经通络。

方药：黄芪桂枝五物汤加减。

2. 血瘀

症状：产后身痛，尤见下肢疼痛、麻木、发硬、重着、肿胀明显，屈伸不利，小腿压痛，夜间痛剧，睡眠不宁；恶露量少，色紫暗夹有血块，小腹疼痛，拒按，舌暗，苔白，脉弦涩。

治法：养血活血，化瘀祛湿。

方药：生化汤加味或身痛逐瘀汤加减。

3. 风寒

症状：产后肢体关节疼痛，屈伸不利，或痛无定处，或冷痛剧烈，宛如针刺，得热则舒，或关节肿胀，麻木，重着，伴恶寒怕风，睡眠不宁，舌淡苔薄白，脉濡细。

治法：养血祛风，散寒除湿。

方药：独活寄生汤或趁痛散、防风汤加减。

4. 肾虚

症状：产后腰膝、足跟疼痛，弯腰困难，头晕耳鸣，夜尿多，眠差，舌淡暗，脉沉细弦。

治法：补肾养血，强腰壮骨。

方药：养荣壮肾汤加减。

（六）围绝经期

1. 肾阴虚

症状：月经紊乱，经色鲜红，量或多或少；头晕耳鸣，心烦易怒，潮热盗汗，五心烦热，睡眠不宁，腰膝酸软，皮肤瘙痒或如蚁行，阴道干涩，尿少色黄；舌红少苔，脉细数。

治法：滋肾养阴，佐以潜阳。

方药：左归饮加减。

2. 肾阳虚

症状：月经紊乱、或崩中漏下，或闭经，白带清冷；精神萎靡，心悸，睡眠不安，形寒肢冷，面色晦暗；舌淡苔薄，脉沉细无力。

治法：温肾扶阳。

方药：右归丸加减。

3. 肾阴阳两虚

症状：绝经前后，头晕耳鸣，心悸失眠，健忘，乍寒乍热，颜面烘热，汗出恶风，腰背冷痛，月经紊乱或闭经；舌质淡，苔薄白，脉沉细。

治法：抑阴扶阳。

方药：二仙汤合二至丸汤加减。

（七）阴痒

1. 肝肾阴虚

症状：阴部瘙痒难忍，干涩灼热，夜间加重，睡眠不宁，或会阴部肤色变浅白，皮肤粗糙，皲裂破溃；眩晕耳鸣，五心烦热，烘热汗出，腰酸腿软，口干不欲饮；舌红苔少，脉细数无力。

治法：滋阴补肾，清肝止痒。

方药：知柏地黄丸加减。

2. 肝经湿热

症状：症状：阴部瘙痒难忍，坐卧不安，寝食难安，外阴皮肤粗糙增厚，有抓痕，黏膜充血破溃，或带下量多，色黄如脓，或呈泡沫米泔样，或灰白如凝乳，味腥臭；伴心烦易怒，胸胁满痛，口苦口腻，食欲不振，小便黄赤苔；舌体胖大，色红，黄腻，脉弦数。

治法：清热利湿，杀虫止痒。

方药：龙胆泻肝汤或萆薢渗湿汤加减。

（八）妇科癌肿

1. 气滞血瘀

症状：疼痛难忍，坐立不安，夜间痛甚，睡眠不宁，阴道不规则流血或闭经，面色晦暗，形体消瘦伴腹水，或下腹肿块，坚硬固定，拒按，按之疼痛，舌见瘀点、瘀斑，脉细涩。

治法：行气活血，化瘀消癥。

方药：香棱丸或大黄蟅虫丸加减。

2. 肾虚血瘀

症状：头晕目眩，腰骶疼痛，眠差，白带增多，或阴道不规则流血，或白带带血，舌嫩红，苔薄少，脉细涩。

治法：补肾活血，消癥散结。

方药：补肾祛瘀方或益肾调经汤加减。

3. 痰湿瘀结

症状：神疲乏力，肢体困倦，眠差，少腹时有隐痛，或见闭经、痛经、月经不调、月经过多，或小腹积块按之较硬，活动欠佳，或白带异常，舌紫暗，脉沉涩。

治法：化痰除湿，活血消癥。

方药：苍附导痰丸合桂枝茯苓丸加减。

4. 湿毒蕴结

症状：烦躁不安，睡眠不宁，白带腥臭，或黏性大，或伴血丝，腹部肿块迅速增大，腹胀痛或伴腹水，阴道出血，大便干结，口干、口苦不欲饮，舌质暗，脉弦滑或滑数。

治法：清热利湿，化瘀解毒。

方药：大黄牡丹汤加减。

第三节 现代医学对内分泌系统与睡眠的认识

一、糖尿病与睡眠

糖尿病是一组常见的内分泌代谢综合征，是由多种遗传和环境因素共同作用引起的一种慢性高血糖状态。就分子机制而言，研究已经证实控制睡眠的褪黑激素，通过胰岛 β 细胞中的褪黑激素受体以及与受体耦联的细胞内 3 条信号通路，调节胰岛素的分泌。现代研究表明长期睡眠不足可能导致代谢和内分泌功能发生显著改变，如葡萄糖耐量降低、夜间糖皮质激素分泌增加、瘦素分泌减少等。有研究报告，习惯睡眠时间≤5 小时导致糖尿病风险升高，与每晚平均 8 小时的人相比，前者分泌胰岛素多 50%，对胰岛素敏感度降低 40%。习惯睡眠时间≤6 小时导致糖耐量受损（IGT）或糖尿病风险升高。而血糖过高导致排尿频繁、周围神经病变产生疼痛、胃肠功能紊乱引起腹胀腹泻、抑郁和血糖波动等也导致睡眠障碍；同时睡眠障碍对糖尿病的影响使疼痛、夜尿和抑郁等症状加重，从而进一步加重睡眠障碍，形成恶性循环。糖尿病患者睡眠呼吸障碍的发生较多，两者相互促进。血氧不足会使交感神经短暂兴奋，交感神经兴奋通过加强肝糖原的消耗和糖异生作用，影响了血糖平衡。另外不宁腿综合征在糖尿病患者中也很常见。

二、甲状腺疾病与睡眠

（一）甲状腺功能低下

关于甲状腺功能低下与睡眠呼吸暂停的研究结果不一。有研究支持原发性甲状腺功能减退是睡眠呼吸暂停综合征（sleep apnea syndrome，SAS）不常见的病因之一，但可加速 SAS 的发展，容易导致漏诊或延误诊断。目前还没有关于甲状腺功能低下患者睡眠呼吸暂停患病率的大样本前瞻性研究。人们尝试用多个机制来解释 SAS 与甲低的联系。包括黏液性水肿所致的组织浸润引起的上呼吸道开放减少，上呼吸道肌肉功能障碍以及对上呼吸道肌肉中枢驱动的降低等。但也有研究对两者之间的联系提出质疑。临床上对于鼾声响亮，夜间憋醒，白天过度嗜睡的甲减患者应该高度警惕 SAS。此外，对于 SAS 患者应注意有无：畏寒、便秘、表情淡漠、言语缓慢、音调低哑等；若细致体检发现浮肿、眉毛外侧脱落、皮肤粗糙并厚而凉等改变时应考虑到甲减的可能。及时行 TT3、TT4、TSH 检查，可提高甲减的诊断率。嗜睡很久以来就被认为是甲状腺功能低下患者的症状之一。SAS 是可能的原因之一，夜间睡眠质量差也可能是原因之一，包括慢波睡眠（SWS）显著减少、REM 睡眠减少等。

（二）甲状腺功能亢进与睡眠

很多研究揭示甲状腺功能亢进与睡眠的联系。理论上来说，甲状腺功能亢进患者的高代谢率可能会引起失眠、易醒等。但目前还没有明确的关于甲状腺亢进症患者睡眠状况的对照研究。

三、下丘脑 – 垂体 – 肾上腺轴功能异常相关疾病

下丘脑 - 垂体 - 肾上腺皮质（HPA）轴是重要的神经内分泌调节激素轴，对睡眠具有调节作用。向心性肥胖、高血压、抑郁是柯兴病患者皮质醇分泌过多的特征性表现，因此，患者可能出现常见的睡眠障碍包括 SDB 和失眠。OSAHS 所引起的神经内分泌紊乱是由多种激素共同参与的。OSAHS 患者可以出现肾上腺皮质激素明显升高，CRH 升高，但是 ACTH 基本正常，这可能由于睡眠呼吸紊乱引起的内分泌改变，并伴随激素本身的负反馈抑制所形成的结果，即由于肾上腺皮质激素水平增加，反馈抑制 CRH 及 ACTH 分泌，而由于睡眠紊乱导致原发性 CRH 增加，在相反的作用下，使得 ACTH 基本保持正常水平，这种内分泌改变也会进一步影响睡眠结构，出现夜间觉醒增加，慢波睡眠减少，形成恶性循环。有研究发现患者下丘脑促进睡眠的激素 GHRH 降低。GHRH 是调节 GH 释放的始动因素，同时 GHRH 也是睡眠调节激素，与 CRH 相反具有促进睡眠作用，研究认为 GHRH 和 CRH 的比例变化导致睡眠结构的改变和睡眠中内分泌活动的活跃。

但是睡眠结构紊乱和内分泌激素的异常分泌之间的因果关系尚不清楚，可能是这些因素的共同作用使得 HPA 轴始终处于高水平的调节状态，反馈调节异常，并可引起其他激素的相应变化，出现恶性循环，也可能是激素水平的异常改变导致或加重了睡眠障碍。

第四节 中医对内分泌系统与睡眠的认识

一、消渴与睡眠

（一）概述

糖尿病属中医学"消渴病"范畴，《金匮要略》中将消渴分为三种类型：渴而多饮者为上消；消谷善饥者为中消；口渴、小便如膏者为下消。中医认为，饮食不节、情志失调、劳欲过度、素体虚弱等因素均可导致消渴。病机特征是阴虚燥热，以阴虚为本，以燥热为标，其病位在肺、胃和肾。消渴的病因也是不寐的常见原因，而其阴虚燥热的病机也与不寐的阳盛阴衰的病机总体相符。阴虚于下，阳亢于上，燥热扰乱心神则不寐；长期不寐暗耗阴血，加重消渴的阴虚燥热之性。因此对于消渴伴有不寐的病证，当以滋阴清热为主，佐以安神，标本兼治。

（二）辨证论治

1. 上消

肺热津伤

症状：睡眠不宁，口渴多饮，口舌干燥，尿频量多，烦热多汗，舌边尖红，苔薄黄，脉洪数。

治法：清热润肺，生津止渴。

方药：消渴方加减。

2. 中消

（1）胃热炽盛

症状：胃脘嘈杂不宁，少寐易醒，多食易饥，口渴，尿多，形体消瘦，大便干燥，苔黄，脉滑实有力。

治法：清胃泻火，养阴增液。

方药：玉女煎加减。

（2）气阴亏虚

症状：夜间汗多，眠差，口渴引饮，能食与便溏并见，或饮食减少，精神不振，四肢乏力，体瘦，舌质淡红，苔白而干，脉弱。

治法：益气健脾，生津止渴。

方药：七味白术散加减。

3. 下消

（1）肾阴亏虚

症状：烦热内扰，睡眠不安；尿频量多，混浊如脂膏，或尿甜，腰膝酸软乏力，头晕耳鸣，口干唇燥，皮肤干燥，瘙痒，舌红苔少，脉细数。

治法：滋阴固肾。

方药：六味地黄丸加减。

（2）阴阳两虚

症状：烦热内扰，心神不宁，睡眠不安；小便频数，混浊如膏，甚至饮一溲一，面容憔悴，耳轮干枯，腰膝酸软，四肢欠温，畏寒肢冷，阳痿或月经不调，舌苔淡白而干，脉沉细无力。

治法：滋阴温阳，补肾固涩。

方药：金匮肾气丸加减。

二、瘿气与睡眠

（一）概述

瘿病一名，首见于《诸病源候论·瘿候》，是由于情志内伤，饮食及水土失宜等因素引起的，气滞痰凝壅结颈前是瘿病的基本病理，日久引起血脉瘀阻，以致气、痰、瘀三者合而为患。亦可因痰气郁结化火，火热耗伤阴津，而导致阴虚火旺的病理变化，其中尤以肝、心两脏阴虚火旺更为突出。瘿病初起多实，多种致病因素在体内邪扰心神，出现虚烦不寐、多梦易醒，病久则由实致虚，尤以阴虚、气虚为主，难以濡养心神，心悸不宁、心烦少寐，以致虚实夹杂之证。瘿病的治疗一般均以理气化痰、活血软坚、消瘿散结为主。但对于火旺及阴虚表现明显的瘿病，则应重在滋阴降火。瘿病伴有不寐的，当以治疗前者为主，佐以安神之品，前者的治愈有利于睡眠的改善。

（二）辨证论治

1. 气郁痰阻

症状：心悸不宁，心烦少寐；颈前喉结两旁结块肿大，质软不痛，颈部觉胀，胸闷喜太息，或兼胸胁窜痛，病情常随情志波动，苔薄白，脉弦。

治法：理气舒郁，化痰消瘿。

方药：四海舒郁丸加减。

2. 痰结血瘀

症状：心悸不宁，心烦少寐；颈前喉结两旁结块肿大，按之较硬或有结节，肿块经久未消，胸闷，纳差，舌质暗或紫，苔薄白或白腻，脉弦或涩。

治法：理气活血，化痰消瘿。

方药：海藻玉壶汤加减。

3. 肝火炽盛

症状：烦躁易怒，睡眠不安；颈前喉结两旁轻度或中度肿大，一般柔软光滑，烦热，容易出汗，性情急躁易怒，眼球突出，手指颤抖，面部烘热，口苦，舌质红，苔薄黄，脉弦数。

治法：清肝泄火。

方药：栀子清肝汤合消瘰丸加减。

4. 心肝阴虚

症状：心悸不宁，心烦少寐；颈前喉结两旁结块或大或小，质软，病起较缓，易出汗，手指颤动，眼干，目眩，倦怠乏力，舌质红，苔少或无苔，舌体颤动，脉弦细数。

治法：滋养阴精，宁心柔肝。

方药：天王补心丹或一贯煎加减。

第五节　中西医结合诊治

一、中西医结合认识妇科疾病与睡眠

中西医结合可根据女性不同生理周期的激素水平、胞宫的特点等，采取患者所处阶段最为适合的治疗方案，以期"减副增效"。

处于经前期及经期，血液下注于胞宫，全身血液相对空虚，心肝失养，肝火旺盛则烦躁失眠。根据月经前后诸证多血虚肝旺、肝旺脾虚的病机，治则以养血柔肝，疏肝健脾，宜选用丹栀逍遥散为基础方加减治疗。方中牡丹皮、栀子、柴胡疏肝解郁、清热凉血；当归、白芍养血柔肝；白术、茯苓、炙甘草健脾补中；薄荷助柴胡疏达肝气。烦躁失眠者，心慌不能自主则加生地黄、熟地黄、龙眼肉、龙齿、西洋参、麦冬、五味子等。

处于妊娠期，为了避免引起胎儿畸形，妊娠期对药物的使用必须持慎重态度，尤其是妊娠早期。妊娠后期，除非睡眠出现严重障碍可短期谨慎使用唑吡坦或中药单方治疗外，通常能避免用药者尽量不用药。无论是中药还是西药，若必须用药也应该遵循"利大于弊"的原则。部分初产妇由于孕期指导不够完善，对分娩过程缺乏了解，产前过分担心分娩痛苦及担心新生儿情况等，出现焦虑症状，夜间入睡困难，严重影响孕妇生活质量，考虑到母乳喂养，主张以开展有针对性的心理疏导为主，慎用西药，中医以总体调理为主。

围绝经期是女性发生情绪障碍、睡眠障碍的高发阶段，两者之间相互影响。激素替代治疗的疗效不一，且要考虑抗抑郁药、抗焦虑药、镇静催眠药等与激素的相互作用，因而围绝经期可考虑优先选择中医手段来进行处理。基于女性围绝经期的病理变化，多从肝肾论治为治疗原则，用药时可多选用柴胡、郁金疏肝解郁，条达气机；龙骨、牡蛎平肝潜阳，镇惊安神；白芍养血敛阴柔肝；生地、知母养阴清热；仙灵脾滋补肝肾；酸枣仁、夜交藤益阴敛汗安神。诸药合用共奏疏肝解郁，清热除烦，滋补肝肾，养阴安神之功效。根据不同类型及病情程度，可兼用催眠药。女性失眠者若有严重的抑郁、焦虑障碍，根据病情分别选用曲唑酮、氟西汀、帕罗西汀、文拉法辛、盐酸度洛西汀片等药物。

二、中西医结合认识内分泌系统与睡眠

人体脏腑功能失调，会引起气血津液失调，导致气滞血瘀、聚湿成痰、痰瘀化热。痰、瘀、热等病理产物可引起不寐，不寐亦会加重脏腑功能失调，导致痰瘀热的程度更甚。脑为精明之府，五脏六腑的精气均上注于脑，痰瘀阻络，则阴阳气血运行不畅，虚实夹杂，脑神失养而不寐；痰瘀化火，上扰清窍，致心神不安；痰瘀内毒，使气机逆乱，气血失和，长期不愈，从而对人体精神和情绪有较大影响而导致不寐。西医学则认为内分泌系统是机体主要的功能调节系统，下丘脑调节内脏活动及激素内分泌，而神经内分泌不仅取决于中枢神经的指令，更是生命体本有的"生物钟"活动周期。从生理学来说，生物钟本就是 DNA 起遗传作用的记忆编码，如下丘脑组织，在人体深度睡眠下，每天夜晚 10 点左右会分泌还原性谷胱甘肽，超氧化物歧化酶等，这些都是人体必需激素，主要用来修复细胞损伤，促进细胞增殖与分化，确保各组织、各器官正常生长、发育等。目前研究发现睡眠疾患相关神经肽与睡眠相关因子有 5-羟色胺、去甲肾上腺素、褪黑激素、生长激素、皮质醇、促甲状腺激素释放激素、前列腺素、白介素、肿瘤坏死因子等。人体褪黑激素、泌乳素、促甲状腺素、甲状旁腺素、生长激素、促肾上腺皮质激素、皮质醇等激素的分泌具有睡眠相关性和睡眠节律性，上述激素分泌紊乱可引起睡眠障碍。而睡眠障碍亦可导致上述激素分泌紊乱。这与传统中医学中气血津液失调致不寐的理论相类似。

以糖尿病为例，糖尿病患者常合并焦虑和抑郁障碍，严重者加快各种并发症的发生和恶化，甚至猝死。失眠既是血糖持续升高的重要诱因，患者也容易诱发心理疾病，中医学很

早就认识到消渴与不寐相关联的内在影响。如《灵枢·营卫生会》说："老者气血衰，其肌肉枯，气道涩，五脏之气相搏，其营气衰少，而卫气内伐，故昼不精夜不瞑。"

三、中西医结合最新研究

众多失眠类型中，尤以围绝经期失眠具有顽固性、迁延性。诸多研究围绕围绝经期失眠展开。近代诸多医家采用自拟方使女性失眠症患者的睡眠状况得到明显改善，研究发现这些自拟方多可显著降低外周血促卵泡激素（FSH）水平，提高雌二醇（E2）水平，其作用途径可能与降低 FSH 和增高 E2 水平以调节围绝经期患者内分泌功能紊乱有关。围绝经期雌激素水平降低还可能改变了体温调节过程（激活散热机制），引起血管舒缩症状，出现潮热盗汗。研究证实有潮热症状的女性睡眠质量低于无潮热、相同年龄段的女性。此症状常易导致夜间觉醒，因而与睡眠障碍密切相关。雌激素补充治疗可明显改善潮热症状，同时使夜间觉醒的次数减少和持续时间明显缩短，并可缩短入睡时间，显著改善睡眠。近年研究发现在未接受激素替代的女性中，围绝经期及绝经期后女性睡眠障碍比绝经前的发生率显著增加，常表现为失眠和睡眠中断。

《类证治裁》中说："心火欲其下降，肾水欲其上升，斯寐寐如常矣。"中医则认为肾阴不足，致阴不涵阳，阳不入阴，心肾不交，心肝火旺，扰动心神而致神不安则不寐之症，心肾失济是发病的关键。因此，当从心肾论治。新近研究证实以滋肾降火，交通心肾为法的中医辨证论治可以显著改善生殖内分泌、调节神经递质，提高机体免疫力，针对多靶点治疗，发挥综合作用，使阴阳失调的机体达到新的动态平衡。在改善睡眠症状的同时，明显改善患者的伴随症状如潮热汗出、头晕心悸、烦躁易怒、精神倦怠等。采用分阶段辨证治疗失眠患者，早期活血化瘀，行气祛痰解郁；后期补肾健脾，养心宁神。善用活血化瘀药物，扩张血管，改善局部循环，提高神经元细胞活力，改善睡眠。

随着近年来中医特色疗法的复兴与推广，许多中医外用治疗在临床广泛应用。如灸神阙，每晚睡觉前将特制药饼（由生地黄、肉苁蓉、菟丝子、吴茱萸等组成）放于脐上，再将艾炷点燃置于药饼上，灸至局部皮肤出现潮红为度。生地黄、肉苁蓉、菟丝子、吴茱萸具有调补肾之阴阳的作用。调理冲任，平衡阴阳。阴阳和合则失眠自愈。中药熏洗剂泡双足，可根据患者的辨证分型对症选取中药，或采用煎煮汤剂后的药物残渣，往往起到疏通经络、调和气血、扶正祛邪之功效，从而改善睡眠质量。目前临床应用较多的还有针灸、耳穴、导引、穴位埋线等治疗。

桃红四物汤源自于清代吴谦的《医宗金鉴》，为中医活血化瘀的经典方剂之一。桃红四物汤的活血功效已从大量实验及临床研究得到证实，对于顽固性失眠有较强指导作用。

目前开展的许多课题研究证实了这些存在几千年的理论观点与现代医学研究提出的可能的产生机制不谋而合，最终只是采用不同的方法通过相类似的途径达到使失眠女性体内物质产生、代谢的改变恢复平衡，回到正常的生理状态。

谌剑飞提出，糖尿病患者的睡眠障碍，迄今尚未引起临床的足够重视，在中医和中西医结合诊治本病方面，更显不足，故而值得深入研究与临床实践。在用中西医结合或针灸治疗不安腿综合征如糖尿病足、周围神经病变、情感障碍及糖代谢的干预中，也出现了不少好的苗头。国内用耳穴贴压治疗 OSA 中也有新的发现，采用健脾生肌、升阳举陷，补益脾肾，交通心肾，镇静安神之法后，能取得较好疗效。

四、中西医结合难点分析

虽然现代医学对失眠的诊疗可操作性强,具有科学严格、客观统一的诊疗标准,可信度高,尤其是客观检查方面,其中多导睡眠图已成为现代医学研究失眠等睡眠障碍的基本手段,其定量分析对患者的失眠程度以及睡眠效率评价有显著意义。但在失眠治疗方面尚有如药物依赖、药物日间残留效应等欠缺。中医治疗失眠方法多,疗效明显,副作用少,但是临床上对妇人各期失眠、内分泌疾病相关性失眠的辨证分型多不一致,疗效标准不统一,缺乏大样本研究;针灸疗法需具备丰富经验的医师方可取得显著效果,在推广应用上受到限制。这些都限制了中医治疗失眠的推广及发展。将中医、西医,从理论上、实践上更好地结合起来应用,各取所长,是要解决的关键问题。

五、中西医结合临证思路分析

(一)妇科疾病

妇科疾病伴随失眠多以虚证为主,如气血亏虚、肝肾亏虚、脾肾亏虚等,从女子病理特点来看,女子以肝为先天,女子诸病莫不耗血,故女子血常不足,其失眠首要病因是血虚。治疗上多以补益气血、滋补肝肾、健脾益肾为法。

从分阶段辨证施治讲,若处于经期,属血虚血瘀者,宜化瘀止痛,养血安神;湿热蕴结者,宜清热除湿,调经安神;肝郁化火,宜清肝泻火,行气解郁;寒凝血滞者,宜温经散寒,化瘀止痛;气血虚弱者,宜益气养血,调经安神。

处于妊娠期,属脾胃虚弱者,宜健脾和胃,降逆止呕;肝热扰心者,宜清肝和胃,降逆止呕。因产前焦虑致失眠者,宜益气补血,健脾养心。产后血虚寒凝者,瘀血内阻,宜养血祛瘀,温经止痛;血块消除后仍有心悸怔忡,宜益气补血,养心安神;产后阴阳失调,阳不得入阴,宜交通心肾、滋阴降火。产后血虚身痛者,宜养血益气,温经通络;血瘀身痛者,宜养血活血,化瘀祛湿;风寒身痛者,宜养血祛风,散寒除湿。肾虚身痛者,补肾养血,强腰壮骨。

处于围绝经期,脾肾阳虚者,宜温补脾肾;肾阴阳两虚者,宜滋阴温阳,补肾固涩;心胆气虚者,宜益气镇惊、安神定志;心脾两虚者,宜益气养血,补养心脾;湿热阻滞者,清热利湿;肝肾阴虚者,养精益血,滋养肝肾。

内分泌紊乱,抵抗力下降,反复不愈的妇科炎症亦是加重失眠的一个重要原因。治疗应从调理患者脏腑气血阴阳,兼治下焦湿热等着手。阴痒,肝肾阴虚者,宜滋阴补肾,清肝止痒;肝经湿热者,宜清热利湿,杀虫止痒。所以临床在用药时除以养血疏肝宁神为法外,更要从瘀毒论治,排除阴道内瘀毒,消炎灭菌,调节气血,使瘀毒祛除,新血生,神得安。

(二)内分泌疾病

内分泌失调伴随失眠,多虚实夹杂,如痰湿内扰,瘀血内阻等,治疗上祛湿化痰、活血化瘀为法。对于消渴伴有不寐的病证,当以滋阴清热为主,佐以安神,标本兼治。对于火旺及阴虚表现明显的瘿病,则应重在滋阴降火。瘿病伴有不寐的,当以治疗瘿病为主,佐以安神之品,瘿病的治愈有利于睡眠的改善。

(三)调节脾胃贯穿始终

临床中发现,无论是何种原因导致的失眠患者,不管病史长短,每每影响到脾胃。肝气犯脾(胃)、肝胃不和、思虑伤脾、脾胃不运、痰湿中阻等损及脾胃,引起纳呆、脘腹胀满等症，这与失眠多引起胃肠自主神经功能紊乱相一致。中医认为"胃不和则卧不安"，调和脾胃，神无所扰，心有所养，则眠寝得安。

六、中西医结合典型病案

医案一

患者，女，47 岁，因"彻夜不眠间作 8 年，再发 2 月余"入院。患者 8 年前无明显诱因突发入睡困难，随后患者出现眠浅、易醒，多梦、噩梦，白天无精神疲倦，无情绪低落、兴趣减退，无过分紧张、担心等不适，患者多次于三甲医院寻求中西医治疗，睡眠改善不明显。6 年前患者曾于北京某医院就诊，予以口服助眠西药后患者恶心欲吐（诊断及药名不详），患者遂自行停药，仍间断寻求中医中药治疗。1 年前患者曾于某精神病院就诊（诊断与治疗均不详），上症仍无明显改善。后患者于某市一老中医处就诊，患者坚持口服中药汤剂后睡眠渐好转，每晚可入睡 6～8 小时，偶多梦。2 月前患者再次出现彻夜不眠，多噩梦，坚持服用中药后症状无改善，遂至我科住院治疗。症见：精神尚可，夜间眠浅、多梦、易醒，醒后难以再睡，甚则彻夜不眠，无头晕、头痛，无情绪低落等，平素性格开朗，精力旺盛，喜与人交往、多言语，纳可，小便可，大便秘。舌红，少苔，脉细数。精神状况检查：未引出幻觉、妄想等精神病性症状，未发现抑郁及焦虑症状，未引出躁狂症状，无自杀观念及行为，自知力尚可。脑电图示轻度异常。甲功五项正常。

中医诊断：不寐；

西医诊断：睡眠障碍；

中药以"滋阴降火、交通心肾"为法，予"黄连阿胶汤"加减，药物组成：黄连 10g，阿胶 9g，黄芩 10g，芍药 10g，鸡子黄 2 枚，酸枣仁 30g。配合晚上睡前口服奥氮平 2.5mg，氯硝西泮 0.5mg。治疗 2 天后患者睡眠开始改善，1 周后夜间睡眠 6～9 小时，予出院，嘱出院 1 周后停服奥氮平、氯硝西泮；忌浓茶、咖啡、烟酒，适量运动；门诊继服上方 1 个月，随访 1 年，患者未再发作。

按：正常的睡眠，有赖于人体的"阴平阳秘"，若思虑过多，精血内耗，心神失养，神不内守，阳不入阴，每至顽固性失眠。病性有虚实之分，但以虚证居多。虚证多责之心脾两虚、心肾不交、心胆气虚，实证多责之肝郁化火、痰热内扰。其中临床顽固性失眠由以心肾不交证型最为常见。本例患者失眠日久，结合患者舌脉象及症见，患者因久病日久，病属心肾不交。黄连阿胶汤具有"滋阴降火安神"之效，方用黄连、黄芩以泻心火；阿胶、鸡子黄以养心血；芍药以滋阴养血，重用炒酸枣仁养心安神。阴血既足，火邪不扰，心神得安，睡眠自能如常。（案例来源于深圳市中医院脑病心理科虢周科教授）

医案二

患者，女，30 岁，因"彻夜不眠 1 周"入院。患者结婚 5 月余未孕，后因"子宫肌瘤"于某西医院行手术治疗，术后因"外阴瘙痒"反复就诊治疗，感染治愈后，患者自觉外阴仍瘙痒难耐，一周前突然开始入睡不能，彻夜不眠，白天精神疲倦，情绪低落、兴趣减退，自觉一周没有睡着，感到相当痛苦，遂至我科门诊寻求治疗，要求住院，遂由我科以"不寐"收治入院。症见：精神差，面色苍白，有睡意但入睡困难，彻夜不眠，伴情绪低落，易因小事紧张，无其他特殊不适，平素纳可，术后食少，二便调。舌淡红，苔薄白，脉细弱。精神状况检查：可引出轻度焦虑、轻度抑郁，未引出幻觉、妄想等精神病性症状，未引出躁狂症状，无自杀观念及行为，自知力尚可。查脑电图：轻度异常。甲功五项正常。

中医诊断：不寐；

西医诊断：抑郁焦虑状态；

中药以补益心脾，安神为法，方用"归脾汤"加减，方药组成：白术 15g，茯苓 10g，炙黄芪 20g，炒酸枣仁 30g，木香 10g，炙甘草 5g，制远志 5g，人参叶 10g，醋五味子 10g，石菖蒲 10g。积极予以心理疏导，予以口服阿普唑仑片 0.2mg qd、0.4mg qn 抗焦虑治疗，草酸艾司西酞普兰片 20mg po qd 治疗 1 周后夜寐较前明显好转，醒后能再入睡，巩固治疗 3 天后出院。此后随诊半年，予自拟经验方"郁乐冲剂"加减，药物组成：酸枣仁 30g，柏子仁 15g，熟地 10g，山萸 10g，五味子 10g，百合 15g，山药 30g，珍珠母 30g，远志 10g，白术 10g，白芍 15g，合欢皮 10g，夜交藤 20g，甘草 5g。坚持服用中西药物，每次复诊诉自己睡眠较好，心情亦恢复，变得开朗。随访 6 月余，患者未再有失眠发作。

按：患者平素易紧张、担心，因婚后 5 月余未孕，思虑过甚，忧思伤脾，脾失运化，气血生化不足，不足以濡养四肢、上濡脑窍，其次情绪低落，又多分担心紧张病情，损伤心神，最终致心脾两虚，暴发失眠，更加难以受孕，四诊合参，病属不寐。主要累及心脾二脏，病机为心脾两虚。中药予补益心脾，安神为法，方中以人参、黄芪、白术、甘草甘温之品补脾益气以生血，使气旺而血生；当归、龙眼肉甘温补血养心；茯苓（多用茯神）、酸枣仁、远志宁心安神；木香辛香而散，理气醒脾，与大量益气健脾药配伍，复中焦运化之功，又能防大量益气补血药滋腻碍胃，使补而不滞，滋而不腻；用法中姜、枣调和脾胃，以资化源。配合短暂使用助眠药物。西医予以抗抑郁、焦虑治疗。另外，此类患者，一定要注意心理疏导，注意精神调摄，保持心情愉快，学会自我心理暗示，消除恐惧及顾虑，才能精神内守，气清血和。

（案例来源于深圳市中医院脑病心理科虢周科教授）

医案三

患者林某，35 岁，因"情绪低落、失眠 2 月"就诊。既往 1 年前发现甲状腺功能亢进，于外院内分泌科随诊治疗，经过治疗后痊愈，但是 2 月前再度复发，病情加重，于外院内分泌科复诊，建议予以 ^{131}I 治疗，患者拒绝，予以药物口服治疗（具体不详）病情未见改善，并出现情绪低落，兴趣减退，表情呆滞，面色萎黄，言语减少，倦怠，终日不出门，失眠，入睡困难，早醒，每日入睡约 2～3 小时，食欲可，但饮食难化，由家属送至我科就诊。查体：BP 124/70mmHg，P 88 次 / 分。舌淡红，苔白，脉细。心肺查体未见明显异常。甲状腺未触及肿大。可引出抑郁正常。四肢肌力 5 级，四肢肌张力正常。双侧病理征未引出。辅助检查：甲功三项提示 TSH 降低，FT3、FT4 降低。心电图、脑电图正常。头颅 CT 未见明显异常。

中医诊断：瘿病；

西医诊断：甲亢。

患者此次失眠因基础疾病甲状腺功能亢进症复发引起，视患者舌淡红，苔白，按脉细，诉形体倦怠，面色萎黄，食欲可，但饮食难化，眠差，判断该患者为心脾两虚证，中药汤剂治以补益心脾为法，以"归脾汤"为主方加减，党参 15g，白术 10g，黄芪 10g，当归 10g，甘草 5g，茯苓 15g，酸枣仁（打碎）30g，木香 10g，龙眼肉 10g，柴胡 10g，香附 10g；西药方面予以氟西汀 20mg qd 口服抗抑郁、右佐匹克隆 3mg 口服帮助睡眠，并嘱患者内分泌科同时就诊治疗甲亢。1 周后复诊，睡眠较前增加，入睡仍困难。续用前方案，加阿普唑仑 0.4mg qn 口服帮助睡眠。1 周后再次复诊，情绪低落改善，言语较前增加，面部微笑，续用前方案 1 月。

此后患者1月复诊1次，约9个月后情绪低落、兴趣减退、失眠等症状基本改善，复查甲功3项正常。患者继续服用氟西汀约半年后逐渐停药，嘱继续内分泌科随诊。

讨论：甲亢即甲状腺功能亢进症，在临床上又被称为甲状腺毒症，导致其发病原因多种多样，主要是由于患者甲状腺本身或者其他诱因导致患者体内的甲状腺激素增多，参与到患者的血液循环中，在患者全身的组织器官发挥作用，从而导致患者中的各个系统出现代谢亢进等症状，导致发病。临床研究显示，大多数甲亢患者由于病情影响以及治疗费用等问题，患者往往出现消极情绪，影响疗效。患者发病之后，由于病情影响，导致患者消极心理情绪加重，从而使病情更加严重，恶性循环。因此在治疗甲亢患者的过程中，应注意患者的情绪情况，及早干预。（案例来源于深圳市中医院脑病心理科皷周科教授）

医案四

患者，女，36岁，因"失眠1月"入院。1个月前因工作压力开始出现入睡困难，早醒，醒后不能再入睡，每日约入睡1~3小时，就诊于外院，予中成药、安定类治疗未见改善。上症逐渐加重，甚则彻夜难眠，逐渐出现倦怠乏力，情绪低落，兴趣减退，易紧张、担心，害怕自己的工作完成不好，自责，心烦，易发脾气，口气重浊，心悸不安，严重影响生活、工作。今日前来就诊。详问病史，诉8个月前于我院诊断"2型糖尿病"，曾"二甲双胍"，现患者未规律用药，平时测餐后血糖多为11~13mmol/L，现常感口干欲饮。查体：舌暗红，苔薄黄稍腻，脉滑。精神状况检查：可引出抑郁、焦虑症状，未引出躁狂症状，未引出幻觉、妄想等精神病性症状，无思维奔逸等躁狂症状，自知力良好。辅助检查：空腹血糖：6.5mmol/L，餐后2小时血糖：10.8mmol/L，HBA1c：7.0%，血常规、肝功能、肾功能正常。心理测评：90项症状测评、抑郁、焦虑自评量表可引出中度抑郁、轻度焦虑症状，及失眠等躯体化症状。

中医诊断：不寐病；

西医诊断：糖尿病。

患者眠差，倦怠乏力，情绪低落，烦躁易怒，口气重浊，心悸不安，舌暗红，苔薄黄稍腻，按脉滑，考虑为痰热扰心证，中药以清热化痰，宁心安神为法，以"黄连温胆汤"加减：川黄连10g，竹茹10g，枳实10g，半夏10g，化橘红10g，甘草5g，茯苓15g，酸枣仁（打碎）30g，煅龙骨30g，合欢花10g。配合乌灵胶囊养心安神，盐酸文拉法辛缓释胶囊75mg Qd 抗抑郁焦虑，氯硝西泮2mg Qn 助眠（1周后减半，2周后停服）。2周后复诊，患者睡眠时间较前增加，睡眠深度可，情绪低落、紧张、担心、敏感等症状较前改善，口感欲饮基本消失，餐后2小时血糖：7.0mmol/L。嘱坚持服用中药汤剂、乌灵胶囊及文拉法辛，至今已4个月，患者生活、工作恢复正常，血糖化验指标正常。

讨论：抑郁症是糖尿病常见并发症，糖尿病患者患上抑郁症的几率是正常人的3倍。糖尿病和抑郁状况会相互影响相互加重病情，就糖尿病而言，沉重的精神压力、不良情绪会使血糖升高，加重DM病情，降低治疗的依从性，引起或加重DM并发症的发生，反之血糖控制不好，病情加重又会导致患者精神痛苦，悲观失望，从而加重他们的抑郁症状，严重患者对生活和工作失去信心，甚至出现自杀或自残行为。目前，WHO已把DM归为与生活方式有关的慢性非传染性疾病，并强调心理在其发生中的重要作用。有关资料表明，因心理因素发病的DM患者占60%以上，抑郁和焦虑是主要的心理障碍表现。亦有研究表明，抑郁情绪与血糖控制不佳明显相关，且抑郁程度越严重，糖代谢控制越差。抑郁症可引起机体交感神经活动增强，儿茶酚胺过量分泌以及脂类代谢紊乱等，不仅会使血糖水平升高，治疗的依从性下降,还可加速 DM 并发症的发生,对病情和预后都有不良影响。而血糖升高,病情加重,又会导致患者精神紧张、恐惧,降低患者自信心,严重者感到治疗无望,甚至出现绝望情绪,又会加重抑郁症,从而形成一种恶性循环。要想打破抑郁症和 DM 之间的恶性循环,目前公认的治疗方法是配合计划饮食、适当运动和药物治疗的基础上实施心理干预治疗,可明显改善患者的抑郁症状,并可在一定程度上降低血糖水平,减少并发症的发生,提高患者生活质量。(案例来源于深圳市中医院脑病心理科虢周科教授)

七、经验与体会

(一)从整体出发,辨证论治

中医治病,讲究从整体出发辨证论治,整体即形神一体,脏腑一体,天人一体。不寐的治疗,既要治疗引起不寐的形体疾病,又要兼顾情志心神的养护。针对脏腑气血阴阳失调,既要调理已病脏腑,又要防护未病他脏;纵观不寐之证不外虚实各异,虚证分为心脾两虚型和心胆气虚型;实证分为肝郁气滞型、心火亢盛型、痰热扰心型、肝胆湿热型和食积胃气不和型;而虚中夹实或虚实夹杂分为阴虚火旺和心肾不交型。治宜从整体出发,除了需要对引起患者失眠的原发疾病进行辨证论治,还需要据患者症见及舌脉象对失眠本身进行辨证论治配合原发疾病的治疗,以"补其不足,泻其有余,调其虚实"为辨证用药总则,虚证则以补气养血、养心安神为法;实证以疏肝理气、清热泻火、涤痰化湿、消食和胃、活血化瘀等为治法;虚实夹杂则以补虚泻实、调其虚实、揆度阴阳以安心神,常用方药有归脾汤、天王补心丹、黄连阿胶汤、朱砂安神丸、交泰丸、龙胆泻肝汤、丹栀逍遥散、六郁丸、安神温胆丸等。

(二)不寐重在治心

不寐涉及心、肝、脾、肾等脏腑功能失调,但着重在心。先圣张景岳云:"不寐证……盖寐本乎阴,神其主也,神安则寐,神不安则不寐。"心主神明,君主之官也,人体脏腑功能和精神情志活动都由心主神明来完成,所以治疗不寐调节心的功能具有十分重要的意义,以清心、养心、宁心之法来调节心的功能,心神得安,则夜寐得宁。临床清心之法,心经实热者,善用黄连,配以淡竹叶、灯芯草以清泻实热,热清则神安,神安则寐;虚热扰心者,多以生地、麦冬、玄参、酸枣仁养阴清热安神。养心之法常用酸枣仁、柏子仁、淮小麦、丹参,尤其重用酸枣仁。宁心多用生龙骨、生牡蛎、青龙齿等重镇之品。

(三)注重从肝论治

中医理论认为肝主疏泄,是指肝具有疏通气机、调畅情志的功能。尽管情志活动是心主神明的功能,但与肝的疏泄功能密切相关,肝的疏泄功能失司,可因恼怒忧思、抑郁不遂、肝气郁结扰及心神而不寐;肝郁日久化热化火而不寐;病证有虚有实,但多为虚中夹实、虚实夹杂,以肝论治为以疏肝、清肝、养肝为要义。常用逍遥散、丹栀逍遥散、六郁丸、柴胡疏肝汤、龙胆泻肝汤,用药常以柴胡、郁金、合欢皮、玫瑰花、绿萼梅等疏肝解郁;以丹皮、焦山栀、黄芩、龙胆草等清肝泻火;以丹参、当归、白芍、酸枣仁养肝柔肝。肝与心为母子相生关系,故治肝不忘调养心神。酸枣仁味酸入肝既养心阴又益肝血,临床常常重用。

(四)针对病因,开展心理治疗

《黄帝内经》中就早已强调了心理治疗的重要性。《素问•宝命全形论》说:"一曰治神,二曰知养身……"将"治神"列于诸法之先,其实就是重视精神治疗,是现代医学中心理疗法的雏形。它主要通过医者的言、行、情、态等影响患者的认知、情感和行为等,从而达到治疗目的。《黄帝内经》还认识到患者的心理活动是极其复杂的，若不针对这些消极的或是病态的心理因素进行消除，则难以达到好的治疗效果。医者通过与患者或其家属进行有目的地交谈，能够了解更多关于患者起病的缘由，发病经过，情绪变动，思维意识等诸多心理状况，以便更好地针对病因与患者进行心理上的沟通，调整患者的情绪，对患者保持良好的心理状态大有帮助。因此在临床中始终贯穿心理治疗，采用暗示、开导、释疑、感化等方法，运用情志调节，将患者心绪带入一种高兴乐观的意境，同时耐心讲解说明，使患者了解本病的病因性质、症状形成的机理，对医生有一种信任感，从而解除患者对疾病发生的种种顾虑和焦虑情绪，使其"净神不乱思"，在此基础上，建议患者改善生活方式，努力做到饮食有节、起居有常、劳逸结合。在药物治疗的同时，辅以心理治疗起到提高疗效，巩固疗效，预防疾病的作用。

八、思考与展望

中医治疗失眠具有整体论治、心身兼顾的特点，中医复方经多年试验研究亦证实有多层次、多靶位点药理学作用，更符合内分泌疾病伴有失眠的病理特点，因此有较好的临床疗效，值得进一步应用推广。

由于女性特殊的生理特点，处于经、孕、胎、产、绝经、老年各个时期的睡眠障碍都具有自己的特点及病机。如月经来潮前后多表现为入睡困难或精神焦虑失眠；妊娠期由于躯体不适、如厕频繁多表现为睡中不宁；更年期综合征多表现为入睡困难、频繁觉醒或早醒。临床医家在临证时虽大都以五脏为主，多从气血阴阳着手，但由于医师的学术倾向和临床经验的差异，常常导致辨证结论存在差异，辨证分型时有混乱，虽多有效验，但难以在临床推广，因而有必要统一诊断标准、证型标准、疗效标准，建立女性失眠症的中西医诊疗规范。

临床发现糖尿病及甲状腺功能亢进症等内分泌疾病伴发睡眠障碍发生率高，但目前具体发病机制仍不清楚。高血糖水平会出现排尿频繁、周围神经病变产生疼痛、胃肠功能紊乱引起腹胀腹泻、抑郁和血糖波动等导致睡眠障碍，但睡眠结构紊乱和内分泌激素的异常分泌之间的因果关系尚不清楚。甲亢引起的失眠、易醒可能与患者的高代谢率相关。有待进一步展开更多的临床或基础研究探究此类继发性睡眠障碍的产生机制，更好的指导临床治疗，研发出直接作用于靶点的新型睡眠药物。

近十年来运动对多种疾病包括失眠症的治疗作用已经被人们认识和应用。规律运动能够有效促进周身的血液循环，提高机体组织细胞的新陈代谢能力，降低孤独和抑郁情绪，从而改善睡眠质量。特别是针对内分泌系统疾病伴发失眠运动疗法改善失眠的作用比较重要。将运动疗法与药物、行为认知疗法、音乐疗法及物理疗法等治疗方法有机组合，可能是未来治疗失眠的重要思路。失眠症有逐步年轻化的趋势，运动适合年轻人的生理特点，容易被其接受。老年人进行适量、科学的运动，可以降低血脂血糖血压水平，提高睡眠质量，降低心脑血管疾病的发生率。

（虢周科　曹长安　江　帆）

参 考 文 献

[1] Franklin KA, Holmgren PA, Jonsson F, et al. Pregnancy-induced hypertension and growth retardation of the fetus [J]. Chest, 2000, 117(1): 137-141.

[2] Sahlin C, Franklin KA, Stenlund H, et al. Sleep in women: normal values for sleep stages and position and the effect of age, obesity, sleep apnea, smoking, alcohol and hypertension [J]. Sleep Medicine, 2009, 10 (9): 1025-1030.

[3] Michele L, James M, Anna L, et al. How disturbed sleep may be a risk factor for adverse pregnancy outcomes [J]. Obstetrical and Gynecological Survey, 2009, 64 (4): 273-280.

[4] Field T, Diego M, Hemandez-Reif M, et al. Sleep disturbances in depressed pregnant women and their newborns [J]. Infant Behavior and Development, 2007, 30 (1): 127-133.

[5] 周俊英, 陶媛, 李力, 等. 伴有抑郁症状孕妇睡眠质量分析 [J]. 第三军医大学学报, 2010, 32 (5): 471-473.

[6] 郑丽平, 陈伟华, 朱春燕. 317 例孕妇急性失眠的诱因调查及对策 [J]. 护理与康复, 2008, 7 (10): 740-741.

[7] 潘颖丽, 高玲玲, 金秀华. 孕妇及其配偶心理压力的对比研究 [J]. 广东医学, 2004, 25 (10): 1209-1210.

[8] Olsson C, Nilsson-Wikmar L. Health-related quality of life and physical ability among pregnant women with and without back pain in late pregnancy [J]. Acta Obstetricia and Gynecologica Scandinavica, 2004, 83 (4): 351-357.

[9] 王月英. 孕妇妊娠末期睡眠障碍与情绪状况分析 [J]. 现代医药卫生, 2010, 26 (13): 1993-1995.

[10] 李晓丽, 住院产褥期妇女睡眠质量及其影响因素 [J]. 中国中医药现代远程教育, 2012 (23): 127-128

[11] Manber R, Kuo T F, Cataldo N, et al. The effects of hormone replacement therapy on sleep-disordered breathing in postmen opausal women: a pilot study [J]. Sleep, 2003, 26 (2): 163-168.

[12] Regestein Q R, Friebely J, Shifren J L, et al. Self-reported sleep in postmenopausal women [J]. Menopause, 2004, 11 (2): 198-207.

[13] Russo R, Corosu R. The clinical use of a preparation based on phyto-oestrogens in the treatment of menopausal disorders [J]. Act a Biomed Ateneo Parmense, 2003, 74 (3): 137-143.

[14] Stearns V, Isaacs C, Rowl an d J, et al. A pilot trial assessing the efficacy of paroxetine hydrochloride (Paxil) in controlling hot flashes in breast cancer survivors [J]. Ann Oncol, 2000, 11 (1): 17-22.

[15] Moline M, Broch L, Z ak R. Sleep problems across the life cycle in women [J]. Curr Treat Options Neurol, 2004, 6 (4): 319-330.

[16] Hedmana C, Pohjasvaarab T, Tolonend U, et al. Effects of pregnancy on mothers'sleep [J]. Sleep Medicine, 2002, 3 (1): 37.

[17] Heron J, O'Connor TG, Evans J, et al. The course of anxiety and depression through pregnancy and the postpartum in a community sample [J]. J Affect Disord, 2004, 80 (1): 65-73.

[18] 唐俊, 吴磊, 刘勤勤, 等. 激素水平与农村围绝经期女性情绪障碍的流行病学探讨 [J]. 现代妇产科进展, 2010, 19 (3): 171-174.

[19] Saaresran ta T, Aittokallio T, Polo K P, et al. Effect of medroxy progesterone on inspiratory flow shapes during sleepin postmenopausal women [J]. Respir Physiol Neurobiol, 2003, 134 (2): 131-143.

[20] Slopien R, Meczek alski B, Warenik S A. Relationship between climacteric symptoms and serum serotonin levels in postmenopausal women [J]. J Endocrinol Invest, 2004, 27 (9): 21-23.

[21] Kloppel S, Kovacs G G, Voigtlander T, et al. Serotonergic nuclei of theraphe are not affected in human ageing [J]. Neuroreport, 2001, 12 (4): 669-671.

[22] Miller E H. Women and insomnia [J]. Clin Cornerstone, 2004, 6 Suppl 1B (1): S8-S18.

[23] Kloss J D, Tweedy K, Gilrain K. Psychological factors associated with sleep disturbance among perimenopausal

women [J]. Behav Sl eep Med，2004，2（4）：177-190.

[24] 冯学威，康健，王赞峰等. 阻塞性睡眠呼吸暂停低通气综合征患者下丘脑 - 垂体 - 肾上腺轴和生长激素 轴激素水平的变化分析 [J]. 中华结核和呼吸杂志，2006，29（4）：230-232.

[25] 尤青海，刘荣玉. 阻塞性睡眠呼吸暂停低通气综合征患者应激事件和下丘脑 - 垂体 - 肾上腺轴相互作 用的研究进展 [J]. 国际呼吸杂志，2006，26（6）：438-440.

[26] 中华医学会妇产科学分会绝经学组. 绝经期管理与激素补充治疗临床应用指南（2012 版）[J]. 中华妇 产科杂志，2013，48（10）：795-799.

[27] 产后抑郁防治指南撰写专家组. 产后抑郁障碍防治指南的专家共识（基于产科和社区医生）[J]. 中国 妇产科临床杂志，2014，15（6）：572-576.

[28] 张秀华，韩芳，张悦，等主译. 睡眠医学理论与实践 [M]. 第 4 版. 北京：人民卫生出版社，2010.

[29] 韩芳，吕长俊主译. 临床睡眠疾病 [M]，北京：人民卫生出版社，2011.

[30] 张道龙译. 精神障碍诊断与统计手册（DSM-V 案头参考书）[M]. 北京：北京大学医学出版社，2014.

[31] 余彩娥. 原发性甲状腺功能减退合并睡眠呼吸暂停综合征的临床分析 [J]. 云南医药，2012，33（1）： 40-43.

[32] 中华医学会呼吸病学分会睡眠学组 / 中华医学会糖尿病学分会. 阻塞性睡眠呼吸暂停与糖尿病专家共 识 [J]. 中华结核和呼吸杂志，2010，33（5）：744-748.

[33] 中华医学会呼吸病学分会睡眠学组 / 中华医学会糖尿病学分会. 阻塞性睡眠呼吸暂停与糖尿病专家共 识 [J]. 中华结核和呼吸杂志，2010，33（5）：326-330.

[34] 沈静，张焱，杜小丽，等. 睡眠质量对老年糖尿病患者血糖水平的影响及其与抑郁程度的相关性 [J]. 疑 难病杂志，2014，13（8）：807-809.

[35] 李雁鹏，赵忠新. 睡眠剥夺对内分泌功能及能量代谢的影响 [J]. 第二军医大学学报，2008，29（6）： 703-705.

[36] 宋晓虹，吴涛，王小飞，等. 糖尿病与睡眠 [J]. 新医学，2010，41（3）：194-196.

[37] 应菊娅. 蒿芩清胆汤辨治更年期失眠经验 [J]. 上海中医药杂志，2013，47（6）：81-88.

[38] 刘胜兰，田凌. 围绝经期妇女失眠的社区干预 [J]. 北京医学，2012，34（11）：1017-1018.

[39] 李世勇，陈少玫. 围绝经期妇女失眠症的中医药研究进展 [J]. 现代中医药，2014，34（1）：99-103.

[40] 张娅，黄俊山，吴松鹰，等. 围绝经期失眠症中医辨证规范化研究 [J]. 中医杂志，2013，54（24）：2124-2127.

[41] 姚美玉，郑立宏，张伟. 运动疗法治疗围绝经期失眠临床观察 [J]. 长春中医药大学学报，2013，29（1）： 121.

[42] 周立美，刘艳骄. 中医学关于妇女睡眠及睡眠障碍的认识 [J]. 中国中医基础医学杂志，2011，17（10）： 1159-1165.

[43] 赵世春. 头痛与睡眠障碍的研究进展 [J]. 中国民康医学，2014，26（3）：74-77.

[44] 郭晶晶. 针灸治疗中风后失眠概述 [J]. 河南中医，2013，33（11）：1997-1998.

[45] 陆连芬. 妇科老年患者睡眠障碍的分析及对策 [J]. 现代中西医结合杂志，2008，17（14）：2220-2221.

[46] 姚憬. 不寐证治疗临证经验 [J]. 浙江中西医结合杂志，2002，12（5）：302-303.

[47] 刘泰，谌剑飞主编. 中西医结合睡眠障碍诊疗学 [M]. 北京：中国中医药出版社，2011.

[48] 周仲瑛. 中医内科学 [M]. 北京：中国中医药出版社，2007.

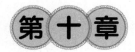

其他疾病与睡眠

第一节　肿瘤与睡眠

肿瘤是机体在各种致癌因素作用下,局部组织的某一个细胞在基因水平上失去对其生长的正常调控,导致其克隆性异常增生而形成的异常病变。一般分为良性和恶性两大类,习惯上将恶性肿瘤称为"癌症",其不仅发病率高,而且病死率也仅次于心血管疾病,给患者带来了无穷的痛苦,给家庭和社会带来了巨大的经济负担,严重影响着患者的生活质量和睡眠。

肿瘤属中医"积聚""瘤""岩"的范畴,出现失眠主症时则按"不寐"论治。

一、肿瘤伴发睡眠障碍常见原因

(一)西医对病因的认识

肿瘤导致失眠的发生机制因人、因肿瘤不同而异。恶性肿瘤在体内的生长不是孤立的,它可能通过神经、血管和淋巴系统影响整个机体(包括神经系统),一些恶性肿瘤本身还具有内分泌样功能。肿瘤患者常伴有恐惧、焦虑、抑郁等情绪障碍,加上肿瘤引起的疼痛、放疗、化疗药物本身的不良反应以及经济负担、环境因素等影响,导致患者常出现睡眠障碍。另外,睡眠障碍的发生也可能与肿瘤侵犯部位有关,如有人报道头颈部、脑干肿瘤患者中存在睡眠障碍,可能是相应的脑干结构受累所致。

(二)中医对病因病机的认识

从中医角度讲,肿瘤主要与人体正气不足有关。其发病有内外二因:外因为外邪侵袭,内因主要有七情过极、饮食失节、劳逸过度、脏腑功能失调、先天因素等。正气亏虚,痰瘀毒邪蕴结是肿瘤的基本病机。

肿瘤可致心、肺、肝、脾、肾等多脏腑受累,使阴阳失调,气血失和,心神失养;或恶性肿瘤患者由于思虑过度,劳伤心神以致心气不足而致失眠。所谓"心气"就是"心阳",心以阳为用,以阴为体。由于心阳受伤,心神浮散不安所发生的失眠要比一般阴虚火旺、心阴不足所导致的失眠难治。《内经》曰:"阴在内,阳之守也;阳在外,阴之使也。"心阳既虚,失其卫外作用,不能维护心阴之体,故心中空虚,惕惕而动,夜不能眠。晚期疼痛、抑郁、焦虑、盗汗、咳嗽、呼吸困难等症状是引起不寐的主要原因。

二、肿瘤伴发睡眠障碍的常见临床表现

肿瘤相关性睡眠障碍表现为明显的入睡困难，睡眠潜伏期长，睡眠持续困难，觉醒次数和觉醒持续时间增多，总睡眠时间缩短和日间瞌睡增多等。

（一）肿瘤症状相关性失眠

目前大多数恶性肿瘤到晚期的主要症状就是疼痛，而且是剧痛，疼痛不分白天夜晚，在夜深人静时，疼痛更明显。还有因肿瘤新生物压迫周围组织导致的咳嗽、腹胀、呼吸困难等症状，也会使睡眠质量下降。特别是头颈及脑干部肿瘤压迫对睡眠影响则更为突出。如麦克米伦（McMillan）等观察评定 90 例癌症住院患者疼痛情况发现，约 1/4 患者存在中度以上每日疼痛，影响睡眠。脑干等特殊部位的癌症患者总睡眠时间和 REM 睡眠减少，出现阻塞性睡眠呼吸暂停综合征等多种睡眠障碍，且发生率（91.7%）显著高于普通人（9.1% 男性和 4% 女性中年人），引起微觉醒和血氧饱和度下降，缺氧。

（二）肿瘤的并发症对睡眠的影响

晚期恶性肿瘤的并发症是多种多样的，不仅是原发部位的并发症，而且可出现转移性恶性肿瘤的并发症。如胸腔、心包腔、腹腔产生的癌性积液，因压迫而使心肺功能严重受限或衰竭，使患者睡不好觉。

（三）心理因素的影响

当患者得知自己得肿瘤疾病后，多数精神上、心理上都会产生巨大的焦虑或恐惧心理，会产生不同程度的愤怒、抑郁、紧张、否认、恐惧、侥幸、吓倒，发生食欲和睡眠障碍、体重下降等属于正常心理应激反应，持续一段时间后这些反应可消失。部分患者可以表现较持久的焦虑、抑郁、激动、情绪不稳、记忆障碍等症状。钱（Chang）等评定 240 例肿瘤患者中常见症状依次是缺乏活力（62%）、疼痛（59%）、口干（54%）、气短（50%）、睡眠障碍（45%）。失眠、疲乏与焦虑、抑郁之间存在正相关（$P < 0.001$），与生活质量呈负相关关系（$P < 0.001$）。女性患者抑郁、焦虑和生活质量障碍均重于男性。

（四）其他干扰因素

晚期恶性肿瘤的患者，常因恶病质的影响出现体质进行性下降，或对医院环境不适应、医疗行为的干扰等都会造成反复觉醒而影响睡眠。

三、肿瘤伴发睡眠障碍的治疗

《金匮要略·五脏风寒积聚病脉证并治》曰："积者脏病也，终不移……积病较重，为时较久，积而成块故难治。"《疮疡经验全书》对乳岩预后言："此疾未破可疗，已破难治。捻之内如山岩，故名之，早治得生，若不治内溃肉烂见五脏而死。"故在治疗上具有治疗棘手、容易复发的特性。中西医结合治疗恶性肿瘤具有独特的优势，若能各取所长，则将起到更好的治疗效果。

（一）西医治疗

肿瘤伴发睡眠障碍的治疗原则首先是针对原发病的治疗，肿瘤的治疗原则是早期发现、早期治疗并定期随访，可根据具体情况采用手术、放疗、化疗、介入等综合治疗方法。同时对失眠给予必要的处理，以提高生活质量。

1. 肿瘤症状相关性失眠 针对肿瘤的原发及并发症，如疼痛、咳嗽、腹胀、呼吸困难等，

采取相应措施。镇静催眠药,如三唑仑 0.25～0.5mg 睡前服用,或艾司唑仑 1～2mg 睡前临服,唑吡坦 5～10mg 临睡前口服,氯硝西泮 2～4mg 临睡前口服。

2. 肿瘤相关心理状态性失眠 在心理治疗的同时可予以抗焦虑药物治疗,如阿普唑仑 0.4～0.8mg 睡前服,阿米替林或多塞平 25mg 睡前服。多中心研究表明抗焦虑药是癌症患者使用最多的精神活性药物,占精神活性药物的 48%。由于老年肿瘤患者常存在睡眠呼吸暂停,应谨慎用一些抗焦虑与镇静催眠药,特别是避免使用苯二氮䓬类药物,以免抑制呼吸。对于容易激动者可以选用镇静催眠药,如甲硫达嗪 25mg,每日 3 次。

3. 肿瘤相关性抑郁状态的治疗 对于伴有抑郁情绪的睡眠障碍患者,抗癌治疗的同时应使用抗抑郁药物治疗,以新型抗抑郁药为主,如文拉法新(从 25mg 每日 1 次开始逐渐加量)、氟西汀(每日 20mg,早上服)、帕罗西汀(每日 20mg,早上服);或选择应用具有镇静催眠作用的抗抑郁药物,如三环类抗抑郁药物中的阿米替林、多塞平等,特别是对于伴有癌性疼痛的睡眠障碍患者,选用阿米替林晚上服用,能够起到缓解疼痛、抗抑郁与镇静催眠的多重作用。晚期肿瘤患者往往陷入持久性抑郁状态,常有轻生念头,应注意防范自杀行为。

(二)中医药治疗

我国在肿瘤患者的治疗中,中医药治疗肿瘤已取得了肯定的效果。肿瘤所致不寐在中医上为机体脏腑功能失调,特别是心肾功能失调最易导致不寐。因此,治疗肿瘤所致的不寐主要是在治疗肿瘤基础上加用安神滋阴之品,同时肿瘤疼痛也是导致不寐的主要原因,可适当加入活血行气止痛药物治疗。

具体有以下 5 种治疗方法:

1. 扶正固本法 在肿瘤防治研究方面,常规治疗加用中医药治疗,不仅对放疗、化疗有增效作用,而且对机体的免疫功能有促进作用。例如补益药中人参、黄芪、党参、白术、灵芝、山药、黄精等均经实验证实能提高网状内皮系统的吞噬功能和脾脏杀菌能力的作用。中医学认为肾为先天之本,脾为后天之本,故扶正固本应从脾肾入手,根据辨证论治,分别采用益气健脾、养阴生津、温肾助阳等多种方法。

2. 理气化滞法 临床上常见乳腺癌、肝癌、胃癌等病初起,常用理气化滞之法,其药物有柴胡、枳壳、青皮、陈皮、乌药、木香等。

3. 活血化瘀法 气滞血瘀,日久不愈,形成肿块,是祖国医学中之癥瘕积聚的重要病因,也是形成肿瘤的机制之一。

4. 软坚散结法 肿瘤的形成,是由痰、瘀、毒互结而成,因此常用软坚散结药物,如临床上用夏枯草、山慈菇、穿山甲、牡蛎、海藻、昆布等。

5. 清热解毒法 热与毒是恶性肿瘤的重要病因病理,热毒内蕴可形成肿瘤。热邪可由外入内,也可由内而生,同时肿瘤自身也可生热成毒,所以清热解毒法在治疗癌瘤中起重要的作用。

(三)中西医结合治疗

中医药还可与手术、放化疗等疗法结合运用,以提高疗效。具体应用为:

1. 中医药与手术疗法 表现在以下几方面:①肿瘤患者术后多伤及气血,故给予具有益气固表、补气养血作用的中药,有助于患者的手术损伤早日恢复,便于其他治疗方案的尽快运用。②手术后辅以中药治疗,可减少肿瘤的复发率,防止恶性肿瘤转移,延长患者生命。

③手术前使用中药,可以改善患者机体状况,增强体力,调理机体其他系统的功能障碍,以利于手术。

2. 中医药与放射疗法　中医认为,放射线是一种热毒之邪,可以伤阴耗气,灼伤津液,损伤脾胃运化,损伤气血及脏腑功能,尤其是脾胃及肝肾等脏器的功能,使先天和后天之源枯竭,表现出气血损伤、肝肾亏虚和脾胃虚弱等证候。放疗初期为温毒热邪耗气伤阴,放疗后期正气受损,气血两虚。中医药辅助放射治疗,具有如下意义:①养阴清热类中药可减轻放疗所产生的副反应,如头颈部放疗所引起的口干、舌燥、咽喉疼痛、急性放射性肺炎引起的咳嗽等;宽胸利气、益气活血之中药可防止放疗导致心肌损伤;中药防治肺纤维化、放射性食管炎等也有一定疗效。②对放射治疗有一定的增效作用:放射疗法辅以益气活血中药,治疗食管癌、鼻咽癌等,加强了放疗效果,延长了生存期。实验证明活血化瘀中药可改善肿瘤周围的血循环,增加血氧的供应。

3. 中医药与化学疗法　随着现代药物的研究进展,新化疗药物不断涌现,且化疗药物的应用越来越广,中药与化疗相结合在综合治疗中所占比例日渐增高,具体表现在:①提高化疗的效果:采用益气健脾、滋补肝肾中药配合全身化疗或介入化疗,对肺癌、肝癌有增加缓解率的效果;对胃癌、肠癌、乳腺癌等的术后辅助化疗有延长生命的效果。②减轻化疗的副作用:化疗药物的副作用主要表现为骨髓抑制、胃肠道不良反应,及影响心脏、肝脏和肾脏的代谢。中医认为,化疗药物为外来毒邪,易损伤脾肾,导致脾气亏虚,脾失健运,湿浊中阻,胃失和降,胃气上逆,出现纳差、恶心和呕吐等症状。肾主骨生髓,肾气亏虚,不能化生血髓,可出现骨髓抑制,同时伴神疲乏力、腰膝酸软和记忆力下降等症状。化疗期间多以健脾和胃、补肾生髓为主。运用补气养血类中药也可以减轻和改善这些副反应。

4. 对于已经不适于手术、放疗和化疗的晚期患者,临床证实应用中医药治疗可以减轻症状,稳定瘤体,延长生存时间。

5. 应用中药可以防止和减少肿瘤的发生,根据食管癌癌前病变的普查和用药,减少了肿瘤的发病,实验证明应用中药可以对增生明显的细胞有修复作用,对癌基因有逆转作用。

四、中西医结合最新研究

中西医结合治疗肿瘤引起的失眠疗效显著,中药在肿瘤发生和发展过程中起着重要作用,如金银花、穿心莲、鱼腥草、山豆根、野菊花、七叶一枝花、白花蛇舌草和黄连等清热解毒药物对肿瘤有抑制作用,其机制是抑制癌细胞分裂、直接杀伤癌细胞或通过提高机体的免疫防御功能为中介产生抗肿瘤作用。

现代研究还证实在恶性肿瘤的发生和发展过程中,活血化瘀类中药具有抗凝、溶纤与调节血循环的作用,能破坏恶性肿瘤及其转移病灶癌栓周围血小板、纤维蛋白等血栓组织,从而达到治疗目的。血液流变学实验也进一步证实了活血化瘀类中药可以改变全血黏度,从而减少癌细胞转移,并通过红细胞变形能力的改变促进抗癌中药和免疫活性细胞进入瘤体达到抗癌和提高免疫功能的作用。

中医治疗肿瘤导致的失眠优势还体现在围手术期、放化疗的过程当中。围手术期运用中药调节患者的体质,可以控制肿瘤的发展,延迟复发或转移的时间;在放化疗过程中,中药可以减轻放化疗的不良反应,提高疗效,并改善患者的生活质量。

五、中西医结合难点分析

中西医结合治疗肿瘤的临床研究面临的问题主要有：①以中晚期患者为多，晚期病例比例大，影响了中医疗效的正确评价，也影响了中西医结合治疗手段的实施；②中医辨证分型、治疗方法不统一，使中医研究可重复性差，研究证据级别降低；③各医疗机构和个人的治疗水平参差不一，治疗方法差异较大，影响治疗效果；④缺乏合理的疗效评价标准，中医药的治疗对肿瘤的杀伤力较弱，局部瘤体的控制不明显，因此传统的疗效评价指标难以全面评价中医治疗的效果；⑤由于中医治疗辨证论治的特殊性，面对的主要治疗对象是中晚期患者，使得中医的临床研究难以采用随机对照的实验设计原则。

目前中医药治疗肿瘤的作用机制尚未完全清楚，有待于我们日后进一步研究探讨。

六、经验与体会

目前临床治疗肿瘤导致的失眠大多采用中西医结合方式，针对原发病治疗。为更大地发挥中西医结合的优势，在临床应用时要注意以下方面：

1. 注意预防与治疗的结合 肿瘤的发生是一个慢性发展的过程，如上皮组织不典型增生等一些慢性疾病的初期，如果不能得到积极有效的治疗，有可能转变为癌症，因此针对癌前病变的治疗，对于降低癌症的发病率效果显著。

2. 西医辨病与中医辨证相结合 西医辨病是指针对患者的病理诊断、临床分期及患者的整体状况，分别采用手术或放疗、化疗等方法。中医有两种：选用具有杀灭癌细胞的中药；根据患者的症状、体征、舌脉、邪气的盛衰和机体阴阳气血虚损的程度，辨证论治。临床上两者结合起来。

3. 扶正与祛邪相结合 肿瘤是一种全身性疾病的局部表现，因此既要重视整体情况，也要注意局部肿块。在抗癌治疗的同时必须注意保护机体本身的抵抗力。

七、思考与展望

目前大多数肿瘤患者的治疗原则是扶正培本与祛邪结合，同时在辨证基础上选用具有抗癌作用的中药，这适用于各期患者。在目前肿瘤发生病因、病机均不明确，也尚无根治办法的情况下，充分发挥我国中医中药治疗肿瘤的优势，是今后应当重点进行的重大课题。对于高龄、晚期的肿瘤患者，特别是经过试验性化疗无明显效果的患者，使用中医中药治疗更有优势。

鉴于肿瘤患者早期诊断的困难，相当数量的患者确诊时已属中晚期。这类患者在手术、放化疗后，体质越来越弱，免疫功能越来越低下，已无条件再接受攻伐性治疗，此时宜采用中西医结合治疗模式。中西医结合治疗肿瘤模式是指将西医治疗肿瘤模式和中医治疗肿瘤模式两者进行有机结合，采取两条腿走路的方法，博采中、西医治疗肿瘤之长的一种综合治疗手段。它既是中医药现代化的客观要求，也是适应现代全球经济、科技、文化一体化的迫切要求。同时应更加重视和认真对待中药复方，包括民间验方的治疗肿瘤药物的开发，强调科学性，避免盲目性。致力于中医药临床研究的规范化建设，遵循对照、随机、双盲和样本评估科学原则，真正实现传统医学和现代医学的互相取长补短，实现中西医结合治疗肿瘤的新飞跃。

第二节　疼痛疾病与睡眠

疼痛是机体对损伤和潜在组织损伤所引起的不愉快的感觉和情绪体验,如果疼痛持续存在,程度为中到重度,在特定情况下不能缓解,可能伴有抑郁、焦虑等改变,则成为慢性疼痛。失眠在慢性疼痛患者中发病率较高,但往往被临床忽视,导致失眠发展为慢性,久治不愈,因此,对慢性疼痛合并失眠的患者早诊早治具有重要的临床意义。临床上影响睡眠的慢性疼痛主要见于纤维肌痛症。

本病属于中医学的"痹证"范畴,出现睡眠失调时则按"不寐"论治。

纤维肌痛症相关性睡眠障碍是指与一种病因不明的慢性广泛性骨骼肌疼痛性疾病有关的睡眠紊乱。其临床特征是弥漫性骨骼肌疼痛、僵硬、慢性全身性疲劳、睡眠障碍、晨醒后常感疲乏和无清醒感、特定部位的压痛,而没有相应的关节或代谢性疾病的实验室证据,受累肌肉无相应结构变化。本病亦称为纤维肌痛综合征、纤维肌炎、风湿性疼痛调节障碍、风湿性疼痛调节综合征、纤维织炎综合征。

一、疼痛疾病伴发睡眠障碍常见原因

纤维肌痛症相关性睡眠障碍的原因不明,可能与以下因素相关:

(一)疼痛的直接影响

纤维肌痛症影响患者睡眠的主要机制与疼痛有关。肌肉疼痛使患者难以入睡,睡眠不深,易醒。

(二)5- 羟色胺(5-HT)水平下降

通常认为,5- 羟色胺(5-HT)是上行投射系统抑制性神经递质,与觉醒与睡眠有关。睡眠时脑中 5-HT 含量增加,而觉醒时则减少,给实验动物静脉或腹腔注射 5-HT,使脑组织 5-HT 含量增加,动物进入睡眠状态。使用对氯苯丙氨酸抑制色氨酸氢化酶,减少 5-HT 生成可导致动物失眠,而此时 5-HT 又能使之暂时恢复。睡眠障碍患者血清甚至脑中的 5-HT 较正常人低,以致对疼痛的敏感性增高,出现睡眠障碍及疼痛感等。

(三)焦虑、抑郁和紧张等心理因素

患者常存在焦虑、抑郁等情绪,由于存在这种心理因素,患者对疼痛的反应、担心、害怕都可影响其睡眠质量,产生睡眠障碍。

(四)中医对病因病机的认识

从中医角度来讲,本病由于禀赋素虚,阴阳失调,气血不足,营卫不和,或肝郁脾虚,以致风寒湿热之邪乘虚内侵而致。风寒湿成痹日久,则五脏气机紊乱,升降无序,导致脏腑、经络功能失调。久病致肺脾肾功能失调,气血失和,以致心神失养或心神不安而不寐。

二、疼痛疾病伴发睡眠障碍的常见临床表现

(一)临床特点

1. 发病率　在美国有 300 万～600 万纤维肌痛症患者,人群发病率 0.5%～1%,在风湿性疾病患者中有 15%～20% 并存纤维肌痛症。

2. 发病年龄　中青年多见。

3. 女性多于男性，男女之比约为 1:8。

4. 约有一半发病前有上感症状。

5. 肌肉疼痛　为全身多部位肌肉钝痛，常伴有双手关节僵直感，伴压痛，尤以夜间为重，颈肩部明显，症状可持续数月。

6. 伴随症状　疲乏、头痛、应激性胃肠溃疡、膀胱刺激征、雷诺现象、心动过速、记忆力下降、内分泌功能紊乱和情感障碍等。

（二）睡眠障碍特点

肌纤维痛相关性睡眠障碍包括入睡困难、易醒、非恢复性睡眠、昼夜节律紊乱等。典型表现为浅睡眠。睡眠障碍和肌肉不适常常导致晨醒起床后全身疲乏（占 60%～90%）和无清醒感，日间过度疲劳、瞌睡不适、焦虑和抑郁障碍。一些纤维性肌痛症患者，特别是老年患者可有夜间周期性肢体运动障碍。

（三）实验室检查特点

1. 多导睡眠图特点

（1）睡眠潜伏期延长，浅睡眠增多，觉醒次数增多。

（2）NREM 睡眠浅睡期延长，深睡眠缩短。

（3）出现 α 波侵入现象，即 NREM 睡眠尤其是在 3、4 期出现 α 节律，是在慢波基础上重叠出现，也称 α-δ 睡眠，在纤维肌痛症患者中约有 60% 出现这种现象。被认为是该病和慢性疲劳综合征的特征性表现。

2. 多次睡眠潜伏试验基本正常

3. 相关检查　部分患者可有血清病毒抗体阳性，IgM 和 IgG 升高，风湿性疾病其他相关检查均正常。

（四）诊断

1. 诊断标准

（1）睡眠时肌肉疼痛，醒后无力，有疲劳感而无清醒感。

（2）肌肉疼痛排除其他骨骼肌肉疾病引起。

（3）肌肉疼痛为广泛性，尤以颈肩部明显。

以上 1～3 项为必备条件。

（4）多导睡眠图出现 NREM 睡眠期 α 波侵入现象。

（5）多次睡眠潜伏试验睡眠潜伏期正常。

（6）可同时伴有其他类型睡眠障碍。

2. 严重程度判断标准

（1）轻度：肌肉疼痛影响睡眠，但不是每日出现。

（2）中度：肌肉疼痛影响睡眠，且每日出现，但不需镇痛药治疗。

（3）重度：肌肉疼痛影响睡眠，需要镇痛药物治疗。

3. 病程判断标准

（1）急性：≤7 天。

（2）亚急性：>7 天，<3 个月

（3）慢性：≥3 个月

三、疼痛疾病伴发睡眠障碍的治疗

纤维肌痛症伴发睡眠障碍的,由于肌纤维痛症是多因素疾病,应综合治疗。目的是打破疼痛周期、恢复睡眠模式、提高机体功能活动水平。目前尚无单一治疗或长期方案能长期缓解疼痛或其他症状。非类固醇类抗炎药、非麻醉性的止痛药或肌肉松弛剂能短期缓解患者的症状,适用于明显疼痛者,但不能单独长期使用。禁用皮质类固醇、免疫抑制剂和麻醉性止痛药。教育和锻炼是本症长期治疗最重要的办法,能部分或暂时改善肌肉不适等症状。纤维肌痛症相关性睡眠障碍作为疾病症状中的一部分,其治疗与原发病治疗相关,也需要进行综合治疗。

(一)西药治疗

1. 褪黑激素 3mg 每日睡前口服,连用 1 个月,可改善睡眠和疼痛。

2. 选择性 5-HT 再摄取抑制剂 如氟西汀 20mg,每晚一次,既可改善疼痛,又可改善睡眠,疗效可靠,副作用少。

3. 三环类抗抑郁药 常用的有阿米替林、氯丙咪嗪、多塞平等,其中阿米替林效果最佳,可根据病情增减。可减少对 NREM 睡眠第 4 期的干扰,并提高脑内 5-HT 和其他神经递质水平,睡前服用,一般能减轻疼痛,改善睡眠、增加总睡眠时间,轻度降低夜间疲劳和晨僵。近 10 余年来,选择性 5-HT 再摄取抑制剂(SSRI)广泛应用,疗效明确,不良反应小,可以选用氟西汀(每日 20mg)等药。适当对症治疗疼痛不适,也可改善睡眠障碍。

4. 阿普唑仑 0.4mg 每晚一次,对焦虑、紧张和心理障碍效果较好,也可减轻疼痛及改善睡眠。

(二)中药治疗

应因人因病情而异,可纤维肌痛症与睡眠障碍同时兼顾。

1. 行痹

症状:肢体关节、肌肉酸痛,疼痛难眠,上下左右关节游走不定,但以上肢多见,以寒痛为多,亦可轻微热痛,或见恶风寒,舌苔薄白或薄腻,脉多浮或浮紧。

治法:祛风通络,散寒除湿。

方药:防风汤。若疼痛失眠较甚,可加延胡索、香附、郁金行气止痛,加茯神、夜交藤安神宁心。

2. 痛痹

症状:肢体关节疼痛较剧,彻夜不眠,关节不可屈伸,局部皮肤不红,关节不肿,触之不痛,舌质红润,苔薄白,脉弦紧。

治法:温经散寒,止痛安眠。

方药:乌头汤加减。脾阳虚者,可加附子、干姜温阳驱寒;瘀滞明显者可加丹参活血化瘀。

3. 着痹

症状:肢体关节沉重酸胀、疼痛,重则关节肿胀,重着不移,但不红,四肢活动不便,面色苍黄而润,舌质淡红,苔白厚而腻,脉濡缓。

治法:渗湿通络。

方药:薏苡仁汤。寒湿重者,可加附子、干姜、细辛温阳痛经;若见湿热者,加黄柏、苍术祛湿热。

4. 热痹

症状：肢体关节疼痛，痛处焮红灼热，肿胀疼痛剧烈，得冷稍舒，筋脉拘急，日轻热重，夜间更甚而不得寐，患者多兼有发热，口渴，喜冷恶热，烦闷不安，舌质红，苔黄燥，脉滑数。

治法：清热通络，止痛助眠。

方药：白虎加桂枝汤。热毒盛者，加金银花、连翘、黄柏清热解毒；口干咽燥较甚者，加麦冬、天花粉滋阴润燥；痛甚者，加延胡索、丹皮、水牛角凉血止痛。

5. 尪痹

症状：夜间多梦易醒，肢体关节疼痛，屈伸不利，关节肿大，僵硬，变形，甚至肌肉萎缩，筋脉拘紧，肘膝不得伸，舌质暗红，脉细涩。

治法：补肾驱寒为主，佐以活血通络之品。

方药：补肾驱寒治尪汤。瘀血明显者加血竭、皂刺、乳香、没药；骨质变形明显者，加透骨草、寻骨风；兼有低热者，去淫羊藿，加黄柏、地骨皮；脊柱僵化变形者，加金狗脊、鹿角胶、羌活。

6. 气血亏虚

症状：病程长，多长期服用祛风活络之剂。四肢乏力，关节酸沉，绵绵而痛，麻木尤甚，汗出畏寒，时见心悸，纳呆，颜面微青而白，形体虚弱，不寐，舌质淡红欠润泽，苔黄或薄白，脉多沉虚而缓。

治法：益气养血活络为主，佐以舒筋之品。

方药：八珍汤加减。乏力汗多者可加人参、黄芪益气固表；血虚证明显者可合用四物汤补血养血；心悸难寐者可加酸枣仁、远志、夜交藤、合欢皮。

（三）认知治疗

教育患者认识疾病的本质，注意良好生活方式，指导患者养成良好的睡眠习惯，慎用咖啡因、烟酒。通过调整情绪或行为反应，增强自信心和对疾病的应对能力，坚持主动与疾病作斗争。

（四）其他治疗

长期有计划地进行身体锻炼是有效治疗方法。首先对患者进行疼痛、压痛点、关节活动范围及体力状况评估，据此制订个体化的锻炼方案。内容有姿势训练，被动牵伸，低负荷、低重复的力量训练，低爆发性有氧训练（骑自行车，游泳及步行）。基本原则是任何运动不能超过患者疼痛的耐受度。

四、其他导致睡眠障碍的疼痛性疾病

导致睡眠障碍的疼痛性疾病除临床常见的纤维肌痛症，还可见于创伤性疼痛、心绞痛、睡眠相关性头痛等。

（一）创伤性疼痛

疼痛是大多数创伤性疾病的共有症状，或是首发症状。疼痛患者大都伴有抑郁、焦虑、失眠等症状，其中导致患者失眠的首要因素是疼痛，某研究显示：因疼痛而致失眠且天数在3天或以上者有123例，占78.8%。从疼痛发生的时间上看，101例（64.7%）在睡眠开始时即有疼痛存在，从而使其入睡困难80例（51.3%），随着疼痛强度的减弱，每日失眠的人数亦渐减少。

创伤性疼痛还包括手术导致的疼痛，手术导致的疼痛表现为夜间入睡困难、惊醒和早醒，患者总睡眠时间减少，REM 和 NREM 深睡眠减少或缺失。患者因缺乏相关知识而采取不适当的体位，是造成非创伤部位疼痛的主要原因。提示护理人员应加强宣教，使患者明白如何正确地制动与活动，从而有效地减轻非创伤部位疼痛，改善睡眠。这种改变一般在术后 1 周可逐渐恢复。

治疗上应立即给予止痛，可选用阿片类或非阿片类镇痛药，可有效镇痛，缓解因创伤导致的疼痛而改善睡眠。

（二）心绞痛

夜间发作的心绞痛是导致心绞痛患者睡眠障碍的主要原因。睡眠前发作的心绞痛使患者无法入睡，睡眠中发作的心绞痛则会使患者惊醒，即使通过药物治疗已经缓解，患者也会因为恐惧和焦虑而难以继续入睡，患者非常担心再发作，过度的紧张使大脑皮质高度兴奋，睡意被干扰，睡眠节律被打乱，因而难以再入睡。

心绞痛发作后，由于疼痛刺激使体内儿茶酚胺物质、血管紧张素、内皮素等血管作用的血管活性物质分泌增多，促使大脑兴奋性增强，这些物质都有促醒作用，加之自助神经平衡功能失常，因而使患者难以入睡，导致睡眠紊乱。

对因心绞痛导致的失眠，主要是针对原发病的治疗。心绞痛一旦发作，需立即停止活动或保持安静，避免能诱发或加重心绞痛的因素并积极给予心绞痛的治疗药物，尽快缓解心绞痛。必要时，可适当应用镇静催眠药：镇静催眠药物可通过阻断交感神经及中枢神经系统的兴奋链而缓解症状，稳定病情。如：①安定（地西泮），可视失眠情况严重程度选择口服或肌注。②阿普唑仑（佳乐定），可有效缓解心绞痛患者的焦虑情绪，0.4mg，一日三次或0.4～0.8mg 睡前 30 分钟，口服。③其他镇静催眠类药物：此类药物较多，要根据失眠类型和心绞痛夜间发作的时间合理选用。镇静催眠药只有在于治疗心绞痛的药物合用时才能起到协同和互补作用，从而收到理想效果。

另外，还可以在中医辨证论治的基础上，加入养血安神的中药，如炒酸枣仁、远志等。

（三）睡眠相关性头痛

睡眠相关性头痛是指在睡眠期间发生的头痛。至 20 世纪 80 年代后期，更多的研究证实这种头痛与快动眼睡眠有关。因此有研究认为睡眠相关性头痛不仅是指睡眠时发生的头痛，而且是一种睡眠障碍。有动物实验证实，下丘脑可能与睡眠相关性头痛有关，由于在快动眼睡眠期 5-羟色胺水平降低，故对"开"状态神经元的抑制作用减弱，导致部分夜间发作性偏头痛患者头痛发作，或有发生头痛的倾向。睡眠相关性头痛的治疗主要是针对不同头痛类型采取预防性治疗措施。

五、中西医结合最新研究

导致失眠最常见的疼痛性疾病为纤维肌痛症，纤维肌痛症患者中 94.7% 存在睡眠障碍，典型表现是非恢复性睡眠，虽有足够的睡眠时间，但醒后仍十分疲惫，心情烦躁不安，嗜睡，记忆力下降，日间活动能力下降等。纤维肌痛症的病因至今不明，一般认为与以下因素有关：遗传易感性、外伤、情感伤害、病毒感染、风湿、过敏、睡眠障碍、长时间身体姿势不良、工作过度、营养不良等，目前多数学者认为纤维肌痛症是多因素作用的结果。纤维肌痛症的发病机制未明，研究发现众多患者存在中枢神经系统、内分泌系统、免疫系统异常。

疼痛与失眠均为一种主观体验,可能存在某些相互联系。研究表明,疼痛严重程度与睡眠问题显著相关。从神经解剖学角度来看,伤害性感受投射至大脑感觉皮质,引起痛觉和情感反应,继而引起睡眠障碍。另外,纤维肌痛症和慢性疲劳综合征曾作为模型来研究疼痛的神经生物学效应,神经生物学研究提示神经 - 免疫 - 内分泌系统和睡眠 - 觉醒系统存在交互作用。不仅疼痛可引起睡眠障碍,睡眠障碍反之可降低疼痛的阈值,睡眠剥夺可能影响了内源性阿片的合成及阿片受体,从而降低疼痛阈值。此外,也有学者提出,慢性疼痛与失眠可能通过多巴胺系统相互作用、相互影响,多巴胺系统的功能改变在疼痛的敏感性和情感反应中起着促进作用。

中医学认为,"不通则痛",气为血帅,气行则血行,气滞则血凝;气虚推动无力,则血亦难行。气机郁滞,血行不畅,经络不能通利,遂生痹痛。因纤维肌痛而导致的失眠,只专注于治疗失眠症状而无法取得满意疗效。纤维肌痛的最主要病机为气血瘀滞。疼痛是原发性纤维肌痛综合征的首要表现,又是影响患者情绪以及工作、生活质量的主要因素。故治疗本病的首要任务是活血祛瘀,调畅气血,继以祛风通络,疼痛减轻后,再加以养心安神等药,以定神志,改善睡眠与精神疲惫等症状,意在阻断病情的循环往复。患者因疼痛而引起的睡眠障碍也可解除。

六、中西医结合难点分析

疼痛与失眠是两项主观症状,两者之间常相互影响。睡眠过程包括快速动眼睡眠(rapideyes movement sleep, REM sleep)和慢波睡眠(slow wave sleep, SWS)两个阶段。无论睡眠的哪个阶段被干扰均会导致疼痛的敏感性增加,而不同睡眠阶段发生的不同睡眠障碍产生疼痛敏感性增加的程度可能不同。一项关于睡眠剥夺的研究表明:睡眠时间短的人对于能承受的疼痛刺激强度比拥有正常睡眠的人所能承受的疼痛刺激降低25%,与非REM睡眠剥夺相比,REM睡眠剥夺第二天所能承受的疼痛刺激降低32%,也就是说睡眠剥夺可导致痛觉过敏,即在临床中由于药物治疗和临床外界条件的影响而减少全程睡眠和REM睡眠都可能增加疼痛。睡眠连续性中断即睡眠呈分段状态连续性中断几天后也可能产生痛觉超敏。还有研究显示无睡眠紊乱的健康人困倦时同样会出现痛觉超敏,而恢复睡眠可产生镇痛效应。有研究表明SWS睡眠和REM睡眠均可产生额外的镇痛效应,SWS睡眠可以扩大镇痛药的效应,恢复SWS睡眠比恢复REM睡眠能产生更大的镇痛效应。即SWS睡眠的恢复有利于镇痛,并且SWS睡眠的恢复所产生的镇痛效应甚至比镇痛药所产生的镇痛效果更明显。睡眠障碍可能带来痛觉敏感性的增加,而疼痛又会导致睡眠障碍,两者之间的相互影响,使得临床治疗难度增加,必须充分考虑到两者的关系,以提高疗效。

七、经验与体会

慢性疼痛的治疗现在临床有多种治疗方法,包括:药物治疗、神经阻滞疗法、微创介入治疗、神经电刺激、心理治疗、生物反馈治疗、基因治疗等。而针对患者因慢性疼痛出现的失眠的治疗也包括药物治疗和睡眠卫生教育、行为干预、刺激控制、睡眠限制、想象治疗、松弛疗法等的非药物治疗。其中,非药物治疗如认知行为治疗、松弛疗法等在慢性疼痛和失眠治疗中均有效,研究表明,松弛疗法对慢性疼痛的缓解非常有效,而认知行为治疗和生物反馈治疗可明显减轻慢性疼痛,也能够提高睡眠质量,虽然对入睡和延长睡眠时间还存在争议。治疗慢性疼痛最常用的抗抑郁药是三环类，如阿米替林、多虑平、氯丙咪嗪、丙咪嗪，治疗慢性疼痛时所用的剂量比抗抑郁治疗时要小的多，抗抑郁药除了镇静、抗焦虑、改善认知的药理特性外，在不对阿片受体产生直接作用情况下通过抑制 5-HT、多巴胺、去甲肾上腺素在突触部位的回收，对内源性阿片系统产生作用，起到镇痛作用。此外，三环类药物还能增强患者对疼痛的耐受、应对，有抗胆碱能及抗组胺作用，同时具有催眠作用，对合并疼痛患者失眠的改善也有一定作用。但对老年患者三环类药物不良反应较多，安全性尚待考证。

八、思考与展望

睡眠障碍和疼痛始终是困扰人们的常见问题，两者常常相伴出现。对于疼痛的感受因人而异，也受多方面因素的影响。无论是睡眠减少还是睡眠剥夺，都会不同程度地影响疼痛的感受程度；睡眠与疼痛相关性疾病之间有着十分密切的联系。因疾病出现疼痛的患者有效睡眠较少，因此经常有入睡困难和难以保持睡眠的连续性；质量不高的睡眠和醒来时的疼痛又会影响患者的情绪、体力、行为和安全。虽然采用药物、运动和心理治疗能够部分解决因疼痛而导致的睡眠问题，但是疼痛与睡眠之间的相互关系及其病理生理学机制仍有待于进一步深入，目前的治疗方案难以兼顾，寻找对疼痛和失眠有效的治疗方法，任重道远。

第三节　儿科疾病与睡眠

一、儿童睡眠特点

（一）新生儿及婴儿的睡眠特征

新生儿睡眠 - 觉醒周期相对较短，昼夜节律对新生儿几乎没有影响。以后随着年龄的增加，各个系统发育的逐步完善，特别是神经系统和消化系统的发育，加之受成人生活规律及外界环境的影响，每日睡眠量逐渐减少，睡眠周期逐渐延长，夜间睡眠时间逐渐延长，白天睡眠时间逐渐减少。到 1 岁左右的婴儿基本上可以建立较稳定的睡眠模式，即长时间的夜间睡眠和白天 2 次短暂的小睡模式。2 岁时每日睡眠总量约在 12 小时，多为夜间长时间的睡眠和每日下午的一次小睡。以后随着年龄的增长，睡眠时间越来越短。

（二）儿童睡眠的生理特征

2～6 岁的儿童每天上午的小睡逐步消失，多为每天夜间 1～2 次的长时间睡眠和每日下午的 1～2 小时的小睡，随着年龄的增长和生活环境的改变，一般到 7 岁左右自动消失，少数可保留到成年，但通常认为到学龄期前后午睡习惯的消失是由于受家庭习惯和社会要求的影响，每日的睡眠 - 觉醒周期也由多周期变为单周期，周期持续的时间越来越长。睡眠的体位也由婴儿期的俯卧位或仰卧位变为喜欢侧卧位。到了青少年以后，儿童睡眠的生理特征已经基本上与成人相似。

除了这些因素以外，随着现代生活的改善，儿童不良饮食习惯和饮食结构的改变成为影响儿童睡眠质量的又一重要因素。如睡前饮食，饮食易积于胃腑，阻碍胃气降逆，胃失和降，则寐卧不安。正如《素问·逆调论》所载："胃者，六腑之海，其气亦下行，阳明逆不得从其道，故不得卧。"若恣意纵儿所好、杂食乱投、过食肥甘滋腻等，则易损伤脾胃，纳运失调。明代万全在《育婴家秘·五脏证治总论》中言："五脏之中肝有余，脾常不足……水谷寒热之伤人也，感则脾先受之。"小儿处于生长发育阶段，对精血、津液等营养物质的需求较成人更为迫切，故而显得脾常不足，脾常不足则消化能力薄弱，稍有乳食不节、喂养不当、饥饱不适，便易损伤脾胃而致脾胃虚弱。若脾胃纳运失职则易导致小儿厌食、挑食、积滞，影响安寐。若脾虚运化乏力则易变生痰湿，因肺为储痰之器，痰湿上涌于咽喉肺卫，阻塞气道，则发咳嗽、咽部不适、呼吸困难等症，影响儿童睡眠；若痰郁日久不化，则易生内热，湿热上扰心神而致睡寐不宁。

二、儿科疾病与失眠

导致儿童睡眠障碍的原因除了睡眠习惯、饮食习惯和饮食结构，还可能是因为患有各种躯体疾病或神经精神疾病，这些疾病也是儿童失眠的常见原因。

（一）儿童内科疾病引起的失眠

临床研究显示，任何一种内科疾病都可以导致儿童的睡眠障碍。急性疾病引起的睡眠障碍持续时间短暂，一般不需要给予镇静催眠药物，如发热、疼痛等。而慢性疾病则会长期影响儿童的睡眠质量。如支气管哮喘，可打断睡眠，尤其是夜间发作的哮喘（或伴有发热），通常需要药物治疗。因为用于治疗哮喘的茶碱类药物有兴奋作用，故会影响睡眠，但在临床中发现，改变用药的方法，如雾化吸入则可减轻对睡眠的影响。慢性中耳炎、胃食管反流等疾病也可引起睡眠质量欠佳。对这些内科疾病引起的睡眠障碍，应主要针对原发疾病的治疗，催眠药偶尔用于改善睡眠。

临床中引起儿童睡眠障碍的内科疾病中最常见的是腹绞痛。临床主要表现为易激惹和无法安慰的哭叫，特别是后半下午和傍晚，哭闹时发时止，不让别人触按腹部，肚子不胀，摸不到包块，也没有呕吐、发烧、腹泻等症状，可以轻轻按摩腹部，严重时给予颠茄口服，缓解痉挛，平时要注意腹部保暖，少吃生冷饮食。腹绞痛通常在 3 个月后消失，因而此前的睡眠受影响。这些婴儿常需父母或养育者特别照顾，以帮助入睡，如抱着走来走去或放在摇篮里摇动。这些特殊照顾可在腹绞痛症状消失之后仍然保持下去成为一种习惯。最后可能需要采用行为矫正的方法纠正这一习惯。在治疗原发疾病的同时，需要特别注意给予儿童的每一种药物是否对睡眠有影响。

（二）儿童神经疾病引起的失眠

临床上导致儿童睡眠障碍的神经疾病也很多，最为常见的是癫痫和神经系统发育异常。因为治疗癫痫的药物会导致失眠。在一些轻度脑功能损伤和发育迟缓的患儿更多见，主要表现为非特异性症状和体征，如醒后啼哭、易因轻微振动、声音、触碰、光线刺激而惊醒和出现肢体震颤或肌阵挛样动作（多为头部、躯干或肢体抽动），日间频繁发作性肌强直和肢体抖动。白天易激惹、躁动、坐立不安、发脾气、固执甚至自伤、破坏性动作或攻击行为、交叉摩擦综合征等。针对病因，纠正睡眠障碍是减轻和消除上述问题的关键。有些儿童的睡眠障碍十分严重，似乎是由控制睡眠的中枢功能紊乱所致。这类睡眠障碍在广泛性发育延迟（孤独症）中相当常见，主要表现为患儿总睡眠时间极少。治疗这类中枢神经系统导致的失眠，需要较大剂量的水合氯醛，小剂量反而会使症状恶化而不能改善睡眠。其他药物可选择可乐定和异丙嗪。

（三）儿童精神疾病引起的失眠

在儿童精神疾病中，导致睡眠障碍的主要有注意缺陷、分离性焦虑、适应障碍及退缩。焦虑症是最常引起失眠的精神疾病，尤其是在与母亲分离时发生的焦虑，即分离性焦虑。此外其他问题如父母不和、上学、新添弟妹时和缺乏适当的教养，也会对儿童产生较为明显的心理影响。而残疾或疾病更会增加儿童的心理负担，加重焦虑。

儿童焦虑对其睡眠有明显的影响。由于害怕与父母分离，常导致儿童难以入睡。只要父母在身边或同在一室，儿童就能入睡，而且很快入睡。这一点有助于鉴别其他原因引起的失眠，如昼夜节律性睡眠障碍。严重焦虑或害怕的儿童只要被允许与父母在一起甚至甘愿接受任何惩罚。

选择儿童焦虑引起睡眠障碍的治疗方案，首先要明确引起儿童焦虑的原因和其焦虑的严重程度。对真正恐惧的儿童需要父母与儿童同住一室。条件允许的情况下，父母可与儿童合作协商，制定出适当的计划。如保证与患儿同睡一楼或每隔几分钟去儿童卧室看一次，这些皆可减轻儿童的焦虑，与帮助其入睡。对于焦虑程度较轻的儿童，只需适当的鼓励和奖赏就可逐渐消除儿童的焦虑或恐惧。

三、儿科疾病与过度睡眠

（一）白日过度嗜睡

睡眠时间超过相应年龄睡眠时间 2 小时以上，并长期如此，称为过度睡眠，主要见于特发性嗜睡病等，表现为白日过度嗜睡，白日在安静或单调环境下，经常困乏思睡，并不分场合和时机，甚至在需要十分清醒的情况下，出现不同程度、不可抗拒的睡眠。症状表现为短暂发作性或慢性持续性，少数可呈周期发作性，一般很少有神经系统阳性体征，严重嗜睡者可能出现眼睑下垂，维持肢体姿势的肌张力消失和瞳孔缩小。夜间睡眠情况可以正常或睡眠时间不足，也可以睡眠质量很差，许多病因即使在增加夜间睡眠量后，仍不能缓解白日嗜睡的症状，少数也可以为醒转困难。

儿童白日过度嗜睡的危害主要表现为：白日清醒度下降，注意力集中困难，造成学习成绩下降、活动减少易引发患儿心理障碍，导致感情脆弱、退缩、多疑等性格而影响人际交往，严重者可出现抑郁、自卑甚至意外伤害行为。

（二）白日过度嗜睡的病因与治疗

儿童原发性过度嗜睡很少见，除了睡眠剥夺，几乎不可避免的均继发于某种明确的和可治疗的睡眠紊乱之后。应该注意的是，大多数引起白日过度嗜睡的疾病是多因素的。主要有：慢性睡眠剥夺、发作性睡病、失眠、夜间睡眠障碍（睡眠呼吸障碍、睡眠行为障碍病）、觉醒或睡眠节律紊乱性睡眠障碍、特发性中枢性神经系统嗜睡症，也可见于抑郁症、情绪障碍性疾病或癫痫等疾病的药物治疗反应等。

鉴于大多数白日过度嗜睡为继发性症状，解除和根治原发性疾病是治疗儿童 EDS 的积极态度。常用的方法包括行为干预和药物治疗。对于因为慢性睡眠剥夺导致的嗜睡，积极改善睡眠环境，增加夜间睡眠时间，提高睡眠质量，并于白日辅助以一定时间的小睡，基本上可以恢复正常。儿童发作性睡病的治疗目的主要是通过控制症状，使患儿能够正常参与社会生活和学习，通常需要采取包括行为疗法和药物辅助在内的综合措施，借助于心理社会的支持、治疗性白日小睡（白日定时小睡 2～3 次，每次 10～20 分钟）和药物治疗，通常可取得较好的控制，临床中盐酸哌醋甲酯和米帕明是两种最广泛应用于控制成人白日嗜睡和猝倒发作的药物，但对于不同药物的疗效和针对于儿童发作性睡病的特异性，目前研究者较少。

四、儿科疾病与异态睡眠

儿童正常睡眠一般表现为：睡前表情自然，安静舒适，呼吸均匀，深浅适度，无鼾声，头部微汗，面部有时会出现各种各样的表情，夜里很少醒或不醒。

1. 不肯睡　如果儿童平素睡眠较规律，突然出现晚上不肯睡，注意是否是因为白天睡得太多而导致昼夜节律颠倒，这样就要减少白天睡眠，建立一个较好的睡眠习惯。如果不论是白天还是晚上都不肯睡觉，则需要检查一下床上有没有什么东西刺激了他，或是否是因为湿疹、臀部破溃等原因导致的疼痛使孩子不愿睡。

2. 睡前烦躁不安　孩子睡前烦躁不安，难以入睡，且伴有皮肤干热，呼吸粗快等，这时应注意孩子是否有热病。

3. 入睡后翻来覆去　学龄前和学龄期儿童经常出现入睡后翻来覆去，甚至难以入睡，这是要观察孩子有无摸腹抓腮、口臭唇干等异常表现，如有，则提示消化不良、肠道寄生虫或口腔病变。

4. 入睡时哭闹不停　入睡时，孩子哭闹不停，或伴有摇头抓耳摸阴部，出现这种情况要注意孩子是否有外耳道炎、中耳炎或阴部湿疹，如果有应及时治疗。

5. 入睡后易惊易动　孩子睡眠中易惊、四肢不停抽动，家长应观察孩子是否有前囟闭合迟、出牙迟、走路迟、如果是这样，则可能患有佝偻病，应及时治疗。

6. 入睡后搔抓肛周　孩子入睡后时有不停地用手搔抓肛周。家长要观察肛周有无湿疹，夜里观察有无线样小虫，如有提示有蛲虫病。

7. 入睡后有鼾声或憋气、呼吸困难　孩子入睡后正常情况下呼吸时平稳均匀的。如果伴有咳嗽、气喘、呼吸困难、打鼾或憋气，则提示儿童可能患了气管炎、哮喘、肺炎、鼾症或睡眠呼吸暂停综合征，应及时就诊。

五、儿科疾病与睡眠呼吸紊乱

儿童睡眠呼吸紊乱主要表现为儿童睡眠呼吸暂停综合征。多发于 4 岁儿童，表现为张口呼吸、睡眠憋气，可伴有夜惊、遗尿、流涎，病程日久，可影响智力发育，导致发育迟缓，学习能力下降。

（一）构成儿童睡眠呼吸暂停综合征的常见原因

扁桃体肥大、腺样体增生、鼻炎、鼻息肉、鼻中隔偏曲、变态反应性炎症导致的鼻阻塞、鼻咽部肿瘤和闭锁、会厌谷囊肿、小颌畸形、缩颌症、颅面其他畸形，喉双侧麻痹、异位甲状腺、颈部肿块压迫声门上区引起下咽萎陷。

1. 扁桃体肥大　扁桃体肥大是儿童睡眠呼吸暂停综合征的最主要原因，占睡眠呼吸暂停综合征发生率的 43%，其中二度为 7.1%，三度为 86.3%。腭扁桃体肥大可使咽峡左右径明显变小，如舌扁桃体肥大，则可引起前后径相应缩短，两者都肥大，气道狭窄就更明显，因此手术治疗时应一并切除，否则效果可能不好。扁桃体肥大引起的睡眠呼吸暂停综合征在扁桃体切除术后有效率可达 89%。多数重症患儿手术解除呼吸梗阻后数月，睡眠质量改善,注意力集中,学习效率提高,可出现追赶式生长。

2. 腺样体肥大 儿童腺样体肥大主要表现为腺样体肥大病容:如下颌骨及咽腭弓不发达,上门齿前凸错位,上唇短,鼻梁宽平,硬腭高,面容呆板。睡眠障碍主要表现为:明显鼻塞,张口呼吸,打鼾,或出现强迫体位,伴夜间磨牙、尿床,不同程度的睡眠憋气。

3. 儿童睡眠中枢神经功能不全 小儿神经系统的发展是从胎生第 7 个月开始的,神经纤维逐渐从白质深入到皮质,但到出生时为数很少,以后则迅速增加。这些纤维到 2 岁时才复杂起来,逐渐发挥其作用。由于中枢神经系统尚未发育完善,孩子的睡眠以浅睡眠居多。在浅睡眠时,会多次出现躯干和肢体的部分运动和轻声抽泣,这是睡眠周期中发生的正常生理现象。

(二)儿童睡眠呼吸暂停综合征的表现

儿童睡眠呼吸暂停综合征的夜间症状主要表现为打鼾、呼吸费力、阻塞性呼吸暂停,盗汗、遗尿等。白天的症状包括早晨觉醒时口干,定向力障碍,迷茫或头痛,少数患儿白天的过度嗜睡,部分有白天的行为异常,如多动、情绪异常、退缩性行为、进攻性行为和学习问题,以及认知能力的下降,由于扁桃体、腺样体肥大引起的张口呼吸。

另外,儿童睡眠呼吸暂停综合征对体格发育有不利影响,存在不同程度的发育障碍,同时还可能伴有多动症、自我控制能力差、容易精神不集中等问题,在情绪调节上,容易激怒;成年后也更容易出现焦虑、抑郁和好斗行为。

(三)并发症

儿童睡眠呼吸暂停综合征会引起一系列的并发症,主要有营养不良、发育迟缓,心血管系统可表现为肺心病,呼吸系统由于低氧血症和高碳酸血症而致的呼吸驱动迟钝等。

六、儿科疾病伴发睡眠障碍的治疗

(一)西医治疗

治疗原则:积极治疗原发病,消除认知和心理障碍以提高睡眠质量是根治失眠的最佳方法。非药物治疗为儿童睡眠障碍的首选方案,同时应纠正不良卫生习惯及心理情绪的影响,不提倡使用催眠药物,如病情确实需要,必须严密监测。

1. 睡眠健康指导

(1)建立良好的睡眠条件与环境:室内要保持安静,冷暖适当,空气新鲜,除冬季开窗换空气外,其他季节可开窗睡眠,因为新鲜空气含有充足的氧气,可促使孩子舒适而深沉地熟睡;夜间睡眠期间,房间中的灯光不要太亮,尤其是不要有头顶灯,即便有,要适当遮盖。

(2)养成良好的睡眠习惯:随着婴幼儿月龄的变化,在白昼适当减少睡眠时间,而在夜间有充足的睡眠时间,尤其是在夜间的 10 点至凌晨 1 点有良好的睡眠。儿童 1～3 岁这段时间,应注意培养晚上自己入睡及半夜醒来时能够很快睡着的能力。6～12 岁的儿童,大部分容易入睡,如此阶段的孩子在学校上课时经常打瞌睡,不可盲目指责,应该仔细了解与分析儿童是否有发作性睡病或睡眠呼吸暂停综合征等睡眠障碍,还是晚上的睡眠时间不足导致白天嗜睡。10～20 岁之间的青少年正值身体快速发育阶段,此阶段睡眠不足时青少年普遍存在的现象,其原因是多方面的,特别是与学习过于紧张,作息时间安排不正确有关。

(3)睡前不做剧烈活动,不讲新故事、看新书,以免过度兴奋,难于入睡。

（4）其他：婴幼儿在睡眠时要脱掉外衣，避免因为衣服过紧而影响血液循环，也有利于婴幼儿的生长。

2. 镇静安眠药治疗　普遍认为，儿童应慎重使用镇静催眠药物，在使用前应评估其利害得失，必要时则宜小剂量的短期或间断使用，并密切关注其服药反应。

（二）中医药治疗

1. 心脾两虚

主症：多梦易醒，心悸健忘，头晕目眩，肢倦神疲，饮食无味，面色少华，或脘闷纳呆，舌质淡，苔薄白，或苔滑腻，脉细弱，或濡滑。

治法：补养心脾，以生气血。

方药：归脾汤。如不寐较重者，可酌加夜交藤、合欢花、柏子仁以养心安神；如脾失健运，痰湿内阻，加陈皮、茯苓、半夏、肉桂等温运脾阳以化痰湿。

2. 脾虚肝旺

主症：烦哭不寐，腹胀便溏，纳食减少，或呃逆，吐涎沫，形瘦面青，舌质红，苔白或少苔，指纹沉滞或脉细数。

治法：柔肝健脾，养心安神。

方药：六君子汤加减。若兼寒湿气滞加砂仁、木香；如痞满甚加枳壳、甘松行胃中滞气；大便溏薄加肉豆蔻、五味子涩肠止泻。

3. 痰热内扰

主症：不寐头重，痰多胸闷，心烦，呕恶嗳气，口苦，目眩，或大便秘结，彻夜不寐，舌质红苔黄腻，脉滑数。

治法：清热化痰，和中安神。

方药：黄连温胆汤加减。若心悸惊惕不安者，可加生龙牡、琥珀以镇惊安神；痰火伤阴，口感盗汗，舌质红，少津，加麦冬、沙参、玉竹；若素食积滞较甚，见嗳腐吞酸，脘腹胀痛，可用保和丸消食和中安神。

4. 肝郁化火

主症：不寐，急躁易怒，严重者彻夜不寐，胸闷胁痛，口渴喜饮，不思饮食，口苦而干，目赤耳鸣，小便黄赤，或头晕目眩，头痛欲裂，大便秘结，舌质红，苔黄，或苔黄燥，脉弦数，或脉弦滑数。

治法：清肝泻火，佐以安神。

方药：龙胆泻肝汤加减。若肝胆实火，肝火上炎之重症，可见彻夜不寐，头痛欲裂，头晕目眩，大便秘结者，可改服当归龙荟丸，以清泻肝胆实火；便秘者可加大黄通腑泄热；阴液亏耗者可加麦冬、玄参以养阴清热。

若儿童喂食中药较难，可选用食疗来代替中药：

（1）莲子桂圆粥：莲子仁、桂圆、大米，加水煮粥，每天早餐食用。

（2）核桃桑叶粥：核桃仁、黑芝麻、桑叶、粳米，将桑叶去渣取汁，芝麻、核桃仁研碎与粳米共煮成粥，加糖调味，早晚各服一次，适用于多梦失眠。

（3）百合炖猪肉：百合，猪瘦肉，切块共煮烂熟，加盐调味食用。

（4）葱枣汤：小红枣，水泡发，煎煮 20 分钟，再加洗净的葱白 7 棵，继续以小火煎煮 10 分钟，食枣喝汤。

（5）参枣饭：党参、大枣，放入锅内，加水适量泡发后，煎煮，捞出参枣，汤备用；糯米洗净，加水适量在大碗中，蒸熟后扣在盘中，将枣摆在上面，再将汤液加白糖煮成黏汁，浇在枣饭上即可食用。

（三）心理治疗

睡眠障碍儿童常有负性生活或不良人格特征。预防和治疗睡眠障碍，提高睡眠质量的关键是消除患儿的心理矛盾因素。寻找失眠的原因，进行心理疏导，解除患儿的焦虑和恐惧情绪。

七、中西医结合最新研究

目前国内外研究表明，儿童、青少年中睡眠障碍的发生率逐年增高，可达 25%～40%，其中入睡困难占 15%～25%，睡眠后移占 10%，白天嗜睡占 10%。

导致儿童睡眠障碍的原因可由身体某系统生长发育和环境相互作用产生的功能失调引起，也可由呼吸、神经等各系统的疾病引起。

最新研究显示，各种睡眠障碍对青少年的成长发育产生了诸多不利影响，主要表现在以下方面：

1. 影响青少年的成长发育 青少年的生长发育受生长激素的调控，而生长激素的分泌与睡眠密切相关，即在人进入睡眠期，特别是深睡眠期后有一个大的分泌高峰，随后又有几个小的分泌高峰。所以，青少年要发育好，长得高，睡眠结构必须正常、睡眠时间必须充足。

2. 影响大脑的思维 人的大脑要思维清晰、反应灵敏，必须要有充足的睡眠，如果长期睡眠障碍，大脑得不到充分的休息，就会影响大脑的创造性思维和处理事物的能力。导致疾病发生睡眠障碍，会使人心情忧虑、焦急、免疫力降低，由此会导致各种疾病发生，如神经衰弱、各种感染性疾病、胃肠疾病等。

3. 影响社会适应能力 长期的睡眠障碍，可以导致烦躁、情绪不稳，容易冲动，从而影响儿童的社会适应能力。这种社会环境适应能力包括学习，在儿童阶段处理学习中的问题、人际交往及适应周围社会环境的能力等。

八、中西医结合难点分析

半个多世纪以来，尽管众多学者用从生物电到正电子发射断层扫描（PET）等先进的方法对睡眠进行了多方位的深入研究，对睡眠认识的缺乏仍使人们处于尴尬之中，没有人能说清为什么需要睡眠。睡眠的作用有休息和复原、逃避捕食者、储存能量和信息处理等学说，但无一得到确切的证实。人类自胎儿时期即有睡眠现象，这一点是从经母体腹壁测胎儿脑电波发现的，不同年龄的睡眠脑电波是有差异的。多导睡眠检测（PSG）是诊断睡眠障碍公认的金标准，但目前对睡眠中脑电现象一些基本问题尚不完全清楚。如在非快速眼球运动（NREM）和快速眼球运动（REM）的转换机制及 NREM 第 3、4 期与 REM 的真实作用方面有着很大争议。儿童由于其脑电表现亦随生长发育的不断变化、成熟而不断改变，使 PSG 在儿童睡眠障碍的诊断更为复杂化。1968 年和 1971 年国际上分别制定的成人 PSG 标准和新生儿 PSG 标准，但这并不能作为小儿各年龄组 PSG 诊断标准。一般认为应以动态的跟踪评估来分析儿童睡眠状况。儿童 PSG 诊断的标准化仍在深入的探索和研究中。

在临床治疗应用中，由于中药汤剂不利于携带、使用不方便，尤其是儿童最不喜欢服用的原因之一是口味不佳,导致中药在治疗儿童失眠的应用中相当受限,成为了中西医结合治疗儿童失眠的发展瓶颈。

九、经验与体会

儿童睡眠障碍是可以治疗和预防的。很多内科和行为干预治疗对睡眠障碍十分有效,父母对孩子的支持、鼓励和安慰对睡眠障碍的解决相当重要。在药物治疗方面,苯海拉明作为一种温和镇静剂必要时可用于夜惊儿童;单胺氧化酶抑制剂、肾上腺素能受体中枢兴奋药治疗发作性睡病;地西泮和三环类抗抑郁药治疗梦行症;褪黑素治疗失眠症等都有很好的疗效。睡眠障碍不仅能治疗,且能通过对家长的宣教进行预防。如告诉父母新生儿正常睡眠的周期和相关的知识,让家长培养3~6个月儿童安静躺着,自己入睡,培养婴幼儿正常的昼夜睡眠规律,及睡眠/觉醒周期自动转换的能力。这些方法通常使家长为儿童提供了一个健康的睡眠环境,促进儿童养成良好的睡眠习惯。

十、思考与展望

目前儿科睡眠医学的发展是要建立一个以呼吸科、神经科、精神科、心理科和生长发育科专家相结合的队伍,整合出儿科睡眠医学的新观念。现今儿科方面主要的研究课题有睡眠与脑的早期发育和可塑性、异态睡眠、儿童及青少年睡眠剥夺、儿童睡眠呼吸疾病与成人疾病的影响和儿童期神经精神疾病与睡眠等。对儿童睡眠障碍病因的研究不仅局限于遗传、各系统疾病引起的睡眠障碍,对发病年龄段影响因素的探讨已追溯到了产前和产后各阶段可能的影响因素。其广度也从单纯的儿童心理、生理等方面的原因,拓宽到父母乃至社会文化因素的影响。随着科技的发展,结合生物睡眠功能进化史的披露,儿童睡眠的发育过程会给睡眠本质的研究带来无限契机。

(滕　晶　刘艳丛)

参 考 文 献

[1] 刘泰. 中西医结合睡眠障碍诊疗学 [M]. 北京:中国中医药出版社,2011,5(1):291-295.

[2] 李志明,罗兰,张芸,等. 加味桂枝甘草龙骨牡蛎汤治疗恶性肿瘤患者失眠35例 [J]. 现代中医药,2012,5,32(3):54.

[3] 赵忠新. 临床睡眠障碍学 [M]. 上海:第二军医大学出版社,2013,12(1):347-348.

[4] 胡作为. 肿瘤的中西医结合治疗模式探析 [J]. 中医药学刊,2006,24(8):1488.

[5] 王银英. 肿瘤放疗患者失眠原因分析及对策 [J]. 吉林医学,2011,2(32):1228-1229.

[6] 栗文菊,王兰芹. 肿瘤放疗患者失眠相关因素分析及护理分析 [J]. 中国实用医药,2014,2(9):236-237.

[7] 蒋倩. 恶性肿瘤失眠证治述要. 中医药通报 [J]. 2015,4(14):36-38.

[8] 刘浩,林洪生. 中医肿瘤平衡治疗 [J]. 世界中西医结合杂志,2015,10(7):1006-1010.

[9] 刘永惠,杨晓峰,周冬枝,等. 肿瘤转移与血瘀证的临床研究 [J]. 中国中医基础医学杂志,2002,8(4):50-51.

[10] 邓生明,陆用莲,林小清. 益气活血方对中晚期非小细胞肺癌高凝状态作用运用分析 [J]. 中医临床研究,2012,4(18):74-75.

[11] 慈书平. 睡眠与睡眠疾病 [M]. 北京:军事医学出版社,2005,9:168-169.

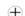

[12] 习王文昭，赵忠新. 睡眠相关性头痛 [J]. 中国现代神经疾病杂志，2005，5：225-228.

[13] 李丽萍，孟庆江，张宇，等. 疼痛患者失眠的护理 [J]. 中国医药指南，2013，11（4）：346-347.

[14] 杨权. 失眠的诊断和治疗 [M]. 成都：四川科学技术出版社，2000，8：285-286.

[15] 潘集阳. 睡眠障碍诊断与治疗 [M]. 广州：广州旅游出版社，2000：108-129.

[16] 赵勇. 浅议儿童白日过度嗜睡 [J]. 武警医学，2004，10（15）：783.

[17] 游国雄，苎士秀，张可经. 失眠与睡眠障碍疾病 [M]. 北京：人民军医出版社，2002，110-198.

[18] Mahowald M W. What is causing excessive daytime sleepiness? evaluation to distinguish sleep deprivation from sleep disorders [J]. Postgrad Med，2000，107（3）：108-123.

[19] Guilleminault C，PelayoR. Narcolepsy in child: a practical guide to its diagnosis，treatment and follow-up [J]. Paediatr Drugs，2000，2（1）：1-9.

[20] Chaudhary BA，Hussain I. Narcolepsy[M]. J Fam Pract，1993，36（2）：207-213.

[21] 汪卫东，刘艳娇. 睡眠障碍的中西医结合诊疗基础与临床 [M]. 北京：中国中医药出版社，2011，5：37-38.

[22] 杨权. 失眠的诊断和治疗 [M]. 成都：四川科学技术出版社，2000，8：288-290.

[23] 苏允鹏，黄任秀. 推拿结合耳穴贴治疗儿童睡眠障碍体会 [J]. 中国社区医师，2012，9（14）：237.

[24] 吴万垠，杨小兵. 恶性肿瘤的中西医结合治疗现状与思考 [J]. 新视野，2012，9（33）：16-18.

[25] 林丽珠. 肿瘤的中西医结合临床应用体会 [J]. 世界中医药，2007，2（6）：360.

[26] 王旭浈，冯帆，刘艳骄. 以失眠为主要表现的纤维肌痛症 1 例 [J]. 世界睡眠医学杂志，2014，1（3）：189-190.

[27] StiefelF，Stagno D. Management of insonmniain patients with chronic pain conditions [J]. CNS Drugs，2004，18（5）：285-296.

[28] Roehrs T，Hyde M，Blaisdell B，et al. Sleep loss and REM sleep loss are hyperalgesic [J]. Sleep，2006，29：145-151.

[29] Onen SH，Alloui A，Gross A，et al. The effects of total sleep deprivation，selective sleep interruption and sleep recovery on pain tolerance thresholds in healthy subjects [J]. J Sleep Res，2001，10：35-42.

[30] 何睿林，蒋宗滨. 老年人慢性疼痛的研究进展 [J]. 医学综述，2008，14（23）：3619-3622.

[31] 中华医学会神经病学分会睡眠障碍学组. 中国成人失眠诊断与治疗指南 [J]. 中华神经科杂志，2012，45（7）：534-540.

[32] Mindell JA. Sleeping through the night [M]. Harper Resource，2005（2nd version），122-167.

[33] 刘玺诚. 儿童睡眠医学研究进展 [J]. 实用儿科临床杂志 2007，22（12）：760.

[34] 朱月明. 儿童睡眠障碍的研究进展 [J]. 中国儿童保健杂志，2010，18（12）：970-972.

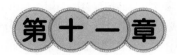

第十一章

睡眠障碍诊治的现代研究与临床应用

第一节　睡眠障碍的现代评估技术

一、临床面谈和体格检查

（一）临床面谈

临床面谈是全面了解患者情况、明确诊断、选择后续评估手段和治疗方案以及疗效判定的关键步骤。除了一般病史采集，应着重询问诱发因素，如工作性质、情绪刺激、睡眠及生活习惯、家庭、婚姻及人际关系、是否存在躯体疾病等；另外还要询问家人：患者有无打鼾、呼吸暂停情况，有无梦语、夜间无意识下床活动及在不合适的场合入睡等情况。当认知、行为、人格因素是睡眠障碍的主要因素时，首诊心理检查显得格外重要。

（二）体格检查及辅助检查

体格检查是医生初步了解患者情况的基础手段之一，为后续有针对性的辅助检查奠定基础，体格检查及辅助检查是排除躯体疾病相关的睡眠障碍十分必要的手段，尤其是在危急重症引起的睡眠障碍的诊疗过程中不至于耽误其他内科躯体疾病的治疗。

二、多导联睡眠监测技术

（一）多导睡眠监测的临床应用

临床医生利用 PSG 数据可以客观地将患者的睡眠特征与正常人量化比较，和多种临床疾病数据对比，PSG 可以为睡眠障碍的诊断、分类和鉴别诊断提供依据，也可以为选择治疗方法及评价治疗效果提供重要的参考信息，并且能为研究睡眠变异性提供更多且准确的信息；但并不是所有的睡眠障碍都需要进行 PSG 检查。PSG 检查常用于睡眠呼吸暂停、周期性肢体运动障碍、睡眠状态感知觉障碍、精神疾病等疾病的诊断；其可用于诊断与鉴别诊断 OSA 和 CSA，同时也可对 OSA 患者进行 CPAP 治疗后疗效评估及确定进一步治疗方案。

PSG 也常用于为精神疾病的诊断提供信息，如 Kupter 对精神分裂症研究发现精神症状恶化时，REM 睡眠和 NREM 睡眠比例失调，REM 期比例减少，REM 潜伏期延长，而当精神症状逐渐好转时，各睡眠期比例也逐步正常化。姚立峰等利用 PSG 技术对抑郁症患者对治疗前后的睡眠变化进行比较，认为应用药物治疗抑郁症在改善其抑郁、焦虑等症状的同时睡眠障碍也得到改善。

通常睡眠监测要求在睡眠监测室内进行，目前也有便携式监测，也称家庭睡眠监测。最初是用于监测 OSAS，优势在于费用低且便捷，但由于其数据监测的单一性及缺乏标准的记录环境，目前较少被研究及应用。目前市面上已经出现便携式 PSG，监测功能与传统的 PSG 相同，扩大了 PSG 的使用范围及受益群体，但因其费用成本较高，尚未普及，多数用于紧急评估严重症状的患者，或者行动不便的患者及年龄较小的儿童等无法在医院进行监测的群体。

PSG 的开展需要符合相关要求：除患者有服用安眠药助眠的病史外，监测前尽量避免服用安定类、兴奋剂等影响睡眠的药物；另外睡眠监测室需具备抢救能力以应对睡眠监测过程中出现严重的精神症状、低氧血症、癫痫发作、心梗等突发严重疾病。对多导睡眠监测结果进行判读时除了对睡眠时相及睡眠各期的意义了然于胸外，还应对患者病史详细了解，如注意患者是否有睡眠剥夺，是否服用影响睡眠的药物，并且将首夜效应及药物效应等因素考虑在内。

尽管 PSG 在睡眠障碍、呼吸暂停等疾病的诊断和疗效评定上占据举足轻重的地位，但其不足之处是显然存在的。首先无法避免不同程度的首夜效应或首夜颠倒效应。其次国内睡眠分期及评判大都以美国睡眠医学会睡眠及其相关事件判读手册（AASM）为标准，而目前尚无属于中国人的睡眠评判标准。另外人为判定睡眠分期而分界点难以区分，容易造成睡眠分期判别错误。异态睡眠仍需基于详细的病史来诊断，在缺乏患者临床资料的临界病例，PSG 报告结果往往会出现漏诊或过度诊断，而国内尚未建立统一而专业的睡眠临床技师的培训制度。

（二）多导睡眠监测在中西医结合科研领域的应用

PSG 被广泛运用于临床各个科室的同时，也被用于中医科研及临床领域研究，如中医子午流注对于睡眠障碍经气流注时间节点的判定、十二经络循行的临床诊治具有指导意义。多导联睡眠监测参数通过获取人体生物信息的变化，而获得人体睡眠相关生物学参数。从现代医学角度，经气的流注提示能量的流动与释放，必然引起生物参数的改变，而生物参数的最大特点是可获取性及可分析性。多导联睡眠监测参数作为人体睡眠状态下，生物功能的一种外显形式，它的产生及变化规律必然受经气流注理论的影响。经气流注理论，以子午流注为典型代表，是整个中医时间医学核心理念。在循证医学的今天，对于经气流注理论的研究也逐渐由文献的探讨转移到客观物理数据的研究。如何为中医学理论找到客观支持，以便能更好地指导临床诊疗，成为研究的关键。林海运等运用实验室手段证明正常人的十二时辰尿量曲线的波峰分别出现在寅时、巳时、酉时，在一定程度上验证了该理论的客观性。陈英等借助心电图描计技术，观察高血压、阵发性心房颤动及慢性心衰的相关参数，找出了时辰与参数变化间的一些规律，进一步证实子午流注理论的客观性。

有学者认为睡眠周期是睡眠过程中气血在不同经络循行的表现。REM 发生于气血在不同经络之间的转接之时，反映了气血在经脉转接过程中的阳气成分（"阴中之阳"）。并且认为 REM 时相的长度反映了其时辰的阳气成分。子时为阴极盛，丑时阴极生阳，一阳初生，阴多阳少，可以看作：阴有五分，阳只有一分，这期间反映阳分的 REM 为最短；从丑时到卯时阳分渐多，但仍以阴为主，为"阴中之阳"，如卯时为阴阳相当，但两者态势不同，阳为生长之势，阴为渐消之势，故卯时 REM 为最长，这个假说与子午流注时辰规律存在一致性，这与现代医学中关于随着睡眠时间的推移睡眠周期中3、4期明显减少最后消失，而 REM

的持续时间则逐渐延长一致。阴阳理论为中医理论的基础，也是经气流注理论的基础，现代医学中非快速眼动睡眠（NREMS）的特点是眼球静止，瞳孔缩小，脉搏呼吸缓慢，属于祖国医学的"阴"；快速眼动睡眠（REMS）的特点是一连串的眼球快速运动，呼吸不规则，脉搏、血压波动，可有弥散而频繁的肌肉抽动，觉醒多，及性方面的表现，并经常做梦，属于祖国医学的"阳"。故此，在对参数解读时，根据"阳"主"动、活跃、节奏快、变化"的特点，大凡符合这样特点参数集合，都可以认为"阳"的外显形式，包括：睡眠 1 期 -a，REM 期 -d，微觉醒 -e，各期及觉醒转换 -f，及其他异常事件。根据"阴"，主"静、平、稳节奏慢"包括：睡眠 2 期 -b，睡眠 3 期 -c。

我专科关于多导睡眠参数与中医经气流注现象相关研究发现：纵向来看，子时阴极盛，一阳初升，自子时至丑时，阳气渐涨阴气渐消，蕴含阴阳转换的规律。横向来看，经气与不同时辰流注于不同经脉，当经气注留本经时本经脉引起本经经气旺盛，对应脏腑阴阳功能也得以体现。无论阴阳消长转换，还是经脉脏腑功能盛衰，在存在外显的成分（即睡眠生物学参数变化），这也是中医"望、闻、问、切"最基本的根据。钟强等通过对临床最常见的心脾两虚与心肾不交两型慢性失眠者的多导睡眠图观察对比正常组睡眠参数，发现两型患者睡眠参数存在差异。心脾两虚型与心肾不交型睡眠效率均明显下降，但心脾两虚型 REM 潜伏期缩短 REM 期减少，心肾不交型 REM 潜伏期缩短而 REM 期正常或增加，S1 增加，两者与正常比较有显著意义（$P<0.05$），因此，可以把 REM 期与 S1 期作为辨证分型或鉴别的实验室检查依据之一。在今后的临床工作中根据 PSG 睡眠分期指导中医辨证分型的应用。

三、多次小睡潜伏期试验

多次小睡潜伏期试验（multiple sleep latency test，MSLT）作为白天生理性嗜睡的客观评价指标，可支持发作性睡病的诊断和（或）量化白天嗜睡程度。该测试是在常规 PSG 检查及病史采集之后的日间进行，以排除隐匿性共病性睡眠障碍、疗效欠佳、治疗依从性差或伴催眠药治疗。MLST 是评价嗜睡的最佳试验，但由于 MLST 对于发作性睡病诊断的敏感性仅为 70%～80%，其结果阴性也不能排除发作性睡病；另外诊断发作性睡病的敏感性为 84%，特异性为 96%。临床上 MLST 不作为失眠症、昼夜节律障碍或治疗性、精神性或神经性相关的睡眠障碍（除外多发性睡病和特发性睡眠过度症）以及 OSA 的常规临床评价手段，亦不作为 OSA 行 CPAP 治疗后效果前后评估。

四、维持觉醒试验

维持觉醒试验（maintenance of wakefulness test，MWT）检测受试者抗拒睡眠的能力，即维持清醒状态机制的功能。MWT 适用于评价因不能维持清醒存在安全隐患的个人和评价发作性睡病（或特发性睡眠过度症）患者的药物治疗反应，对于从事具有潜在危险职业人员的职业风险具有鉴定价值。MWT 主要的缺点是方法不统一，缺少标准化数据，结果容易被诸如年龄、药物等所影响，临床价值尚需进一步探讨与验证。临床上发现，睡眠呼吸暂停患者治疗后主观感受嗜睡明显减少，MLST 结果未见明显改善，而 MWT 结果明显改善，因此 MWT 有时被看作 MLST 的补充以加强对嗜睡的检测能力。维持觉醒的潜在的神经生理机制与睡眠的调节机制和协调机制有很大区别，MLST 和 MWT 对于过度嗜睡患者的相关性不明显，因此临床上两者必须与病史资料和检查结果一起才能做出诊断。

五、床垫式低负荷睡眠检测技术

通过记录躺在铺有特制床垫上的受试者的躯体活动，呼吸活动和新冲击图等信息判读睡眠时间、睡眠时相和觉醒次数。其优点是低负荷，对睡眠呼吸事件较为准确；缺点是缺乏脑电、眼电、肌电数据支持，且睡眠参数的判断缺乏临床大数据支持，且使用尚未普及。

六、经络测量分析仪

有人通过 MEAD 经络能量分析仪测量失眠患者与健康人的心经和肾经的经络能量，结果失眠患者心经能量升高，肾经经络能量降低的比例明显较高。根据 MEAD 经络能量分析仪示，经络能量升高相当于传统医学的实证反应，经络能量降低相当于传统医学的虚证反应。心经经络能量升高，肾经经络能量降低即心火亢，肾水虚，心肾不交，提示心肾不交是失眠患者最主要的机体变化，为中医基础理论提供了客观依据。

七、睡眠相关量表评估

睡眠问卷主要是用于全面评估睡眠质量，某些睡眠特征和行为以及与睡眠相关的症状和态度，目前较为常用的睡眠质量评估量表有：匹兹堡睡眠质量指数量表（PSQI）、失眠严重程度指数（ISI）、睡眠障碍评定量表（SDRS）、里兹睡眠评估问卷（LSEQ）、睡眠信念和态度问卷、Athens 失眠量表、儿童睡眠紊乱量表、睡眠行为量表。许多研究证明这些问卷有较好的信度，其结果与多导睡眠图的诊断结果显著相关。睡眠障碍常伴有精神心理问题，因此精神心理量表也经常被使用。情绪测试量表主要用于测定抑郁和焦虑，对于筛查睡眠障碍患者伴有焦虑、抑郁等情绪特征很有帮助。例如抑郁自评量表（SDS）、汉密尔顿抑郁量表（HAMD）、Beck 抑郁问卷（BDI）、老年抑郁量表（GDS）、焦虑自评量表（SAS）、汉密尔顿焦虑量表（HAMA）、状态特质焦虑问卷（STAI）和症状自评量表（SCL-90）广泛应用。明尼苏达多项人格测验是迄今应用极广、颇富权威的人格测验。其是由疑病量表、抑郁量表、癔症量表、精神病态量表、男性 - 女性化气量表、妄想狂量表、精神衰弱量表、精神分裂症量表、轻躁狂量表、社会内向量表组成。将相关分数换算成 T 分数，若 T 分数在 60 分以上（中国常模）则认为可能有病理性异常表现或某种心理偏离现象，信息丰富，可综合评估患者人格特点。该测验适用于年龄≥16 岁（目前临床也有用于 13～16 岁青少年），具有小学以上文化水平，具备一定理解力、认知力和合作意愿的人群。

八、活动记录仪

活动记录仪是一种佩戴在手腕或脚腕上的设备，通过检查肢体活动预测睡眠和觉醒时间，是一种直接客观的测量方法，其虽不如 PSG 在诊断睡眠障碍方面如此精准，但较 PSG 优势在于便捷、费用低，可在自然环境下连续监测。因此活动记录仪一般补充诊断睡眠障碍。有一项用活动记录仪记录老年人卧床时间的报告得出：卧床时间增多（≥9 小时）会增加睡眠期觉醒次数。活动记录仪同样应用于躯体疾病伴有睡眠障碍的人群，通过采集数天的数据监测检验睡眠干预试验的疗效。研究显示，肝硬化患者运动能力更下降，睡眠片段化更严重，节律性减低；对肿瘤患者的研究证明节律性较强的患者不容易疲劳。

九、功能性脑成像技术

功能性脑成像技术正电子体层扫描（PET），功能性磁共振成像（fMRI）、单光子发射计算体层摄影术（SPECT）研究均发现部分抑郁患者前扣带脑皮质（anterior cigulate）及眶额内侧皮质（medial orbital cortices）区的活动减弱。而睡眠剥夺后，患者该区活动增强，情绪好转，这解释了睡眠剥夺抗抑郁治疗的作用机制，利用功能脑成像技术对人的睡眠状态进行直观研究无疑在睡眠研究领域中出现了飞跃。

第二节　治疗睡眠方药的现代研究与临床应用

一、促眠方药的现代研究与临床应用

促眠方药的现代研究为不寐的诊疗创造条件，大致可以分为经方运用，成方运用，自拟方运用，单方、验方运用，单味药药理研究运用。

治疗不寐常用的经方有：柴胡加龙骨牡蛎汤，栀子豉汤，甘草泻心汤，半夏厚朴汤，桂枝去芍药加蜀漆牡蛎龙骨救逆汤，甘麦大枣汤，黄连阿胶汤，百合地黄汤，酸枣仁汤，温经汤等。

柴胡加龙骨牡蛎汤是古代的精神神经心理病用方，有安神定惊解郁的功效，现多用于失眠症、抑郁症、焦虑症、双相情感障碍等以胸满、烦、惊、身重为特征的疾病。药理实验表明，柴胡龙骨牡蛎汤对神经系统有明显的双向调节作用，对于应激及情绪反应密切相关的失眠症具有显著优势。一方面通过中枢抑制作用，延长戊巴比妥钠的睡眠时间，对紧张兴奋引起的睡眠障碍有效，另一方面提高脑皮质、纹状体、海马神经递质水平，降低神经递质代谢率以抗抑郁。另外该方还有保护心血管，降血脂和防治动脉粥样硬化，促进血液凝固、止血，增加雌激素含量等作用。广东省中医院心理睡眠科国家"十一五课题《亚健康失眠状态中医综合干预效果评价及其方法学研究》"发现柴胡加龙骨牡蛎汤是调整亚健康失眠状态的验方，对此方进行加减取得了满意疗效。刘淑清等应用柴胡加龙骨牡蛎汤加减治疗肝郁型更年期睡眠障碍总有效率为 96.67%，证明柴胡龙骨牡蛎汤治疗肝郁型更年期睡眠障碍具有提高患者睡眠质量、缩短患者入睡时间、延长睡眠时间、提高睡眠效率、缓解睡眠障碍和改善日间功能的作用，优于解郁安神汤，且安全、可靠，无毒副作用。

栀子豉汤的运用极为广大，在精神科、内分泌科、妇科、脾胃科、心血管疾病科等皆可临证加减使用。近年来对栀子及其有效成分的药理研究表明，其在中枢神经系统、心血管系统、消化系统、炎症等方面具有广泛的药理作用。其中对中枢神经系统作用表现为解热、镇静以及保护脑组织的作用，对消化系统的作用表现为保肝利胆、降脂、调节胃功能，对心血管的系统作用表现为降压与进血液循环，此外还有抗炎、灭菌作用。而对淡豆豉的药理研究证明其有很好的发汗及健胃助消化作用。有研究发现栀子豉汤可以明显提高抑郁症模型大鼠的多巴胺、5-羟色胺含量。可以推断，栀子豉汤通过对中枢神经递质的调节从而发挥改善睡眠的作用。甘草泻心汤主要用于痞证的治疗，《内经》胃不和则卧不安以及现代的脑肠轴研究均提示胃肠道与失眠存在联系，这与近年来美国哈佛大学的研究者在结肠壁的巨细胞中发现了一种引发睡意的睡眠因子——胞壁酸相互佐证。另外现代医学认为在临床上，因焦虑、忧伤、怨恨、紧张等持续而强烈及慢性应激，引起消化性溃疡的发生和病情加重屡有所见，而应激消除，则胃酸分泌过多以及胃壁增厚迅速消失，溃疡也可愈合。

桂枝去芍药加蜀漆牡蛎龙骨救逆汤主要用于心阳亡失，痰浊上泛的神志病。从现代临床看，多出现在大面积烧烫伤，误施灸法，煤气中毒等外科疾病以及一些心血管病后期病程中，症见失眠烦躁，发热，心悸，颜面潮红，口渴等，此外一些精神疾病如神经衰弱，癔症，精神分裂症等长期发作属阳气虚者亦多有这些神志病症。半夏厚朴汤适用于以咽喉异物感乃至躯体异常感觉、腹胀、恶心为特征的疾病。傅强等关于半夏厚朴汤的动物实验提示其抗抑郁作用与阻断单胺类递质的重摄取有关。黄连阿胶汤是古代的除烦安神方，主要用于肾水不足，心火偏亢的失眠，其药理研究表明黄连阿胶汤具有镇静、杀菌、止血、止痛、扩张末梢血管、促进造血等作用。朱俊程用黄连阿胶汤加减治疗顽固性失眠，总有效率为96.9%。

酸枣仁汤是古代的除烦助眠方，临床应用范围已经大大拓宽，现代临床主要应用于治疗精神系统常见的失眠、抑郁证、焦虑证为主证的各种疾患外，还被应用于神经系统疾患、更年期综合征、男科疾病、皮肤病等方面。关于酸枣仁汤的实验室研究和临床研究丰富，例如动物实验表明酸枣仁汤具有明显的镇静、催眠作用，并呈现一定的剂量依赖性；另外酸枣仁汤可显著拮抗腹腔注射苯甲酸钠咖啡因溶液所导致的小鼠惊厥；同时还发现酸枣仁汤具有一定的改善甲状腺功能的作用。李海生等观察酸枣仁注射液对猫睡眠的影响结果指出觉醒期缩短，慢波睡眠期延长。实验室更加详细地说明了酸枣仁注射液作用于睡眠的机理，从而为其疗效提供了客观的依据，而临床研究明确了其治疗失眠的疗效：宋葆等采用酸枣仁汤治疗失眠，总有效率为90.5%；张慧霞等运用酸枣仁汤加减治疗更年期综合征患者，总有效率为90.4%。

百合地黄汤古时应用于百合病，现广泛应用于治疗失眠、抑郁症、梦游、癔病、慢性疲劳综合征以及妇女更年期综合征等疾病。何赛萍教授认为百合病的发病机理与慢性疲劳综合征（CFS）基本相同，并根据病情的不同运用百合地黄汤等经方治疗CFS获得良效；喻方亭教授也认为百合病患者失眠、心神恍惚、行动失常等精神心理疾病。药理研究表明百合地黄汤通过减少肾上腺素和去甲肾上腺素的过量分泌，降低交感神经系统的兴奋性，间接提高了副交感神经系统的兴奋性，同时改善失眠症状和消化系统的症状，从而摆脱百合病"虚弱 - 消化吸收差 - 失眠 - 更虚弱"的恶性循环，逐步恢复体能（"欲行不能行"），可能提高海马齿状回新生神经细胞的存活率，且其对损伤细胞的营养保护作用，可能逐渐恢复受损的海马网络，使脑内单胺类神经递质的含量增加，逐步改善患者的"常默默"等情绪异常症状。在治疗失眠方面，百合地黄汤与其他中药合用，也有较确切的疗效。例如，李燕等以百合地黄汤加减治疗失眠，总有效率92.7%；严锋等用百合地黄汤合酸枣仁汤治疗老年性失眠，有效率100%；王振宇用百合地黄汤加减对比阿普唑仑治疗老年性失眠，疗效明显占优势，且无副作用出现。

甘麦大枣汤是治疗脏躁症的专方。有研究甘麦大枣汤及加味不同药物的镇静催眠作用，结果均能延长戊巴比妥钠诱导小鼠的睡眠时间，而甘麦大枣汤加枳实、竹茹，能增强镇静催眠抗惊厥作用。另有研究发现甘麦大枣汤有升白细胞作用，耐缺氧作用，甘麦大枣汤加百合能提高小鼠爬杆耐力，延长小鼠在缺氧环境中的生存时间。刘浩江用温胆汤、甘麦大枣汤、百合地黄汤治疗神经官能症，原铜政用甘麦大枣汤加味制剂治疗神经症，取得满意疗效。

温经汤是古代的女科专方,除了妇科疾病外,多用于围绝经期睡眠障碍、经期综合征、更年期综合征等身心疾病。动物实验研究表明温经汤具有改善失眠、抑郁、焦虑及月经情况的药理基础,而且温经汤及其方中所用中药均被证实有调节神经递质及下丘脑 - 垂体 - 性腺轴的功能,具有治疗女性厥阴寒闭血瘀型不寐相关症状群的现代药理基础。现代医家多以该方治疗痛经、月经失调、子宫内膜异位症、排卵障碍性不孕等妇科疾病,另外该方能明显改善厥阴寒闭血瘀型不寐女性患者的焦虑情绪,且对抑郁情绪也有一定改善作用;温经汤可通过提高女性厥阴寒闭血瘀型不寐患者生存质量生理领域得分,从而提高患者生存质量;年龄处于围绝经期及人工流产史与女性厥阴寒闭血瘀型不寐的发生密切相关。

二、成方方药研究及临床运用

不仅经方的方药研究与临床应用拓宽了经方的运用范围,而且日益火热的成方方药研究与临床应用丰富了中药药理知识,开阔了成方的运用思路,推动了中医药在治疗不寐上的发展。

归脾汤临床上多用于精神、心理、神经、血液、心血管、内分泌等系统疾病,特别是对心脾两虚的证型,加减运用每能取效。崔景朝等的归脾汤的动物实验表明归脾汤可明显抑制小鼠自发活动次数,延长睡眠时间;可提高失血性贫血小鼠的 Hb 含量;另外能改善或恢复东莨菪碱所致记忆障碍;且无明显毒副作用。

安神定志丸临床多用于心胆气虚、心神失养的失眠症、焦虑症、抑郁症、梦游症、心律失常、神经官能症等疾病。如朱晨军等对比安神定志丸与氟西汀治疗心胆气虚型抑郁症,前者疗效明显优势。孙丰润等动物实验结果证明安神定志丸具有较强的镇静安神作用。

天王补心丹临床应用广泛,疗效确切。陈维铭等探讨天王补心丹对阴虚火旺型失眠患者下丘脑 - 垂体 - 甲状腺轴激素水平的影响得出结论:天王补心丹可改善患者睡眠状态及血清 T3、T4、TSH、TRH 水平。另外黄小容等临床观察天王补心丹加味与西药抗焦虑药疗效对比结论指出:天王补心丹加味对于改善以失眠为主的焦虑症有明确疗效,且副作用小。刘萍等的药理研究证明天王补心丸有良好的镇静、催眠与抗惊厥作用,且桔梗能增强该方对中枢神经系统的作用。

丹栀逍遥散临床上应用于肝郁脾虚化火型的焦虑症、抑郁症、失眠症、甲亢、围绝经期综合征等疾病,备受推崇。如罗玉春等用其治疗顽固性失眠有效率 90.5%,症状改善明显。另外罗和春等采用随机双盲对照方法观察丹栀逍遥散治疗抑郁症的临床疗效及不良反应结论是其治疗抑郁症疗效与麦普替林相当,而不良反应明显较少。现代研究表明逍遥散除了可以抑制 HPA 轴和 SNS 外,还可能通过影响神经递质而起抗应激作用,多项实验研究发现逍遥散对神经内分泌免疫系统有着广泛的影响,并可能以此作为其治疗不寐的作用机制。

温胆汤是传统的清热化痰和胃方,有镇静、抗焦虑抑郁的作用,黄煌教授多用其以惊恐不安的疾病,如创伤后应激障碍、恐惧症、焦虑症、失眠等。此外在药理研究上也证明了温胆汤具有镇静催眠抗焦虑的功效。如马伯艳等用温胆汤水煎液灌胃与地西泮对比发现温胆汤具有与地西泮相似的镇静催眠作用,但作用缓和。

血府逐瘀汤在治疗气滞血瘀型顽固性失眠每获奇效。如李显雄随机对照血府逐瘀汤与艾司唑仑治疗失眠患者,疗效无差别,但不良反应较低。此外现代研究表明血府逐瘀汤具有改善血液流变学、降低血脂、改善微循环、改善毛细血管通透性提高网状内皮细胞功能、改善神经营养代谢、促进损伤组织的修复、镇痛等药理作用，从而为神经科应用血府逐瘀汤提供了一定依据。

三、名老中医经验方

名老中医是医学界璀璨的明珠，其经验凝结了无数前辈及自己一生的心血，往往能开阔视野，拓宽思路，增加疗效，我辈应该继承发挥创新。名老中医在失眠的理论和临床上多有建树，下面简要阐述邓铁涛、朱良春、王翘楚、祝味菊、施今墨、颜德馨、陈亦人、郑绍周八位老前辈在失眠诊治方面的经验。

邓老治疗失眠重视从痰、虚、瘀辨治，特别是顽固性失眠，大概是因为"久病多瘀多虚"及"怪病多痰作祟"。邓老认为瘀血与不寐有一定的关系，瘀血内阻，气机逆乱所致失眠，故主张在治疗失眠时，将活血化瘀视为重要的一环，且其多喜用补气活血法。另外温胆汤也是邓老常用的失眠方，或加重镇之剂，或合养血之方，或佐甘缓之品。邓老认为失眠患者多为脑力劳动者，常因性格内向，寝食俱减或思虑太过，日久多致脾胃虚弱，气血不足，心脾两虚，所以常喜用归脾汤合甘麦大枣汤加减以养心安神，补中缓急。另一位名老中医朱老遣方用药善于通权达变，在治疗失眠上经验丰富，自拟半夏枯草煎，随证化裁，用于慢性疾病所致失眠疗效满意，屡起沉疴。而且朱老遵师法而创新方，拟"甘麦茂仙磁石汤"治疗顽固性失眠虚多实少，脾肾两虚或心脾两虚之失眠，似现代医学所谓之神经衰弱。此外朱老善用温胆汤治湿热内蕴，或郁怒后不寐，或胆虚痰热，或胆寒虚烦，心胆虚怯，抑或气郁生痰，痰气相搏的失眠诸症。针对阳虚不寐，在真武汤的基础上提出运用温补镇摄法治疗顽固性失眠。

王老在治疗失眠中，根据肝阳偏亢，气滞血瘀这一基本病机特征和临床表现，以从肝论治为原则，采用平肝潜阳，活血安神为法组成基本方，并善于将辨证用药与精神调养有机结合，以调其情志，因此从肝论治理论包含了辨证用药和思想疏导两方面的内容。祝老善用温潜治疗失眠，善投附子、干姜之类，温肾阳扶正法，而获固本救逆之效，不寐之治亦然。祝味菊先生认为，附子通十二经，可升可降，为百药之长，能随所伍而异其用，如附子加磁石，兴奋加镇静，具强壮之功，能抑制虚性兴奋，治神经衰弱之失眠有良效；附子加枣仁，辛通加酸收，有缓和作用，能调节心血管系统自主神经之紊乱，治心动过速，脉来早搏有效。施老临证用药以对药著称，在失眠的治疗也是如此。他将宁心安神治疗失眠类对药共分3大类，即养神补心安眠，清心安神和重镇安神。如养神补心安眠类对药：水火不济、心肾失交之失眠用茯苓、茯神，心阴不足、失心所养之失眠用茯神、麦冬；清心安神类对药：心火亢盛之失眠用酸枣仁、栀子，痰热遏阻中焦之失眠用半夏、夏枯草；重镇安神类对药：阴虚阳亢所致失眠用龙骨、牡蛎，肝阳上亢所致失眠用紫石英、紫贝齿。

颜老提出以气血失调立论，提出以"衡法"，即调和气血为大法，分为4个不同阶段辨证论治：肝郁气结型"方用丹栀逍遥散加减"；气郁化火型"方用柴胡加龙骨牡蛎汤加减"；气滞血瘀型"用血府逐瘀汤加减"；气血两虚型"方用归脾汤加减"。遵循"木郁达之，火郁发之，泻其有余，补其不足"的原则，在辨证施治的基础上，加用治"气"药如柴胡、枳壳、桔梗、黄芪、香附等；治"血"药常用丹参、川芎、赤芍、姜黄等，并喜用具有引药入经或助眠安神的药味及药对。另外，颜老提出用药当中病为贵，过用刚烈峻猛及阴柔滋腻之品，可伤及气机或碍滞血运，对治疗不利。调和阴阳气血也应以平衡为宜，不可偏执一端而过用重镇潜阳，以免阻碍清阳舒展。

陈老重视综合辨治，胃气不足者，治宜益胃和中，方用六君子汤化裁；痰热内扰者，治宜清化热痰，方用温胆汤化裁；心阳不振者，治宜温阳安神，方用桂甘龙牡汤化裁；阴虚烦扰者，治宜滋肝阴、潜肝阳，方用一贯煎化裁。除上述四个证型外，尚有肠胃蕴热者，当清泄阳明；三焦热盛、实热火毒者，当泻火解毒；少阳枢机不利、三焦壅滞者，当和解少阳，通阳泻心，重镇安神。

郑老在临床上将不寐分为6个常见证型，皆喜用仲景之方以治之。血虚不寐，治以养血安神，清热除烦，方选酸枣仁汤加减；阴虚不寐，治当培补真阴，清心安神，方选黄连阿胶汤加减；气虚不寐，治以益气健脾，养心安神，方以黄芪建中汤加减；阳虚不寐，治以补肾温阳为法，方用金匮肾气丸；食积不寐，治当和胃化滞，通腑泻浊，方用调胃承气汤；肝郁不寐，治以疏利少阳，调畅气机，重镇安神，方用柴胡加龙骨牡蛎汤加减。

四、单味药药理研究运用

根据中医睡眠理论，凡是具有安魂魄、宁神志、调整阴阳，促进睡眠，延长睡眠时间，提高睡眠质量的中药为促眠中药。而近几十年来的实验结果表明，许多中药水煎剂及提取物（有些是非传统的安神药）中许多不同种类的化学成分均具有不同程度的镇静催眠作用，这些研究结果将为中药助眠作用提供现代理论依据，为寻找与研制新的镇静催眠药物奠定实验基础。下面就部分具有促眠功效的中药进行阐述。

人参为拯危救脱要药，其主要有效成分为人参皂苷，对中枢神经双向调节作用：人参皂苷 Rg 类有兴奋作用，Rb 类有抑制作用，人参根及茎叶皂苷都有中枢兴奋作用，而人参根皂苷还具有中枢镇静作用，人参水煎剂能明显对抗连续应用吗啡出现镇痛作用的耐受性。另外人参皂苷增强机体免疫功能以及对内分泌、心血管、神经等系统有影响。人参安神益智，抗应激，加速合成中枢 DA 与 NA，增强脑血流量改善脑能量代谢，促进脑神经细胞，抑制神经细胞凋亡坏死，促进脑内物质代谢，这些都有利于调节睡眠。在临床研究方面，张利红等认为人参可以用于气血双亏，神志失养导致的不寐多梦，惊悸不宁。刘秀珍等也认为人参可以治疗不寐健忘证。孙明杰在概述中药治疗不寐的实验研究时，将具有镇静安神作用的单味中药分为治疗虚实不寐两种，补益药中将党参放在第一位，这与现代临床因考虑到价格问题，多将人参以党参代替有关。

合欢皮为悦心安神要药，霍氏实验结果表明合欢皮具有双向调节作用，合欢皮在临床用于失眠症时，以较低剂量为佳，高剂量则对小鼠有兴奋作用。李氏认为合欢皮与山合欢皮均有镇静催眠作用，与戊巴比妥钠有较好的催眠协同作用，且前者与剂量呈正相关，而后者未见明显量效关系。在临床研究方面，贺学泽指出单用50g合欢皮水煎内服令人兴奋难眠。董映枢认为合欢皮一般剂量（10～15g）可解郁安神，起镇静作用，大剂量则可导致失眠。

酸枣仁为养心安神要药，其主要有效成分是酸枣仁总生物碱，具有中枢抑制作用。符敬伟等实验结论指出酸枣仁总生物碱有明显的镇静作用，且与戊巴比妥钠具有协同的作用。另外酸枣仁多糖据报道可以增强小鼠的免疫功能。关于酸枣仁的炮制古人有"睡多生使，不得睡炒熟"的说法，近年来，许多药理和临床研究资料证明，生、炒酸枣仁均有镇静安眠作用。且生炒酸枣仁的化学成分种类并无差异，只是某些化学成分含量有一定区别，镇静催眠的有效成分酸枣仁皂苷 A 在生、炒酸枣仁中含量差别不明显。目前国内外学者已经初步阐明酸枣仁镇静安眠的有效成分主要是黄酮类化合物，因此炒制是有必要的，再者生酸枣仁经炒制后，增强了芳香健脾作用，入汤剂时还有利于有效成分的煎出，配入散剂时也易于粉碎。柏子仁也是养心安神的代表药，临床药理研究表明柏子仁中的脂肪油、柏子仁挥发油以及柏子仁苷三种成分均有改善动物睡眠的功效。李海生等研究柏子仁单方对猫觉醒 - 睡眠节律的影响，慢波睡眠浅睡期延长，慢波睡眠深睡期明显延长。

施氏以中医"天人相应"的理论为指导，提出落花生叶具有"昼开夜合"特性可能与人体睡眠有共同物质基础的假说，药理研究结果证明落花生枝叶治疗失眠症确有较好疗效，无毒副作用，并有提高老年大鼠学习记忆能力、增强调整免疫功能和扩张椎基底动脉血管的作用。王翘楚教授发现花生叶"昼开夜合"现象与自然界阴阳消长规律、人体睡眠与醒寤有同步一致的现象，通过研究和观察，落花生叶治疗失眠症疗效较好。临床药理研究表明半夏有催眠、抗焦虑、镇静等作用，化痰以安心神。其现代药理亦提示其对肠道 5-HT 的释放有一定作用，因而可能参与体内 5-HT 的分泌调节功能，改善失眠、抑郁及焦虑。另外半夏有镇静中枢的作用，生半夏煎剂与生半夏加秫米煎剂均有镇静催眠作用，而后者的作用未见增强。由于炮制方法和用药方式以及配伍的不同，可表现出不同的药理作用。

五、单方、验方

在中医角度看来，以安神药物为主组方治疗失眠症并非唯一，一些非传统的安神药或方也被临床广泛用于治疗失眠症，药理研究也证明，中药中许多单味药物、验方水煎剂及提取物中许多不同种类的化学成分均具有不同程度的镇静催眠和调整阴阳的作用，这也体现了传统医学同病异治的治疗原则。例如朱庚甫用茯苓 30～100g，连续服药数月之久，未见有毒副作用；王记芝以刺五加注射液治疗不寐症 68 例，总有效率 94%；王祥礼等用灵芝菌液治疗失眠症 60 例，取得了较满意的疗效；刘慧芳对 32 例 6～18 岁体弱儿失眠，用珍珠粉 0.3～0.6g，每日早晚空腹服，治疗 3～5 天，睡眠就有明显改善；王翘楚等用落花生制剂治疗失眠，总有效率 96%，从证型看，实证疗效优于虚证，虚实夹杂组；马明和重用半夏治失眠，其量用至 30～60g，疗效良好；许英章以淫羊藿代茶治疗长期体弱畏寒不寐者；王锦槐用蝉蜕治疗失眠有神效；郑敏提出重用苦参治疗失眠；杨德明用败酱草治疗 86 例失眠患者 3 周，失眠均痊愈，随诊 1 年均未复发。

六、中西医结合治疗睡眠障碍

睡眠障碍的西药治疗包括苯二氮䓬类镇静催药，常用的代表药物有中长效的阿普唑仑、地西泮等；新型非苯二氮䓬类药物包括佐匹克隆，唑吡坦等药物；伴有情绪障碍的睡眠障碍可配合使用抗抑郁药物，三环类抗抑郁药具有镇静作用，曾用于治疗继发于抑郁的失眠，但此类药物安全性差，目前已被选择性 5- 羟色胺再摄取抑制剂所替代。特别是某些具有镇静作用的抗抑郁药物，能够显著改善患者主观和客观睡眠质量，临床常用的药物有帕罗西汀、舍曲林、米氮平、曲唑酮和阿米替林等。对于顽固难治性睡眠障碍可以选择小剂量非典型抗精神病药治疗，如喹硫平、奥氮平。上述药物具有见效快，性价比高等效果明显等优势，其不足之处是长期服用，易产生记忆力下降等认知功能损害，药物残留效应，潜在成瘾性，停药后出现戒断症状和耐药等不良反应。

原发性失眠症以药物治疗为主，继发性睡眠障碍，如心理生理性失眠症、睡眠节律紊乱、部分异态睡眠障碍可能涉及睡眠认知模式、家庭关系、社交关系、人格基础等。因此应在药物治疗基础上结合心理咨询治疗，包括个体心理治疗、团体心理治疗、家庭治疗等，心理治疗方法包括支持性心理治疗、精神分析法、认知行为疗法，意象对话，家庭系统排列等。治疗目标因人而异，如纠正错误认知，培养健康生活作息习惯，提高情绪控制能力，提高环境应对能力，降低对服药的依从性，防止疾病慢性化和复发，部分涉及人格障碍患者需要调整人格等。治疗方式方法是根据治疗师能力、患者病情及意愿、治疗目标选用的。心理治疗不存在药物依赖、药物副反应等潜在风险，且能一定程度上从根本上解决原因，因此虽然在国内起步较晚，但发展势头迅猛，不过也有很多问题亟待解决，如心理咨询治疗师资质及培养问题、费用问题以及人们认同问题等。

中药治疗睡眠障碍已成为当前医学研究的热点，且在某些方面存在明显优势，但是由于诊断标准不统一，概念模糊化，个人经验为主，研究方法科学性有待商榷等因素，目前对睡眠障碍的辨证分型和疗效评定尚无完全统一。因此有待大样本、多中心、随机化的循证临床医学研究以明确中医证型分布规律，以利于规范辨证论治，运用PSG、PSQI等精神心理睡眠量表评分与中医证候相结合，有利于中西医治疗疗效评价客观化。此外虽然关于失眠的方药治疗研究很多，但其机制研究涉猎者少，且对嗜睡、异态睡眠、睡眠节律障碍等中医药临床研究的报到几乎空白，后辈者应该加强这些方面的研究。

众多文献均支持中西医结合治疗睡眠障碍疗效优于单用西药治疗，既比单纯服用中药见效更快，减少西药使用量的同时又在很大程度上克服了单纯服用西药引起的不良反应，降低复发率，提高了患者依从性。但遗憾的是中西医结合治疗睡眠障碍尚无统一明确的诊疗规范，临床研究虽为随机对照试验但无盲法，文献报道多是经验性的，小样本量的；因此，有必要对其建立循证医学模式，进一步探讨中西医结合疗法治疗睡眠障碍机制与方法，提高试验的可重复性和可信度，从而充分发掘和拓展中医药治疗睡眠障碍的优势，更好地服务于患者。

（李 艳 曾慧梅）

参 考 文 献

[1] 王雪笠，贺银方，冯连元. 多道睡眠图对睡眠功能障碍患者的评估 [J]. 中国临床康复，2004，8（24）：5130.

[2] 刘越洋，周亨德. 失眠患者心肾经络能量的变化 [J]. 针灸临床杂志，2004，20（6）：7-8.

[3] 叶瑞繁. 失眠的评估 [J]. 中国临床心理学杂志，2004，12（2）：207-209.

[4] 王学军. 失眠病人的生活质量对照研究 [J]. 健康心理学杂志，2003，11（3）：204-205.

[5] Snehneider Helmert D. Twenty-four-hour sleep-wake function and personality patterns in chronic insomniacs and healthy controls [J]. Sleep，1987，10（5）：452-62.

[6] lityPatternsinehronie insomniaesand healthy eontrols[J]. Sleep，1987，10：452-452.

[7] Ancoli-Israel S，Cole R，Alessi C，et al. The role of actigraphy in the study of sleep and circadian rhythms. American Academy of Sleep Medicine Review Paper [J]. Sleep，2003，26（3）：342-92.

[8] Stenholm S，Kronholm K，Bandinelli S，et al. Self-reported sleep duration and time in bed as predictors of physical function decline: results from the InCHIANTI study [J]. SLEEP，2011，34（11）：1583-1593.

[9] Desseilles M，Dang-Vu TD，Schabus M，et al. Neuroimaging insights into the pathophysiology of sleep disorders [J]. SLEEP，2008，31（6）：777-794.

[10] 黄煌. 黄煌经方使用手册 [M]. 北京：中国中医药出版社，2010.

[11] 刘淑清. 柴胡龙骨牡蛎汤加减治疗肝郁型更年期睡眠障碍临床观察 [D]. 广州中医药大学，2012.

[12] 沈映君. 中药药理学 [M]. 北京：人民卫生出版社.

[13] 高芳. 栀子豉汤治疗抑郁症的实验研究 [D]. 福建中医学院，2007.

[14] 戴自英. 实用内科学 [M]. 第9版（下册）. 北京：人民卫生出版社，1993，1306.

[15] 李文瑞. 伤寒论汤证论治 [M]. 北京：人民军医出版社，1989，47.

[16] 半夏厚朴汤抗抑郁作用的研究 [J]. 中国药科大学学报，2002，33（6）：514-517.

[17] 朱俊程. 黄连阿胶汤治疗顽固性失眠64例 [J]. 国医论坛，1999，14（3）：8.

[18] 李玉娟，刘雯，杨静玉，等. 酸枣仁汤的镇静催眠作用 [J]. 沈阳药科大学学报，2002，19（2）：115-117.

[19] 李海生，于利人，王安林. 酸枣仁单方注射液对猫多导睡眠图描记的影响 [J]. 武警医学院学报，2000，9（1）：21-22.

[20] 宋蓓，黄育平，苗凌娜. 酸枣仁汤加减治疗失眠42例 [J]. 中医杂志，2001，42（11）：653.

[21] 张慧霞. 酸枣仁汤治疗更年期综合征52例 [J]. 现代中西医结合杂志，2000，20（9）：2045-2046.

[22] 李燕，赵世叶，梁丽琴. 百合地黄汤加味治疗不寐41例 [J]. 河北中医，2002，24（3）：197.

[23] 陈钢. 百合地黄汤对血清剥夺培养下PC-12细胞的保护作用研究 [D]. 福建中医药大学，2013.

[24] 李燕，赵世叶，梁丽琴. 百合地黄汤加味治疗不寐41例 [J]. 河北中医. 2002，24（3）：1.

[25] 李俊，袁灿兴，林秀凤，等. 甘麦大枣汤及其不同加味对小鼠镇静催眠作用的比较 [J]. 上海中医药杂志，2003，37（8）：6-8.

[26] 吕圭源. 复方甘麦大枣汤的药理研究 [J]. 浙江中医学院学报，1992，16（6）：46.

[27] 原铜政. 甘麦大枣汤加味制剂治疗神经症120例疗效观察 [J]. 青海医药杂志，1992，（3）：27.

[28] 姜瑞雪，马作峰.《伤寒论》对失眠证治之析义 [J]. 辽宁中医学院学报，2005，7（2）：112-113.

[29] 秦昕. 益肾温经汤对肾阳虚型排卵障碍大鼠下丘脑-垂体-靶腺轴影响的研究 [J]. 甘肃中医学院学报，2010，27（2）：25-28.

[30] 谢珍. 活血温经汤为主配合温针灸治疗痛经230例 [J]. 新中医，2004，36（6）：63-64.

[31] 郭士全. 温经汤治疗虚寒血瘀型月经不调236例疗效观察 [J]. 国医论坛，1997，12（6）：15-16.

[32] 洪妙兰. 温经汤治疗子宫内膜异位症60例 [J]. 浙江中医杂志，2009，（5）：332-332.

[33] 赵益霞. 温经汤加减治疗排卵障碍性不孕疗效观察 [J]. 中国乡村医药，2008，15（6）：41-42.

[34] 李艳. 温经汤加减治疗伤寒厥阴寒闭血瘀型不寐的临床方案验证. 广州中医药大学硕士毕业论文 [D]. 2011.

[35] 崔景朝，周瑞玲，陈玉兴. 归脾汤单煎与合煎药理作用比较研究 [J]. 中药药理与临床，1998，（3）：6.

[36] 刘萍，古今，冯建涌. 天王补心丸全方及方中缺桔梗对小鼠镇静催眠作用的影响 [J]. 中国药物应用与监测，2004，（2）：51-53.

[37] 罗玉春. 安寐丹治疗失眠35例 [J]. 山西中医，2002，18（6）：35.

[38] 马伯艳，吴晓丹，张福利，等. 温胆汤镇静催眠作用的实验研究 [J]. 中医药信息，2004，21（6）：30-31.

[39] 杨志敏. 血府逐瘀汤加减治疗气滞血瘀型失眠的临床研究 [D]. 广州中医药大学硕士论文，2005.

[40] 徐云生. 邓铁涛教授治疗失眠的经验 [J]. 新中医，2000，32（6）：5-6.

[41] 邱志济，朱建平. 朱良春治疗顽固失眠的用药经验和特色 [J]. 辽宁中医杂志，2001，28（4）：205-206.

[42] 朱步先等整理. 朱良春用药经验集 [M]. 长沙：湖南科学技术出版社, 2000, 86.

[43] 许良. 王翘楚. 五脏皆能不寐治验初探 [J]. 上海中医药杂志, 1998,（10）：14-1, 6.

[44] 招萼华. 温潜法治不寐三家医案述评 [J]. 中医文献杂志, 2002,（3）：35-36.

[45] 林虹, 李翔. 施今墨先生治疗失眠经验浅析 [J]. 天津中医, 2000, 17（5）：1-2.

[46] 杨志敏, 老膺荣, 汤湘江. 颜德馨教授从气血失调辨治失眠的经验 [J]. 中医药学刊, 2003, 21（8）：1247-1248.

[47] 周庆武. 陈亦人教授治疗失眠验案四则 [J]. 江苏中医, 1999, 20（3）：28-29.

[48] 张金生, 宫洪涛. 郑绍周以仲景方治疗失眠的经验 [J]. 辽宁中医杂志, 2003, 30（3）：165.

[49] 郭辉岩, 成善葵, 陈慕英, 等. 简述人参的药理和临床应用 [J]. 中医药学报, 1996, 04：37-38.

[50] 张利红, 章培军. 人参的药用研究 [J]. 大同医学专科学校学报, 2003, 1：31-32.

[51] 刘秀珍. 人参的药物理作用与临床应用 [J]. 黑龙江中医药, 2001, 2：63.

[52] 孙明杰, 中药治疗不寐的实验研究概述 [J]. 中国中医基础医学杂志, 1997, 3（增下）：431-432.

[53] 霍民虹, 郝存书. 合欢皮水煎剂催眠作用的药理实验研究 [J]. 河北医科大学学报, 2002, 23（4）：216.

[54] 李洁. 合欢皮与山合欢皮镇静催眠作用的比较研究 [J]. 时珍国医国药, 2005, 16（6）：488.

[55] 贺学泽. 合欢皮不能治失眠 [J]. 浙江中医杂志, 1987, 22（11）：518.

[56] 董映枢. 合欢皮治疗失眠小议 [J]. 浙江中医杂志, 1988, 23（9）：424.

[57] 洪庚辛, 曹斌. 酸枣仁研究进展 [J]. 中药通报, 1987, 12（8）：51.

[58] 李晓东. 中药园地酸枣仁炮制前后有效成分的比较分析 [J]. 山东中医杂志, 19, 9, 18（5）：22.

[59] 肖韡, 刘宗林, 李智欣, 等. 柏子仁中改善睡眠有效成分的研究 [J]. 食品科学, 2007, 07：475-479.

[60] 李海生, 王安林, 于利人. 柏子仁单方注射液对睡眠模型猫影响的实验研究 [J]. 天津中医学院学报, 2000, 9（19）：3.

[61] 施明, 许红, 张晓峰, 等. 落花生枝叶治疗失眠症临床观察和有关药理研究 [J]. 江苏中医药, 2003, 24（7）：48-50.

[62] 王翘楚, 徐建, 施明, 等. 落花生枝叶制剂治疗失眠症疗效观察 [J]. 上海中医药杂志, 2001, 35（5）：8.

[63] 张胜, 吴春福. 半夏泻心汤药理研究最新进展 [J]. 中国中药杂志, 2001, 26（7）：437-439.

[64] 朱复南, 周英杰, 朱淑贞, 等.《内经》半夏汤对催眠作用的实验研究 [J]. 南通大学学报（医学版）, 1990, 3：202-204.

[65] 朱庚甫. 平平淡谈话茯苓 [J]. 中医杂志, 1999, 40（1）：59.

[66] 王记芝. 刺五加注射液治疗不寐症 68 例 [J]. 贵阳中医学院学报, 2000, 22（3）：32-33.

[67] 王祥礼. 灵芝菌液治疗失眠症 60 例 [J]. 中国医药学报, 2001, 16（1）：47.

[68] 刘慧芳. 珍珠粉治疗小儿失眠体质虚弱的体会 [J]. 微量元素与健康研究, 2003, 20（1）：61.

[69] 王翘楚, 徐建, 施明, 等. 落花生枝叶制剂治疗失眠症疗效观察 [J]. 上海中医药杂志, 2001, 35（5）：8-10.

[70] 马明和. 重用半夏治疗失眠 [J]. 中医杂志, 2001, 42（2）：73-74.

[71] 许英章. 淫羊藿治疗神疲失眠——淫羊藿茶益气安神效佳 [J]. 中华气功, 2000, 12：5.

[72] 王锦槐. 蝉蜕治疗失眠有奇效 [J]. 中医杂志, 1994, 37（6）：391.

[73] 郑敏. 重用苦参治不寐 [J]. 中医杂志, 1995,（11）：645.

[74] 杨德明. 败酱草善治神经衰弱 [J]. 中医杂志, 2002, 43（12）：8921.

[75] 赵晓东, 时晶, 杨益昌. 失眠的诊断与中西医治疗 [J]. 中华中医药杂志. 2011, 26（11）：2642.

[76] 瞿萍, 陈贵海. 失眠的药物治疗 [J]. 临床药物治疗杂志, 2012, 10（2）: 51.

[77] 刘泰. 睡眠障碍的中医药研究趋势 [J]. 中国中西医结合杂志, 2012, 32（2）: 150.

[78] 张会芳, 黄桂珍, 詹剑梅. 多导睡眠图在睡眠医学的临床应用 [J]. 山西医药杂志, 2012, 41（5）: 482.